난치병 치료하는
기적의 마음수술법

난치병 치료하는
기적의 마음수술법

박중곤 지음

현대의학의 한계에 도전한다

현대의학이 인류의 건강 증진에 크게 기여해 온 것은 주지의 사실이다. 특히 치료용 항생제와 예방백신 개발을 통한 전염성 질환 퇴치에 이바지한 공로가 크다. 의료장비와 치료기술이 날로 고도화됐고, 이를 바탕으로 과거에 치료하지 못하던 질병들도 상당수 완치할 수 있게 됐다. 덕분에 인간의 수명은 세기를 거듭할수록 점점 늘어났다.

그럼에도 불구하고 현대의학은 다음과 같은 한계와 문제점을 드러내고 있다.

첫째, 마음이 육체의 질병을 초래한다는 사실을 인정하는 데 너무 인색하다. 스트레스가 질병의 원인임은 인정하면서도, 이를 심인성 질환에 국한시키려는 경향이 매우 강하다.

마음과 육체는 따로따로가 아니다. 영화관의 영사기와 스크린 관계처럼, 마음에서 일어난 모든 것이 육체에 투영된다. 따라서 마음의 문제가 대부분의 질환, 특히 비전염성 질환과 크든 작든 관계있다. 그런데 지나치게 과학적인 사고에 매몰돼 이를 큰 틀에서 잘 인정하지 않는 것은 상당한 판단착오라고 본다.

둘째, 신체의 질병을 물리적 방법으로만 치료하려 하는 모순에 빠져 있다. 이는 질병이 상당 부분 마음에서 출발한다는 사실을 잘 받아들이지 않는 데서 초래되는 자가당착이다. 질병이 정신적 스트레스에서 생겨났다면 이를 마음의 작용으로 해결하는 게 합리적인데, 물리적 방법으로만 대응해 엇박자를 내고 있는 것이다.

셋째, 질병을 미시적이고 지나치게 분석적으로 대응하는 흐름이 지배적이다. 질병을 거시적이고, 총체적이며, 전인적으로 바라보고 판단하는 통찰력이 부족하다. 한의학과 중의학은 비교적 예외지만, 서양의학은 원천적으로 이 같은 한계에 봉착해 있다. 그러다 보니 원인을 제대로 알지 못하는 경우가 많고, 결과적으로 대처법을 몰라 의료인 스스로 당황하는 경우가 비일비재하다.

넷째, 모든 치료가 지나치게 돈과 결부돼 있다. 거대한 투기적 자본의 손길이 병원과 제약회사를 통해 수많은 환자들의 주머니를 털어가는 형국이다. 건강보험 체계가 작동되고는 있지만, 미치는 영역이 제한적이다. 좀 더 효과 있는 치료를 받으려면 별도로 큰 비용을 지불해야 한다. 서민들은 이 같은 의료 현실 앞에 절망감을 느끼지 않을 수 없다.

이 같은 한계와 문제점에도 불구하고 현대인들은 대부분 현대의학의 세도 틀에서 벗어나지 못하고 있다. 병이 나면 병원에서 진찰받고 약국에서 약을 사다 먹어야 한다는 생각이 상식으로 굳어져 있기 때문이다.

그러나 이제는 이 같은 고정관념에서 벗어나야 한다. 생각이 거기 머물러 있는 한 우리는 전인적, 원천적인 치유를 달성하지 못하고 비용은 비용대로 지불하는, 악순환의 굴레에서 헤어나지 못하게 된다. 양·한방의 제도권만이 치유의 본산은 아니다. 오히려 그러한 전형적 틀을 벗어난 세계에서 우리는 원천적이고 완전한 치유와 만날 수 있다.

그것은 바로 마음의 세계이다. 마음의 위대한 힘을 인정하고 이를 육체 치유의 수단으로 활용할 때 우리는 비로소 조화롭고 완전한 치유를 달성할 수 있다. 마음이란 치유 수단을 전격적으로 활용하면 의외로 상당히 많은 질병을 제압하거나 완화할 수 있다.

내 안에 위대한 의사가 있다. 종합병원 의술을 총동원한 것보다 뛰어난 치유 역량이 내재해 있다. 또한 내 안에는 웬만한 병을 다 고칠 수 있도록 갖가지 생화학 약제를 제조해 내는 약제실의 비밀이 깃들어 있다. 나는 마음으로 그 위대한 의사를 움직이고, 그 출중한 약을 만들어 활용하면 된다. 이는 돈도 전혀 들지 않는 방법이다.

인간의 질병은 상당 부분 마음에서 출발한다. 따라서 내 마음 세계의 의사와 약을 동원할 때 치유 효과가 훨씬 높아질 수 있다. 독자 여러분은 이 책을 읽는 과정에서 이를 깨닫고 고개를 끄덕거리게 될 것이다. '마음수술법'을 통해 기적을 보게 될 것이다.

이 책은 물리적 방법에 경도돼 치료의 한계를 드러내는 현대의학의 안타까운 현실을 뛰어넘어 보다 원천적인 치유를 달성할 수 있는 길을 제시하기 위해 기획된 것이다. 이 책에서 치유의 최고 수단으로 강조한 '마음'은 비가시적이고 비물질적인 것이지만, 활용 방법에 따라 첨단의료장비와 신약의 혜택을 능가할 수 있다는 점에서 시사하는 바가 크다.

제1편에서는 마음의 작용으로 신체의 질병을 고칠 수 있는 '마음수술'에 대해 전반적으로 고찰했으며, 제2편에는 주요 질병별 대처법을 담았다. 이 책이 물리적 치료의 한계에 봉착해 고통받는 환자들에게 희망이 돼 준다면 필자에게는 더할 나위 없는 영광일 것이다. 많은 서민들이 이 책을 통해 돈 한 푼 들이지 않고도 중증 질환에서 해방될 수 있기를 기대한다.

2018년 5월
박 중 곤

Chapter 2 질병별 대처법

Chapter 1

마음
수술

왜
'마음수술'인가

수술은 생체를 대상으로 한다. 수술의 사전적 의미는 조직이나 피부, 점막 등을 자르거나 째거나 꿰매는 등 일련의 처치를 통해 병을 고치는 일이다.

그런데 왜 이러한 생체 수술이 아니고 '마음수술'인가. 독자 여러분은 의아한 생각을 거두지 못할 것이다. 하지만 신체가 마음과 밀접한 관계에 있으며, 건강이 마음 상태에 좌우될 때가 많음을 인식하면 어리둥절함은 서서히 풀리게 된다.

마음과 신체는 따로따로가 아니다. 우리가 생각한 것, 마음먹은 것이 그대로 육체에 투영되기 때문이다. 그러므로 육체에 병이 났을 때, 그것이 특히 심인성(心因性) 질환이라면, 우리는 그 병의 원인인 마음을 바꿔 먹음으로써 상당 부분 고칠 수 있다.

질병을 생체의 문제로만 보지 않고 마음과 관련한 문제로 인식하는 것이 심신의학(body-mind therapy), 혹은 정신신체의학(psychosomatic medicine)의 관점이다. 이 학문은 서구에서 200년 정도 역사를 자랑한다. 상당수의 질병이 마음에서 비롯된다는 데 기본 원리를 두고 있다.

이 학문은 1818년 독일의 요한 크리스티안 아우구스트 하인로트에 의해 처음 제창되었고, 그 후 1900년대에 들어와 '자율훈련법'을 개발한 요하네스 슐츠와 '점진적 이완법'을 제시한 에드먼드 제이콥슨 등에 의해 실용화되었다.

오늘날에 와서는 '마음 챙김에 기초한 스트레스 완화(MBSR)' 기법을 체계화한 존 카밧진, 암의 심리치료에 공헌한 칼 사이먼튼, 심장질환의 심리치료 기법을 제시한 딘 오니쉬, '이미지 치유법'을 구체화한 데이비드 해밀턴 등에 의해 심신의학이 불완전한 생체 의학의 대안이 될 수 있음이 입증되고 있다.

특히 이완 심상법을 기반으로 한 심신의학은 최근 20년간 많은 서구 학자들에 의해 비약적인 발전을 보이고 있다. 일본에서는 각종 내과 및 산부인과 질환을 심신 상관의 시각에서 진단하고 치료하는 심료(心療) 내과, 심료 산부인과마저 등장한 상태다.

이러한 심신의학, 혹은 정신신체의학은 서양과 일본에만 발달한 것이 아니다. 중국, 인도, 한국 등지에서는 더 오래 전부터 마음으로 병 고치는 기법이 전수돼 왔다. 중국 동진(東晉) 시대의 갈홍(284~364년)이나 양나라 때의 도홍경(456~536년)은 이미 그 당시에 마음으로 기

(氣)를 운행해 병 고치는 방법을 설명했다. 중국에서 수 천 년 역사를 자랑하는 기공이나 인도의 요가도 마음 치료의 중요성을 강조한다. 조선시대 세조가 펴낸 『의약론』의 일부 내용도 심신의학의 개념과 부합한다. 병자를 치료할 때는 먼저 그의 마음부터 안정시켜야 한다는 내용이다.

이 책에서 필자는 심리치료의 역사와 심신의학의 학문적 토대 위에 신체 질환을 마음으로 물리치는 '마음수술법'을 제시하고자 한다. 이는 서양의 심신의학이나 동양의 기 치료 등과 일맥상통하지만 차이점이 있다. 서구의 이완 심상법을 원용한 것이기도 하지만, 내용과 접근 방식이 또한 다소 다르다.

'마음수술'은 마음 치유보다 훨씬 강력한 개념이다. 기존의 이완 심상법을 통한 마음 치유 기법이 대체로 각론적이고 세밀한 방법이라면, 마음수술은 '약손'이나 '신성' 에너지 등 강력한 심상(心象) 수단을 활용하는, 총체적인 질병 퇴치법이다.

마음수술 역시 생체 수술처럼 신체를 대상으로 한다. 차이점이 있다면 생체 수술이 각종 의료 장비를 사용하는 것과 달리 오로지 마음의 힘만으로 수술 효과를 달성한다는 점이다. 또 생체에 수술 결과를 도출하기 전에 마음이란 비가시적 장치를 거쳐 결과를 이끌어 낸다는 점이 다르다. 이는 비용이 많이 들고 고통 따르는 생체 수술과 달리, 의료비 지출 없고 효과도 획기적이란 점에서 큰 관심을 끌 수 있을 것으로 보인다.

의술이 날로 고도화하는데도 난치병, 불치병 환자들이 양산되고 있다. 특히 세균이나 바이러스에 의해 발생하는 전염성 질환을 제외한 비전염성 질환 환자들이 지구촌에서 폭발적으로 증가하고 있다. 암, 심장질환, 신경성질환, 당뇨병, 각종 자가면역질환 등이 대표적인 비전염성질환들이다. 이들은 성인병, 문명병 등으로도 불리는데, 만성 스트레스와 부정적 생각이 증세를 심화하고 촉진한다. 마음의 수술대 위에 오르면 이들 질병의 고통으로부터 해방되는 것이 그다지 어렵지 않다.

무심코 한 생각만 바르게 잘 바꿔도 그 영향이 신체에 지대하게 미친다. 총체적이고 강력한 심상 수단을 병증 부위와 전신에 잘 적용함으로써 외과 수술을 능가하는 효과를 달성할 수 있다. 이제부터 그런 결과를 유도하는 마음수술법에 관심을 가져 보자.

부정적 생각과
스트레스

우리는 일상생활 중에 자기도 모르게 부정적 생각에 빠질 때가 있다. 어쩌다 잠깐씩 그럴 때는 별일 없겠지만 문제는 반복적으로, 혹은 무겁게 그런 상황에 놓일 때이다. 스트레스도 가볍게 느낄 경우 생활에 활력소가 될 수 있지만, 만성적 스트레스는 사정이 다르다. 계속되는 부정적 생각과 만성 스트레스는 우리 몸을 망치는 주범이다.

지난 1969년 『심신의학 Psychosomatic Medicine』지에 실린, 천식 환자를 대상으로 한 플라세보 실험 논문이 흥미를 끈다. 이 논문에 따르면 40명의 천식 환자에게 흡입기를 갖다 대고 흡입을 권하면서, 그 장비 안에 기관지 수축을 일으키는 알레르기 물질이 있다고 귀띔했다. 실제는 단순히 수증기만 내뿜는 장비인데, 플라세보 실험을 위해 사실과 다르게 말한 것이다. 그 결과 실험 대상자 가운데 31명(77.5%)이 기관지 수축을 경험했고, 그중 12명(30%)은 심각한 천식 발작을 일으켰다고 한다. 예상외의 결과였다.

실험 대상자들이 아무 생각 없이 수증기만 흡입했더라면 별다른 일이 일어나지 않았을 텐데, 부정적 생각이 문제를 야기한 것이다. 다시 말해 '내가 천식 환자인데 알레르기 유발 물질을 흡입했으니 이제 큰일 났다'고 하는 생각이 머릿속을 떠나지 않았다. 그런 부정적 생각이 중추신경을 통해 몸에 영향을 미쳐 그런 결과가 나타난 것이다.

1984년 『뉴잉글랜드 의학저널 New England Journal of Medicine』에 게재된, 심근경색에 관한 연구도 관심을 모은다. 심근경색으로 혼수상태에 빠졌다가 깨어난 2,320명의 남성을 면접한 결과, 평소 외로움 등 정서적 불안정 상태에 많이 놓였던 환자가 그렇지 않은 환자보다 발병 위험률이 4배 높았다고 한다. 1979년 『미국 역학저널 American Journal of Epidemiology』에 실린 연구논문도 눈길을 끈다. 미국 샌프란시스코 근교와 핀란드 동부 주민들을 대상으로 한 것인데, 사회적으로 소외감을 느끼는 사람들이 그렇지 않은 이들에 비해 심장병 등으로 사망할 확률이 2~3배 높게 나타났다.

심장(心臟)은 한자어에서도 나타나듯이 마음의 영향을 잘 받는 장기다. 외로움 등 감정적 불안과 억압이 심장에 직접적으로 나쁜 영향을 미친다. 그래서 심장병 명의이면서 빌 클린턴 대통령 자문의를 지낸 오니쉬 박사는 그의 명저 『딘 오니쉬 박사의 심장질환 반전 프로그램 Dr. Dean Ornish's Program for Reversing Heart Disease』에서 '심장병이란 처음에는 마음에서 시작했다가 오랫동안 마음의 작용이 잘못돼 결국 육체의 병으로 드러나는 것'이라고 결론 내리기도 했다.

부정적 마음이 신체에 미치는 부정적 결과에 관한 연구는 이외에도 부지기수로 많다. 듀크 의과대학의 블레이저 박사팀이 65세 이상 노인 331명을 대상으로 연구한 결과 경제 수준, 건강 상태, 흡연 등 다른 요인을 함께 고려하더라도 사회적 인정을 적게 받는 사람의 사망률이 4배 이상 높게 나타났다. 위스콘신 의과대학 제임스 굿윈 박사팀의 연구 결과 결혼하지 않은 암 환자들은 치료가 순조롭게 진행된 경우에도 생존 기간이 결혼한 암 환자에 비해 짧아지는 것으로 밝혀졌다.

근심 걱정과 정서적 불안감은 즉각적으로 떨치는 게 좋다. 계속해서 쌓이다 보면 풍선처럼 부풀어 병을 키우고 만다. 사람들은 근심 걱정을 원해서 하는 이가 있겠느냐고 반문할 것이다. 하지만 그런 가운데서도 건강을 위해 잠깐씩이라도 마음에서 근심 걱정을 멀리해야 한다. 독자들은 그 방법론을 이 책을 읽어 나가는 과정에서 터득하게 될 것이다.

만성 스트레스도 질병의 위험을 높인다. 부정적 생각도 스트레스의 일종이지만, 여기서는 만성 스트레스에 대해 그 의학적 기전을 중심으로 살펴보고자 한다.

사람이 스트레스를 받으면 교감신경이 뇌와 심장을 연결해 심장이 더 강하고 빠르게 박동하게 한다. 또 뇌가 부신 등의 내분비선을 자극해 각종 스트레스 관련 호르몬이 분비되도록 한다. 즉 갑작스런 스트레스 상황에서는 아드레날린과 노르아드레날린, 그리고 만성 스트레스 에서는 코르티솔의 분비가 촉진된다. 그로 인해 우리 몸에서는 '싸우거나 도망치는' 복합적 메커니즘이 작동된다. 즉 심장이 펌프질하는 혈액량이 늘어나고, 호흡이 빨라지며, 반대로 소화기 계통의 활동은 멈춘다. 또 근육이 움츠러들고, 팔다리의 동맥이 수축돼 출혈 시 지혈과 혈액의 응고를 돕는다. 이 같은 반응 기제는 위험으로부터 몸을 보호하기 위한 것으로, 오랜 세월에 걸친 진화의 산물이라고 한다.

이처럼 급성 스트레스에서는 몸이 자동으로 방어 기능을 잘 수행하지만, 만성 스트레스로 넘어가면 얘기가 달라진다. 스트레스 후 안정을 되찾지 못한 상태에서 다시 연속해 스트레스를 받으면 아드레날린과 노르아드레날린이 과다 분비돼 불안감과 불쾌감이 생기고, 관상동맥이 수축되며 혈액 응고가 늘어난다. 또 과다한 코르티솔 분비와 그밖의 스테로이드 호르몬 분비로 동맥의 급격한 폐색이 초래될 수 있다. 이로 인해 혈압과 콜레스테롤이 높아지고 협심증, 심근경색 등의 위험에 노출되며 급기야 심장마비로 생명을 잃을 수도 있다.

아발라 시바이 박사 연구에 따르면, 14년간 전쟁 스트레스에 시달린 베이루트 사람들은 그런 스트레스에 노출되지 않은 사람들에 비해 관상동맥 폐색 환자가 유난히 많았다고 한다. 코넬대학의 피터 슈널 박사 연구에 의하면, 심한 심리적 압박감을 느끼고 있는 노동자들의 고혈압 확률이 그렇지 않은 노동자들에 비해 3배 이상 높은 것으로 나타났다. 미국 인디애나폴리스에서 개최된 자동차 경주대회에 참가한 500여 명 선수들을 대상으로 조사한 결과 경기 전에 비해 경기 후에 콜레스테롤이 더 높아진 사실도 밝혀졌다.

만성적 스트레스가 오랫동안 육체를 짓누르면 암과 기타 각종 자가면역질환의 포로가 되기도 쉽다. 만성 스트레스는 에스트로겐 분비를 줄여 각종 부인병을 촉진하기도 한다. 스트레스가 많은 사람들은 적은 사람들에 비해 몸 안에 들어온 에이즈 바이러스(HIV) 증식 속도가 10~100배 빠르다는 연구 결과도 있다.

만성 스트레스는 소화기 계통에도 쉽게 영향을 미친다. 의과대학에서는 학생 실습을 위해 실험용 토끼를 거꾸로 매달아 주둥이를 물에 빠뜨려 본다. 그런 상태로 밤 내내 내버려 두면 토끼는 숨을 쉬려고 발버둥 쳐 주둥이를 물그릇에서 들어 올린다. 아침에 지쳐 축 늘어진 토끼를 내려 해부해 보면 위장에 구멍이 뻥 뚫려 있다. 발버둥 치며 고통스러워하는 동안 위에 염증이 생겼다가 궤양으로 발전하고, 그것이 다시 위 천공을 일으킨 것이다. 중증 스트레스의 공격은 이처럼 무섭다. 사람에게도 동일한 결과가 나타난다는 것을 예측할 수 있다.

한스 셀리는 스트레스 이론으로 명성이 높았던 캐나다 학자다. 그는 우리 몸이 스트레스를 받으면 위기 반응을 일으키고, 이것이 장기화하면 저항 반응으로, 그리고 마침내 조직 파괴(질병)로 연결되는 기전을 밝혀내 1949년 노벨의학상을 받았다.

필자도 젊었을 때 농축된 스트레스로 위·십이지장 궤양을 앓은 적이 있다. 직장 일은 잘 안 풀리고, 승진 시험에 시달리고, 가정적으로 불행을 겪는 등 인생에 바람 잘 날이 없었다.

쓰라린 위장을 부여잡고 살다가 지쳐 인근 종합병원을 찾았다. 내과 전문의는 사진을 촬영해 판독한 후 궤양 치료약이라며 두 달 치를 처방해 주었다. 꾸준히 먹으면 나을 것이란 말과 함께. 그런데 그 약을 다 먹어도 증세는 완화되지 않았다. 다시 촬영한 위와 십이지장 필름을 들여다보던 의사가 고개를 갸우뚱하며 말했다.

"이상하네. 그 정도 약을 먹었으면 많이 호전됐어야 하는데……."

중증 스트레스로 인한 체력 저하와 그로 인해 침범한 질병에는 백약이 무효다. 마음에서 생겨난 병이므로 마음으로 일으켜 만든 약과 수술 도구라야 제대로 된 효과를 불러온다.

필자도 주의집중과 명상을 통해 마음을 바꿔 먹은 다음에야 위·십이지장궤양의 고통에서 벗어날 수 있었다. 그 후에도 여러 가지 심신 상관 질병을 앓았으며, 이들을 마음으로 다스려 평안한 심신을 유지할 수 있었다. 병원의 물리적, 화학적 처방만으로는 질병 치료에 한계가 많음을 절감했고 내가 상담한 환자들로부터도 같은 느낌을 반복해서 받았다.

부정적 생각과 만성 스트레스로부터 출발한 질병은 마음을 바꿔 먹지 않고는 해결할 길이 없다. 일부 전문가들 추정에 의하면 오늘날 병원을 찾는 이들의 70~80%가 심신증 환자라고도 하니 안타까운 일이다.

긍정적 생각과
정서적 기쁨

부정적 생각과 만성 스트레스가 건강에 마이너스 효과를 불러오는 것과 달리, 긍정적 생각과 정서적 기쁨은 플러스 효과를 가져다준다. '이제 살 수 있게 됐다'거나 '나을 수 있게 됐다'는 등의 긍정적 생각으로 스스로를 위안하기만 해도 많은 질병이 완화되거나 치유된다. 이와 관련한 플라세보 실험 연구 결과들이 적지 않다.

● 만성피로증후군 환자를 대상으로 한 실험(미국 알레르기·전염병연구소)

만성피로증후군의 치료약으로 유망한 아시클로비르를 투약한 결과 환자의 46%가 증상 개선 효과를 보였다. 그러나 가짜 아시클로비르를 진짜 약인 것처럼 투약했는데도 42%에서 증상이 완화됐다. 진짜 약과 가짜 약의 차이가 거의 없었던 것이다.

● 수술 후 통증 완화에 관한 연구(하버드대 헨리 비처와 루이스 라자냐 박사)

외과 수술 받은 환자들을 두 그룹으로 나눠 한 그룹에는 모르핀을 투여했고, 다른 그룹에는 가짜 약을 처방했다. 그 결과 모르핀을 투여받은 그룹은 52%에서 통증이 경감됐으며, 가짜 약을 받은 그룹은 40%가 통증 완화를 보였다. 가짜 약도 모르핀만큼은 아니어도 의미 있는 효과를 나타낸 것이다.

● 팔 통증 치료에 가짜 약을 활용한 사례(투린 의과대학, 파브리치오 베네데티 교수)

식염수에 가짜 약을 몰래 넣어 주사했을 때는 환자의 통증 수준이 바뀌지 않았다. 환자가 보는 데서 가짜 약을 식염수에 넣어 주사하면서, 지금 진통제를 주사한다고 말했다. 몇 분만 지나면 통증이 가라앉을 거라면서. 그러자 놀랍게도 환자의 팔 통증이 사라졌다.

● 내분비계를 활성화하는 신약에 관한 연구(루마니아 부쿠레슈티 국립노인의학연구소)

내분비계 기능 향상으로 건강을 개선하고 수명도 늘릴 수 있을 것으로 기대되는 신약을 테스트했다. 150명 환자를 세 그룹으로 나눠 첫 번째 그룹에는 아무 약도 처방하지 않았으며, 두 번째 그룹에는 가짜 약을, 세 번째 그룹에는 신약을 투여했다.

그 후 이들 그룹을 오랫동안 관찰한 결과 첫 번째 그룹은 같은 지역,

같은 나이대의 사람들과 유사한 사망률을 나타냈다. 가짜 약을 받은 그룹은 첫 번째 그룹보다 훨씬 낮은 사망률을 보였고, 건강이 상당히 증진됐다. 신약을 복용한 그룹은 가짜 약 그룹과 비슷한 수준의 건강 상태를 보였다. 신약이 건강 개선과 수명 연장에 기여했지만, 가짜 약도 그 못지않은 긍정적 결과를 나타낸 것이다.

이외에도 가짜 약의 효과에 대한 연구는 지구촌 곳곳에서 쏟아져 나왔다. 의사가 파킨슨병 환자에게 가짜 약을 주면서 그 약이 중뇌의 도파민 분비를 촉진해 증상을 개선해 줄 것이라고 설명한 적이 있다. 이 약을 복용한 환자는 굳었던 몸이 풀려 동작이 한결 수월해졌다. 뇌를 스캔해 본 결과 운동을 억제하던 뇌의 일정 부위가 활성화되고, 실제로 도파민도 생성되었다.

전립샘비대증 환자들에게 가짜 약을 투여한 결과 절반 이상에서 증상이 상당히 완화된 경우도 있으며, 달리기 선수에게 가짜 모르핀을 주사한 결과 진짜 모르핀을 주사했을 때와 똑같이 경기력이 향상되기도 했다. 심지어 가짜 수술로도 놀라운 결과가 나타났다. 관절염 환자들에게 단순히 무릎을 절개했다가 봉합하는 수술만 하고 다른 처치는 일체 하지 않았다. 그런데도 환자들은 움직임이 훨씬 수월해졌고, 진짜 수술을 받은 환자들만큼 통증 없이 걸어 다닐 수 있었다.

이처럼 놀라운 결과를 가져다준 것은 바로 우리 마음이다. 가짜 약을 진짜 약으로 알고, 가짜 수술을 진짜 수술로 인식해 그렇게 믿은 결과 어떤 안도감과 긍정적 생각이 몸에 퍼져 효과를 발휘한 것이다. 위대한 치유의 힘은 약이나 수술 외에 이처럼 우리의 깊은 내면에도 있다.

필자도 과거 노이로제 치료 당시 대학 교수로부터 가짜 약을 진짜 약인 것처럼 처방받고 증세가 호전된 적이 있다. 몸을 치유하는 것은 결국 내가 자신에게 부여하는 긍정과 확신의 자기 암시다. 그것이 신체에 깊이 젖어 들수록 치유 효과는 더 높게 나타난다.

일본에서는 언젠가 이런 일도 있었다. 신장 세포암에 걸린 환자 사례다. 그는 병이 상당히 진행돼 암이 이미 폐에까지 전이된 상태였다. 항암 치료로 구토와 탈모 현상이 나타났고, 수염도 하얗게 세었다. 그는 심한 피로감과 식욕 감퇴로 온종일 자리에 누워 지내야 했다.

어느 날 그는 문득 태양이 자신에게 좋은 치유 에너지가 될 것 같다는 생각을 했다. 이튿날 새벽 아파트 옥상에 올라가 장엄하게 솟아오르는 태양을 가슴에 받아들였다. 그 후 새벽마다 옥상에서 엄숙한 의식을 수행하듯 일출을 맞이했고, 그러한 태양 에너지를 내면에 맞아들여 생명력으로 꿈틀거리게 했다. 때로는 묶음으로 쏟아지는 싱그러운 아침 햇살을 이마와 정수리로 받아들여 몸 안에 쌓이게 했다. 이와 더불어 현미로 밥을 지어 먹고, 자주 온천욕을 즐겼으며, 매일같이 산속 오솔길을 따라 산책을 다녔다.

폐로 전이된 신장암 환자의 5년 생존율이 5%밖에 안 되는데도 불구하고 그는 기적처럼 살아났다. 무엇이 치유에 결정적 역할을 했는지는 정확히 알지 못한다. 다만 깨끗한 공기와 물, 그리고 새벽마다 일출을 매개로 하여 받아들인 긍정의 에너지가 치유의 촉진제 역할을 했을 것으로 그는 믿고 있다.

이 사례처럼 자기실현적 기대나 예언은 시간이 흐르면서 그대로 현실이 된다. 사람들은 어떤 일이 일어나기를 원하기 때문에 그 가능성을 높이는 방식으로 움직이고, 결과적으로 그러한 소망이 충족되는 것이다. 가짜 약이든, 신약이든, 혹은 일출이든 그 자체가 긍정적 결과를 가져오는 게 아니라 그것을 통해 좋은 일이 일어날 것이라는 자기 충족적 기대와 희망이 상황을 개선하는 것이다. 이는 '강화 사이클(reinforcing cycle)' 이론으로도 설명될 수 있다. 이는 성공에 대한 기대가 성공을 낳고 그것이 다시 원래의 기대가 정확했다는 반증이 되는 것이다. 건강이 증진된 이들의 자기실현적 예언 능력은 탁월하다.

긍정적 생각을 넘어 날마다 기쁘고 감사하는 마음을 일으키면, 질병이 멀리 달아날 뿐 아니라 혈색과 안색도 좋아질 수밖에 없다. 교회에 다니며 성령이 충만한 생활을 하는 이들이 대표적인 경우다. 그들은 겸손하고 매사를 기쁘게 받아들일 뿐 아니라 몸에 절제의 미학도 배어 있다. 사랑과 감사와 즐거움에 젖어 살면 질병이 침노할 가능성도 줄어드는 것은 당연하다.

굳이 종교적 분위기가 아니더라도 일상의 평범한 생활에서 우리는 긍정과 감사로 신체를 편안케 할 수 있다. 창 넘어 버들붕어처럼 유연하게 불어 들어오는 산들바람 앞에서, 혹은 봄날 태탕한 꽃밭 속에서 유열(愉悅)의 감정을 길어 올릴 수 있다. 연인이나 배우자나 사랑스런 아이들과 함께 휴일 날 하오 시간을 느긋하게 보내며 잔잔한 행복감을 건질 수도 있다. 그런 행복감과 유열과 기쁨을 내면에 차곡차곡 쌓아 건강을 지키는 약으로 꺼내 쓸 수 있다.

내 몸 고치는
위대한 의사, 마음

결국 내 몸을 고치는 가장 위대한 의사는 마음이다. 심리학자 케니스 펠리티어도 그의 유명한 논문 『마음, 치유자이자 살인자 Mind as Healer, Mind as Slayer』에서 강조했듯이 우리 몸을 살리는 것은 바로 우리 마음이다. 반대로 몸을 파괴하거나 죽이는 것도 우리 마음이다.

사람은 암에 걸리면 충격을 받거나 절망한다. 어떤 거대한 바윗덩이가 자신을 덮친 것으로 생각하기도 한다. 항암 치료를 받다가 비참하게 죽은 사람들을 본 경험이 있을 때 부정적 생각은 더 키를 넘어 자라 오른다. 이런 사람은 바로 그 생각 때문에 죽게 된다. 연일 불안감이 바위 형상으로 찍어 누르고, 예리한 칼날처럼 찔러 대기 때문이다. 아무리 뛰어난 약과 건강식품을 먹어도 소용없다.

반대로 암을 귀찮지만 나약한 친구 정도로 여겨 달래고 마음으로 제압하면 암은 기승을 부리지 못한다. 종교적으로 성령이 충만한 상태에 들어가 암 등 난치병을 고친 사례들이 적지 않다. 이처럼 매우 긍정적이며 성스러운 에너지를 불러들이거나 마음 저변에서 뭉클하게 일으켜 몸에 충일해지도록 하는 것이 중요하다. 그 정도까지는 아니더라도 마음으로 긍정의 심상(心象)을 만들어 몸에 적용하는 생활을 습관화할 필요가 있다.

이것이 일상화하면 우리는 몸이란 하드웨어에 치유 심상이란 '치유 소프트웨어'를 장착하는 것과 같아진다. 필요할 따마다 치유 소프트웨어를 작동시키면 위대한 의사가 내 안에서 일어나 웬만한 병을 다 고쳐 주게 된다.

마음에 연결된 인간의 뇌는 매우 신비스럽지만 단순하기도 하다. 마음이 시키는 대로 자연스럽게 작동한다. 뇌는 주인이 치료될 것이라는 믿음과 확신을 가지면 그에 적합한 천연 화학물질을 스스로 만들거나, 몸에 작용해 만들도록 독려한다. 그리고 치료약에 해당하는 그 물질을 치유돼야 할 곳으로 보내 자연스러운 치유를 촉진한다.

뇌는 현실과 상상을 잘 구분하지 못한다. 사람이 상상을 하여 현실로 받아들이게 하면 그대로 따른다. 아무리 치료가 어려운 질병이라도 치유의 심상을 절실히 만들어 붙이면 그에 적합한 약물을 만들어 자연 치유되게 한다. 대다수의 질병을 고치거나 완화할 수 있는 신비한 능력이 있다. 뇌로 하여금 그러한 능력을 발휘하도록 유도하는 것이 바로 마음이다. 그러므로 우리는 뇌가 제 역할을 충분히 하도록 평소 마음을 잘 가다듬어야 한다.

마음이 약을 만들거나 병을 만드는 것은 종이 한 장 차이다. 어느 쪽이든 선택하는 것은 우리 자신이다. 우리가 영화관에서 영화를 감상할 때 스크린에 평화로운 장면이 상영될 수 있고, 반대로 아비규환의 피비린내 나는 장면이 펼쳐질 수도 있다. 영사기가 어떤 활동 필름을 돌리느냐에 따라 결과가 달라진다. 이런 영화관을 인생에 비유할 수 있다. 스크린이 몸이라면 영사기는 마음이다.

결국 마음의 활동 필름을 평화로운 것으로 하여 돌려야 육체란 스크린에 평화와 건강이 반영되는 것이다. 그러므로 우리는 마음의 영사기가 긍정적이고 희망적으로 작동되게 해야 하며, 이러한 상황이 마음의 영역에서 충일하고 견고해지게 해야 한다. 그럴 때 위대한 마음 의사의 역할이 굳세어진다. 이제부터는 스스로 병을 고치거나 병이 침범하지 못하게 하기 위해 치유 소프트웨어를 잘 장착해 위대한 의사가 내면에서 활기를 띠도록 해야 한다.

독자 여러분은 이 책을 통해 심상화 기법을 중심으로 한 마음수술 방법을 터득함으로써 이 같은 일을 얼마든지 가능케 할 수 있을 것이다. 인도 신비주의자들의 말처럼 '당신은 생각한대로 된다(As you think, so you become).' 마음먹은 대로 변화한다. 내 안의 마음 의사가, 수많은 명의들을 다 합친 것보다 더 뛰어난 능력을 발휘할 수도 있다.

우리 몸의
천연 약제실, 뇌

마음 의사가 몸을 고치는 놀라운 능력을 발휘한다는 데 대해 주류 의학인 서양 생체의학은 동의하기를 주저한다. 물질인 육체의 질병에는 물리적 치료로 대응해야 한다는 시각이 지배적이기 때문이다. 그러다 보니 생체의학은 각종 첨단의료장비와 약 처방 등을 통한 치료에 매몰돼 올 수밖에 없었다.

이런 가운데 그나마 다행스럽게 심신의학 영역에서 수십 년 전부터 마음과 몸의 의학적 상관관계에 대한 증거들을 쏟아 내기 시작했다. 그 가운데 주목할 만한 것들은 마음이 뇌를 거쳐 인체에 미치는 영향에 관한 과학적 증거들이다.

결론부터 말한다면 뇌는 마음의 영향을 받는 천연 화학물질을 만드는 약제실 기능을 한다. 혹은 우리 몸 곳곳을 향해 화학물질을 생성하도록 명령한다. 뇌의 약제실 기능을 통해 몸을 고치는 약이 생성되고, 반대로 해치는 물질도 생산된다. 뇌의 약제실 기능은 우리 몸 전체의 치유와 병 이환에 영향을 미치는 사령부 역할과 같다.

마음이 뇌를 거쳐 어떻게 병을 만들거나 치유하는가에 대한 의학적 기전은 미국의 방사선 종양학자이자 사이먼튼 암센터 대표인 칼 사이먼튼이 잘 밝혀 놓았다. 그가 개발해 실용화한 '마음의 상처를 치유하는 심신모델'은 암의 발생과 치유에 관한 이해를 돕는다.

이 심신모델에 따르면 심리적 스트레스는 우울증과 절망감을 초래하고, 이것이 대뇌변연계에 영향을 미친다. 대뇌변연계는 대뇌의 작은 부분인 시상하부를 통해 다시 신체에 영향을 미친다. 시상하부는 대뇌변연계로부터 받은 정보를 바탕으로 면역 체계와 뇌하수체 활동을 통제한다. 심리적 스트레스는 면역 체계를 억압해 우리 몸이 암의 발달을 수용하도록 만든다.

시상하부가 뇌하수체를 통제하면 호르몬 흐름에 불균형이 초래된다. 그 결과 우리 몸 안에서 비정상 세포가 증가하고, 이들 세포와 싸워야 할 면역세포의 능력이 약해진다. 이 같은 일련의 생화학적 기전에 의해 암 등 생명을 위협하는 질병이 발호할 수 있다.

이와 반대로 치유를 확신하는 긍정적 기대와 희망을 가지면, 그 정보가 대뇌변연계에 기록돼 시상하부의 활동에 영향을 미친다. 시상하부는 그 정보를 뇌하수체에 보내고, 뇌하수체가 이를 다시 내분비계에 전달해 우리 몸의 호르몬이 균형을 회복하도록 돕는다. 호르몬 균형이 회복되면 우리 몸은 비정상세포의 생산을 중단하고 면역 체계의 정상화를 촉진한다. 이와 별도로 시상하부가 직접적으로 면역체계의 활동을 강화하기도 한다. 이러한 일련의 과정을 거쳐 신체는 암 등을 극복하고 건강을 되찾게 된다.

도슨 처치는 그의 명저 『당신 유전자 속 지니 The Genie in Your Genes』에서 이렇게 밝혔다.

'인간은 누구나 뛰어난 치유 화학물질을 지닌 약 조제실의 비밀을 갖고 있다. 그것은 바로 우리의 뇌다. 뇌는 의사가 환자에게 처방해 주는 것과 비슷한 약을 스스로 만들어 낸다.'

그의 주장처럼 뇌는 적절한 치유의 화학물질을 만드는 역할의 정점에 위치해 있다. 자신이 무엇인가를 믿으면 뇌가 그에 적합한 화학물질의 생성 및 이동을 총지휘한다. 이 화학물질이 필요한 신체 부위로 보내져 치유를 돕는다.

예를 들어 뇌에서 분비되는 천연 진통제는 우리 몸의 '천연 모르핀'이다. 난치병, 불치병, 유전병으로 분류되는 골치 아픈 질병일지라도 신묘한 화학물질을 만들어 치료를 돕는다.

그 화학물질은 자신의 마음 상태에 따라 생성된다. 자신의 생각과 소망을 담은 마음(의식)이 파동 형태로 다가가 소립자와 파동의 응집체인 뇌와 질병 부위에 영향을 미친다.

뇌에는 셀 수 없이 많은 신경회로들이 있다. 이들 신경회로는 인체의 모든 부위와 연결돼 있다. 또 뇌는 계속해서 변화하는 신경세포(뉴런)들의 연결망 형태로 되어 있다.

우리가 어떠한 생각이나 희망을 떠올리면 뇌 안에서 수많은 뉴런이 서로 연결되어 일사불란하게 움직인다. 그럴 때마다 뉴런은 다양한 화학물질을 만들어 낸다. 몸 일정 부위의 병증이 치유되는 소망을 일으키면 실제 치유의 화학물질이 만들어져 병을 물리치게 한다. 사랑을 상상하면 황홀한 느낌을 주는 화학물질이 생산, 분비된다.

생명을 관장하는
뇌의 심부

해부학적으로 살펴보면 인간의 뇌는 크게 세 부분으로 이뤄져 있다. 뇌의 바깥 부분을 두툼하게 차지하고 있는 대뇌와, 대뇌 아래에 주먹처럼 자리 잡은 소뇌, 그리고 대들보처럼 대뇌를 떠받치고 있는 간뇌, 뇌하수체 및 뇌간이다. 간뇌, 뇌하수체 및 뇌간은 뇌의 심부(深部)에 콘 형태의 아이스크림 형상을 하고 있으며, 주로 인간의 본능 및 생명 활동을 관장한다. 반면 대뇌는 이성적 판단을 관장하며, 소뇌는 대뇌 보조 기능을 수행한다.

여기서 건강과 관련해 주목해야 할 것이 간뇌, 뇌하수체 및 뇌간이다. 간뇌와 뇌하수체는 포유동물에 발달한 변연계에 속한다. 변연계는 호르몬과 감정, 기억 등을 조절하는 뇌의 중앙부로, 약 2억~3억 년

전 중생대 무렵에 발생해 진화했다. 변연계의 간뇌는 시상과 시상하부로 구성돼 있다. 이중 시상하부는 자율신경계의 중추로서 체온, 수면, 식욕, 갈증, 하루 주기 리듬 등 기초적인 신체 대사 유지에 관여한다. 또 각종 호르몬 분비 조절 기능도 한다. 변연계의 뇌하수체도 신체 대사 및 생식과 관련한 호르몬을 분비하거나 분비를 조절한다.

뇌간은 파충류의 뇌를 닮아 '원시뇌'로도 불린다. 척수신경이 고생대인 약 5억 년 전 머리 쪽으로 확대, 진화해 형성된 것으로 알려진다. 이는 중뇌, 교, 연수(숨뇌) 등으로 나뉘며 생명 유지에 필수적인 기능을 담당한다. 즉 중뇌에는 중요한 신경 및 신경핵 등 생체 활동에 필수적인 구조물이 몰려 있다. 교와 연수는 호흡과 혈압, 심장박동 등을 관장하며 내장운동까지 전반적으로 조절한다. 연수는 생명에 직접적 영향을 미치는 자율신경 기능이 집약돼 있는 곳이어서 뇌의 여러 부위 중 가장 중요한 부분으로 꼽힌다.

대뇌는 진화론상 계통학적으로 가장 나중에 발달한 부위다. 이는 인간만이 지닌 뇌이며 고도의 정신 기능과 이성적 판단, 현실적 사고 등을 총괄한다. 기억과 학습을 주관하는 중요한 뇌 부위다. 이런 대뇌 기능 덕분에 인류는 오늘날 도시를 건설하고 우주선을 먼 행성까지 보내는 등 문명을 화려하게 발전시킬 수 있었다. 이러한 문명은 인간과 동물의 삶을 뚜렷하게 구분지어, 인류로 하여금 전례 없이 다양한 이기(利器)의 편리함을 누릴 수 있게 하고 있다.

그러나 이 같은 문명의 발전은 역설적으로 인간을 지나친 경쟁과 스트레스에 휘말리게 했다. 날마다 신경 쓰고, 논리적으로 사고하고, 경쟁에서 밀리지 않으려 발버둥치는 동안 대뇌 기능이 지나치게 항진됐다. 이로 인해 파충류나 포유류 뇌처럼 본능적인 생명 활동이 우선인 뇌 심부의 기능이 상대적으로 위축됐다. 그 결과 신체의 생명력과 건강이 저해되고 문명병, 현대병이 점증하는 현실이 초래했다. 오늘날 인류를 괴롭히는 성인병과 난치병들은 상당 부분 대뇌의 기능 항진이 초래한 결과물이라 해도 과언이 아니다.

뒤에 기술한 이완 심상법은 뇌의 심부를 억눌림에서 해방해 본능에 입각한 생명 활동을 지속하도록 돕는 마음수술법이다. 특히 필자가 중점적으로 제시한 6가지의 강력한 심상 도구들은 뇌 심부가 부스스 깨어나게 해 제 역할을 충실히 하도록 지원함으로써 성인병과 난치병이 물러가게 하는 수단들이다.

신체를 충분히 이완하면 이성적 판단과 현실적 사고를 총괄하는 대뇌의 기능이 무력화한다. 이로 인해 상대적으로 생명을 주관하며 에너지를 보존하는 뇌 심부의 기능이 활성화한다. 뇌 심부는 우리 몸의 실질적 지배자인 내분비계 및 신경계의 지휘 기능이 집중돼 있어 이완을 충분히 하면 이 두 계통의 작용 정상화에 도움이 된다.

이완의 바탕 위에 심상법을 구사하면 그동안 만성 스트레스 등으로 억눌려 있던 뇌 심부의 활동이 더욱 탄력 받아 몸에서 긍정의 에너지가 솟아난다. 뒤에 서술하겠지만, '약손' 같은 심상법은 뇌를 비롯한 신체 전체에 어떤 영험한 치유력을 일으키는 힘이 있다. '진동'은 온몸에 잔잔한 물결 같은 파동과 함께 환희심을 몰아온다. 이들을 마음수술 도구로 적절히 활용함으로써 우리는 병원 치료 없이도 병을 물리치고 건강을 회복할 수 있게 된다.

요약하자면 심상의 긍정적 마음은 파동 형태로 인체의 약제실 기능을 총지휘하는 뇌에 전달된다. 그러면 특히 생명을 주관하는 심부의 뇌가 어떤 반응물질(치유의 화학물질, 즉 호르몬, 신경전달물질 등)을 만들거나 우리 몸의 각 부위를 향해 만들도록 명령한다. 혹은 이와 반대로 화학물질의 지나친 생성을 억제한다. 또 이 화학물질이 신경계와 혈액을 따라 병증 부위에 적절히 전달되게 하거나, 반대로 지나친 전달이 억제되게 해 치유를 돕게 된다.

이처럼 우리 몸은 마음의 작용에 의해 어떤 병이든 그 병의 진단과 처방, 약물 조제, 투약 등의 과정을 거쳐 최종적으로 자체 치유를 달성하는, 출중한 '자연치유 종합병원'인 것이다.

중추신경계와 자율신경계의
안정이 중요

우리 몸에는 신경망이 거미줄처럼 퍼져 있다. 이는 복잡해 보이지만 일사불란하게 정돈된 체계이다. 이 신경망은 신체 각 부위를 서로 정밀하게 연결해 주는 고리와 같다. 몸 안팎에서 일어나는 자극을 뇌 등으로 빠르게 전달하고, 그에 대한 반응을 생성해 해당 부위로 보내는 기능을 한다.

신경계는 크게 중추신경계와 말초신경계로 구분된다. 중추신경계는 어떤 자극(마음의 작용 등)을 종합해서 일정한 반응물질(화학물질, 곧 신경전달물질이나 호르몬 등)을 생성하는 신경계이다. 뇌와 척수가 이에 해당한다. 말초신경계는 신경섬유 형태로 우리 몸의 내장기관과 근육, 뼈, 감각기관 등을 중추신경계와 연결해 준다.

신경계를 이루는 기본적인 단위세포는 뉴런이다. 뉴런은 신호전달의 가장 기본이 되는 세포다. 하나의 뉴런은 다른 뉴런과 연접한 곳에서 화학물질을 내보내 정보를 전달하고 처리한다. 이러한 연결의 집합적인 활동을 통해 인체의 복잡하고 신비한 생명활동이 이어진다.

중추신경계는 뉴런과 뉴런을 연결하는 연합뉴런으로 이뤄져 있다. 말초신경계는 중추신경계에서 생성된 반응물질(화학물질)을 인체의 필요한 곳에 전달하는 운동뉴런과, 자극(마음의 작용)을 받아들여 중추신경계에 전달하는 감각뉴런으로 구성돼 있다.

말초신경계는 다시 체성신경계와 자율신경계로 구분된다. 체성신경계는 사람이 의식적으로 조절할 수 있는 신경계이며, 자율신경계는 심장 박동처럼 의식적으로 조절할 수 없는 작용을 맡는다. 자율신경은 또 교감신경과 부교감신경으로 구분된다. 교감신경은 인체의 긴장 상태, 부교감신경은 안정 상태를 관장한다.

여기서 현대인의 건강과 관련해 또 주목해야 할 것이 중추신경계와 자율신경계이다. 중추신경계인 뇌, 척수와 자율신경계로 이어지는 신경체계가 전반적으로 안정을 이룰 때 신체의 원시적이고 본능적인 기능이 증진돼 건강이 전반적으로 향상되기 때문이다.

이완을 통해 중추신경계를 안정시키면 이성의 총본산인 대뇌의 기능이 하락하고, 상대적으로 본능적 역할에 충실한 뇌 심부 및 이와 직접적으로 연결된 척수의 일부 기능이 상승한다. 이와 함께 '싸움, 도피' 반응에 충실한 교감신경의 기능이 약화하고, 생명을 양육하는 부교감신경의 기능이 항진된다. 이에 더해 심상법을 통하여 긍정의 마음을 뭉클하게 일으키면 뇌 심부와 부교감신경의 활동이 더욱 활발해져 생명의 양육에 가속도가 붙게 된다.

거듭 지적하지만 현대인의 질병, 특히 비전염성질환은 부정적 생각과 누적된 스트레스가 큰 원인이다. 직장 상사로 인한 고충, 먹고살기 힘든 현실, 사랑하는 사람과의 갈등, 우울한 생각 등으로 인해 견고하던 신체의 기둥은 서서히 무너진다. 이러한 붕괴에 직접적 영향을 미치는 것은 이성적 판단의 정점에 있는 대뇌의 피로 증진과 교감신경계의 항진이다. 이완 심상법은 이를 해결하기 위한 효율적인 수단이다. 독자 여러분은 이 책을 읽어 나가는 과정에서 그 까닭을 이해하게 될 것이다.

막히면 죽고
뚫리면 산다

한편 우리는 건강과 관련해 신체의 선순환에 대한 관심을 높여야 한다. 여기서는 그러한 선순환의 핵심으로, 건강에 중요한 역할을 하는 몇 가지 체내 물질들을 살펴보고자 한다. 육체의 조화로운 운행을 위해서는 모든 장기와 신경망과 근육, 뼈, 관절 등이 제 역할을 다 해야 한다. 하지만 다음의 다섯 가지, 즉 신경펩티드와 호르몬, 혈액, 골수, 림프액 등의 선순환도 그 중요성이 간과돼서는 안된다.

부정적 생각과 만성 스트레스 등으로 우리 몸이 여기저기 막히고 뭉치고 뒤틀리면 이들이 선순환하지 못해 큰 문제가 발생한다. 일정 상황에서 분비되지 말아야 할 것들이 지나치게 분비되거나, 반대로 분비돼야 할 것이 나오지 않을 때 육체는 심각한 상태에 돌입한다. 이로 인해 각종 질병이 몸을 공격해 심하면 죽음에 이르게 된다.

반대로 마음 수련 등을 통해 막힌 것을 풀고 뭉친 것을 녹여 내면 신경펩티드와 호르몬, 혈액, 골수, 림프액 등의 생성이나 순환이 정상을 회복하고 다른 체액들의 흐름도 제자리를 잡아 건강이 돌아오게 된다. 한마디로 막히면 죽고 뚫리면 사는 것이다.

따라서 여기서는 인체의 생사를 좌우하는 다섯 가지 물질들의 기능과 역할 등에 대해 자세히 짚어 본다. 이들 천연 화학물질은 상황에 따라 우리 몸에 치료약이 될 수도 있고, 독약이 될 수도 있다.

천연 화학물질, 신경펩티드

신경펩티드는 중추신경(뇌와 척수)이나 말초신경(체성신경과 자율신경)의 뉴런에서 생합성되고 뉴런의 가지 끝에 저장된 뒤 외부 자극에 따라 방출돼 가깝거나 먼 데 있는 다른 세포의 수용체에 작용, 필요한 정보를 전달한다. 신경펩티드는 생체의 기능을 조절하는 광범위한 생리적 역할도 수행하는 것으로 알려져 있다. 인간의 생명 활동과 생체의 치유를 위해 필수불가결한 물질이다.

신경펩티드는 대부분 신경전달물질과 신경조절물질이다. 이들은 신경계의 정보 전달에 관여한다. 이와 달리 뉴런에서 직접 혈액 속으로 방출, 제각기 중요한 역할을 하는 인체의 각 부위로 다가감으로써 몸의 기능 조절에 관여하는 신경호르몬 같은 신경펩티드도 있다.

신경전달물질은 뇌를 비롯하여 몸 안의 뉴런에서 생성되고 그 가지 끝에서 방출돼 인접한 뉴런의 가지 끝에 정보를 전달하는 일련의 화학물질이다. 이런 신경전달물질을 주로 만드는 것은 뇌의 중추신경계이며, 마음이 뇌에 작용해 이 모든 결과를 낳는다. 현재까지 수십 종류의 신경전달물질이 발견되었으며, 도파민과 세로토닌은 그중 가장 많이 알려진 것들이다.

도파민은 의욕, 흥미, 인지, 기억, 운동 조절 등 뇌의 다양한 기능과 관련이 있다. 도파민 분비가 많아지면 의욕과 흥미를 느끼기 쉬워진다. 반대로 도파민 분비가 줄어들면 파킨슨병 환자처럼 신체의 움직임이 둔해지고 불안정해진다. 세로토닌은 행복감을 느끼게 하는 물질이어서 이것이 부족하면 우울증이나 불안감이 초래된다.

이외에도 아드레날린, 아세틸콜린, 노르에피네프린, 히스타민 등이 뇌를 비롯하여 우리 몸 여기저기서 만들어져 방출됨으로써 제각각의 역할을 수행한다. 아드레날린은 심장박동이 빨라지고 모세혈관이 수축하며 혈압이 오르게 한다. 이와 반대로 아세틸콜린은 혈압을 떨어뜨리고 심장박동을 억제하며 장관(腸管)과 골격근 수축 등의 생리작용을 나타낸다.

노르에피네프린은 저혈당과 공포감, 추위 등에 대응하는 작용을 하며, 중성지방과 글리코겐의 분해를 촉진하고, 심박출량과 혈압을 증가시키기도 한다. 히스타민은 알레르기와 염증 반응의 매개체이면서 위산 생성을 자극하는 역할도 한다.

신경조절물질도 신경전달물질처럼 뉴런의 가지 끝에서 방출되지만, 신경전달물질보다 더 많이 나오고 더 멀리 퍼지는 특징이 있다. 이는 직접적으로는 별다른 효과를 발휘하지 못하지만, 주로 뇌의 특정 부위에 있는 많은 뉴런의 활동을 조절하는 역할을 하는 것으로 알려져 있다. 신경호르몬은 신경세포의 가지 끝에서 나와 혈액 등의 체액으로 방출된 뒤 이를 필요로 하는 부위로 운반돼 작용하는 호르몬이다.

한 종류의 신경펩티드가 모두 똑같은 기능과 역할을 하는 것은 아니다. 자극의 차이에 따라 기능과 역할이 달라진다. 예를 들어 흥분과 관련된 신경전달물질이라도 상황에 따라 강한 것이 나올 수 있고, 약한 것이 생성될 수도 있다. 흥분의 성질에 따라서도 차이가 난다. 예쁜 여성 앞에서 성적인 흥분을 느낄 수 있고, 사랑스런 흥분을 느낄 수도 있다. 모든 경우에 동질적이지 않고, 정형화돼 있지 않으며, 강약이 다른 것이다.

이렇게 보면 우리 몸 안에서는 수없이 많은 종류의 신경펩티드가 생성되고 목표 지점으로 이동해 육체에 영향을 미치는 것으로 볼 수 있다. 지구상 70억 인구의 얼굴이 모두 다르듯이 신경펩티드도 미세한 차이를 보인다. 이 같은 차이를 만드는 것은 자극이며, 그중 대표적인 것이 마음의 미세하고 신묘한 작용이다. 몸 전체가 마음의 다양한 색조와 선율에 따라 춤추는 것과 같다. 우리 몸은 오만 가지 천연 화학물질을 만드는 제약공장인 것이다. 그중에는 몸을 치유하는 약도 있고, 죽이는 독약도 있다.

또 다른 화학물질, 호르몬

신경펩티드 못지않게 중요한, 또 하나의 화학물질이 호르몬이다.

호르몬은 우리 몸의 여러 내분비기관에서 분비된 뒤 혈액을 타고 목표 장기로 이동해 효과를 나타낸다. 인체의 신진대사와 항상성 유지, 생식 발생 등에 중요한 역할을 하는 물질이다. 따라서 일정 상황에서 호르몬이 적절히 분비되지 않으면 정상적인 생명 유지가 어려워 각종 질병이 따라붙게 된다.

호르몬을 분비하는 내분비기관은 직간접적으로 신경계의 지배를 받는다. 신경계는 우리 몸의 사령부인 뇌의 영향 아래에 있다. 그러므로 마음의 작용이 뇌를 움직여 신경계와 내분비계에 영향을 미치는 것으로 볼 수 있다. 이와 반대로 마음의 작용이 신경계와 내분비기관을 건드려 신경펩티드나 호르몬을 내보냄으로써 뇌에 영향을 미치는 경우도 있는 것으로 알려진다. 경우에 따라 쌍방향 소통이 일어나기도 하는 것이다.

인체의 내분비기관은 뇌하수체, 솔방울샘, 갑상선, 부갑상선, 부신, 췌장, 난소, 고환 등이다. 뇌하수체는 뇌의 가운데 자리 잡은 내분비기관으로 시상하부의 지배를 받아 우리 몸에 중요한 호르몬들을 분비한다. 이에는 성장호르몬, 프로락틴, 옥시토신, 항이뇨호르몬, 난포자극호르몬, 황체자극호르몬, 갑상선자극호르몬, 부신피질자극호르몬 등이 있다. 이들 호르몬은 다른 내분비기관들의 수용체에 작용해 그곳의 호르몬 분비를 자극한다. 이를테면 갑상선자극호르몬이 갑상선에서 갑상선호르몬을 만들도록 자극하는 식이다.

갑상선은 뇌하수체의 지배 아래 갑상선호르몬과 칼시토신을 생성해 내보낸다. 전자는 체온을 유지하고 신진대사의 균형을 맞추는 데 중요한 역할을 하며, 후자는 핏속의 칼슘 수치를 낮춰 주는 기능을 한다. 부갑상선에서는 핏속 칼슘 농도를 증가시키는 부갑상선호르몬이 생성, 분비된다.

부신은 피질에서 글루코코르티코이드, 염류코르티코이드, 남성호르몬 등을 만들어 분비한다. 글루코코르티코이드는 스트레스 등에 따른 신진대사와 면역반응을 조절하는 중요한 기능을 한다. 염류코르티코이드는 혈압, 혈액량, 전해질 등의 조절을 담당한다. 부신 수질에서는 혈압 조절에 중요한 에피네프린 등을 분비한다.

이밖에 췌장에서는 혈당을 높이는 데 관여하는 글루카곤과, 반대로 혈당을 낮추는 인슐린을 만들어 내보낸다. 솔방울샘은 수면을 돕는 데 중요한 기능을 하는 멜라토닌을, 고환과 난소는 각각 남성호르몬과 여성호르몬을 만들어 분비한다.

이렇듯 우리 몸은 신경계의 다양한 신경펩티드와 더불어 내분비계에서 별의별 호르몬들을 다 합성해 내보낸다. 인체의 신진대사와 항상성 유지에 절대적으로 필요한 천연 물질들이다. 우리 몸이 위대한 천연약물 제약공장인 또 하나의 이유가 여기 있다.

생명의 상징, 혈액과 골수

혈액은 생명의 상징이다. 그 이유는 우리 몸이 요구하는 산소와 영양분을 구석구석까지 공급해 주기 때문이다. 혈액은 또 내분비기관에서 분비된 각종 호르몬과 뉴런에서 방출된 일부 신경전달물질, 그리고 각종 항체들을 필요한 곳으로 운반하는 역할도 한다.

질병에 대한 방어와 신체의 수분 균형 및 체온 유지도 혈액이 맡은 역할이다. 혈관 속으로 들어온 노폐물을 콩팥으로 보내 소변으로 배출되게 돕는 것도 혈액의 일이다.

따라서 만성 스트레스 등 어떤 사정으로 혈액이 원활히 돌지 못하거나, 혈액이 끈적끈적하거나 탁해지면 몸 여기저기서 이상신호가 발생한다. 이런 현상이 오래되면 심근경색, 뇌졸중 등 중증 질환의 노예가 되고 만다.

혈액은 크게 혈장과 적혈구, 백혈구, 혈소판 등의 혈구로 구성된다. 혈장은 세 종류의 혈구와 영양소, 호르몬, 신경전달물질, 항체 및 노폐물 운반의 기능을 한다.

적혈구는 호흡기를 통해 들어온 산소를 헤모글로빈이란 단백질을 통해 몸 곳곳으로 운반하며, 이산화탄소를 비롯한 노폐물은 제거한다. 백혈구는 면역체계를 구성하는 세포로, 감염성 질환과 외부 물질에 대한 방어기능을 수행한다. 혈소판은 몸에 상처가 났을 때 피가 응고되어 밖으로 흘러나가지 않도록 하는 기능을 한다.

이러한 혈액은 사람 체중의 약 8%를 차지한다. 성인의 경우 4~6ℓ의 혈액이 온몸을 돌고 있는 셈이다. 혈액이 도는 혈관의 길이는 한 사람당 10만㎞에 이른다고 한다. 지구를 두 바퀴 반이나 돌 수 있는 길이다. 생명의 상징인 혈액의 여정은 이처럼 멀고 험난하다. 건강한 인생을 영위하기 위해 혈액의 원활한 생성과 순환에 관심을 가져야 하는 이유다.

이 같은 혈액은 골수에서 생성되는 것으로 알려져 있다. 골수는 뼛속 공간을 채우고 있는 부드러운 조직이다. 적혈구와 백혈구, 혈소판 같은 혈액세포가 이곳에서 만들어져 말초혈관으로 공급된다. 성인은 평균 2.6㎏의 골수를 가지고 있다. 골수 1㎏에서는 하루에 보통 적혈구 20억 개, 혈소판 70억 개, 백혈구 중 과립구 8억 5,000만 개가 생산되는 것으로 알려져 있다.

골수에는 많은 줄기세포가 있는데 이는 두 종류다. 그중 조혈모세포는 계속 분열하고 발달해 적혈구, 백혈구, 혈소판 등의 혈액세포로 변한다. 건강한 혈액 생성의 일등공신은 바로 이 조혈모세포다. 특히 이 줄기세포는 질병과 싸우는 백혈구를 생산하기 때문에 면역체계에서 매우 중요시된다. 다른 줄기세포인 중간엽줄기세포는 조골세포와 연골세포로 분화한다.

결국 골수와 혈액은 생명 유지의 핵심 역할을 하며 질병과 싸우는 면역체계를 받쳐 주므로 건강을 논할 때 빼놓을 수 없는 중요한 요소들이다. 골수가 싱싱한 혈액을 원활히 생성하고, 그렇게 만들어진 혈액이 온몸을 구석구석 순환하며 제 역할을 다할 수 있도록 우리의 마음이 긍정의 생각을 보태 주어야 한다.

육체의 노폐물, 림프액

혈액이 상수도 물이라면, 림프액은 하수도 물에 비유된다. 온갖 생활 찌꺼기와 병원균 등이 뒤섞여 흘러 내려가는 하수도는 상수도 못지않게 중요하다. 정상적으로 순환하지 않으면 도시를 마비시킬 수도 있다. 이와 마찬가지로 림프액도 너무 오랫동안 정체돼 있으면 우리 몸에 부종과 각종 염증, 그리고 그로 인해 다양한 부위의 통증과 암 등을 초래한다.

림프액은 무색, 황백색의 액체이다. 우리가 다쳤을 때 상처 부위에 혈액과 함께 나오는 진물이나 발바닥에 잡히는 물집 등을 떠올리면 이해하기 쉽다. 혈액이 동맥에서 모세혈관을 거쳐 정맥으로 순환하는 과정에서 일부가 세포들 사이에 조직액으로 남아 있다가 림프모세혈관으로 모이면서 림프액이 된다. 림프액은 다시 림프관과 림프절을 거치며 정화돼 정맥혈관으로 유입된 뒤 혈류의 일부를 이룬다.

림프액은 세포 사이사이에 침투한 세균과 바이러스를 비롯하여 노폐물과 암세포 등을 림프관으로 운반하는 역할을 한다. 그러면 림프관 중간 중간에 있는 림프절이 이들을 없애거나 청소해, 깨끗해진 림프액이 정맥혈관으로 들어가게 된다.

이처럼 림프액이 잘 순환하면서 제 역할을 다하면 우리 몸은 대체로 건강한 상태를 유지할 수 있다. 문제는 림프액이 잘 돌지 않을 때이다.

그렇지 않아도 림프액은 활발히 돌 수 있는 조건이 아니다. 혈액은 심장이 펌프질을 하듯 세차게 뿜어내 주어 온몸을 도는 데 별 어려움이 없다. 하지만 림프액은 근육이 수축하거나 이완할 때 그 힘으로 움직이는 경우가 대부분이다.

따라서 젊은 시절은 활동량이 많아 대체로 순환이 잘 되지만, 나이 들거나 스트레스 등으로 몸이 경직되면 거의 흐르지 못하는 문제가 발생한다. 림프액이 정체되면 몸이 붓고 세균, 바이러스, 암세포 및 노폐물이 제거되지 않아 질병으로 이어진다. 고인 물이 썩어 세상을 병들게 하는 것과 같은 이치이다.

마음수술
도구

앞에서 자세히 설명했듯이 인체는 내부에서 여러 가지 것들이 자연스럽게 생성되어 선순환될 때 최적의 건강을 유지할 수 있다. 신경펩티드와 호르몬, 혈액, 골수, 림프액 등을 비롯한 각종 체액의 자연스러운 생성과 순환을 막는 대표적 요인은 잘못된 마음의 작용이다. 물론 잘못된 식생활과 독성물질 유입, 운동 부족, 유전적 결함, 노화 등도 방해물로 작용하지만, 부정적 영향을 크게 미치는 것은 우리의 부정적 생각과 만성 스트레스라 해도 과언이 아니다.

마음이 뒤틀리거나 굴절되면 그 영향을 몸이 그대로 받는다. 그 결과 몸 여기저기서 에너지의 흐름이 차단되거나, 꼬이거나, 분절된다. 그로 인해 신경펩티드와 호르몬의 정상적인 생성 순환이 어려워지고,

혈액과 림프액 등의 흐름이 막히거나 정체된다.

한동안 그런 현상이 계속되면 천연 약성 물질과 영양소, 산소 등의 전달이 막히고 염증과 독소 등 각종 노폐물이 배출되지 못해 쌓인다. 몸에 쓰레기가 점점 쌓이면 통증이 수반되고 질병이 서서히 실체를 드러내게 된다.

이렇게 생겨난 질병을 치료하기 위해 사람들은 병원과 한의원으로 달려간다. 하지만 마음에서 비롯된 질병은 마음을 새롭게 고쳐먹어야 근본적으로 치유될 수 있는 법이다.

따라서 여기서부터는 마음수술을 통해 병의 근원을 제거함으로써 건강을 회복하는 방법에 대해 자세히 기술하고자 한다.

마음수술을 위해서는 몇 가지 도구가 필요하다. 마음수술 도구는 외과용 수술 도구와 달리 눈에 보이는 것이 아니다. 어지러운 마음, 스트레스 등으로 인한 신체의 에너지 난조(亂調)를 바로잡는 데 쓰이는, 비가시적(非可視的)이며 심리적인 수단들이다. 이에는 크게 다음의 세 가지가 있다.

이완

이완은 병원에서 마취제를 주사하는 것에 비유될 수 있다. 마취약을 투입하면 잠에 빠져들듯이 이완을 통해 몸의 긴장을 완화해야 한다. 육체와 정신을 함께 이완한다.

신체 부분 이완은 국부 마취에 비유될 수 있다. 병증 있는 부위를 부분적으로, 그리고 중점적으로 이완한다. 전신 이완은 전신 마취에 해당한다. 온몸을 한꺼번에 이완해 노곤한 느낌이 들게 하는 방법이다.

마음 이완은 의식을 크게 약화해 잠에 취한 것처럼 만드는 것이다.

탐색

이완 상태에서 몽롱한 의식으로 탐조등을 비추듯 몸속 곳곳을 스캔하는 것이다. 병증 부위를 찾아내어 치유의 목표 지점을 확인하기 위함이다. 병원에서 쓰는 자기공명영상법(MRI), 경동맥초음파검사법(MRA), 엑스레이, 내시경 등에 비유될 수 있다.

심상법

수술용 메스, 가위, 주사, 링거, 약물 등 각종 수술 도구와 복용 알약을 대체하는 마음 치유 수단이다. 심상법으로 응용되는 방법은 무수히 많지만, 여기서는 가장 단순하고 직접적인 것 몇 가지를 소개한다. 많은 환자를 치유한 필자의 경험에 비춰 볼 때 효과가 가장 빠르고 큰 것들로 판단된다.

① **뜨뜻한 느낌** - 병증 부위에 밀고 들어가는 뜨뜻한 느낌은 연상하기 쉽고 효과도 높아 심상법으로 가장 추천할 만하다. 노인이든, 중증 환자든, 어린이든 받아들여 적용하기 쉽다.

② **약손** - 치유의 손길로서 약손이 몸 안에 등장해 작용하는 상상이다. 효과가 강력한 수단이다. 어릴 때 아픈 배를 문질러 주던 어머니의 따스한 손길 같은 약손을 상상해 적용한다. 불교도라면 약사여래부처님의 손길을, 기독교인이라면 하나님의 치유 손길을 간구(懇求)하는 것도 좋다. 위력적인 결과가 나타나고, 때로는 기적이 일어날 수도 있다.

③ **약침** – 한방에서 산삼 추출물을 동반한 약침을 놓듯, 출중한 약효의 약침을 상상해 치료 목표 지점에 놓는 것이다. 일반 침이나 주사와 달리 약침의 이미지가 플라세보 효과를 동반해 치유 효과가 배가될 수 있다.

④ **은혜의 단비** – 성스럽고 은혜로운 단비가 하염없이 내려 몸속 깊숙한 곳까지 축축이 적시는 상상이다. 혹은 사랑의 꽃비가 부슬부슬 내려 내 몸을 치유하는 것을 상상해도 된다. 겸손한 마음과 감사의 자세로 빗물을 성수(聖水)처럼 받아들일 때 놀라운 치유 효과가 나타날 수 있다.

⑤ **신성** – 온 누리에 퍼져 있는 신성의 기운을 겸허하고 감사한 마음으로 받아들이는 심상이다. 긍정의 마음과 넘치는 기쁨으로 초빙하면 신성이 내 영육에 임해 병마를 제압하고 생명을 양육하게 된다.

⑥ **진동** – 마음으로 일으키는 진동은 최고의 치유 에너지이다. 꼬이거나 뭉친 것을 풀어 주고, 언 것을 녹이는 힘이 있다. 개개풀린 것은 탱탱하게 조여 준다. 몸 안팎의 부조화를 밀어내고 그 자리에 조화로움을 불어넣어 건강이 복구되게 한다.

이완

이완은 마음수술의 시발점이다. 마음수술에서의 이완은 병원에서 생체 수술을 위해 환자에게 마취제를 주사하는 과정에 해당한다. 전신마취를 하면 육체가 풀리고 정신이 가물가물해지다가 잠의 나락으로 곤두박질하게 된다. 이처럼 이완도 육체의 나사를 풀고 의식마저 희미하게 꺼 버리는 방법으로 실시한다.

몸을 농사 시작할 때처럼

대뇌와 교감신경의 기능이 항진해 생각이 많고 긴장한 상태에서는 마음수술을 위한 심상법 적용이 불가능하다. 그러므로 마음수술, 마음 치유를 위해 우리 몸을 농사지을 때처럼 준비해야 한다.

긴장한 육체는 딱딱하게 굳어진 땅과 같다. 딱딱한 논밭에 씨앗을 뿌려본들 싹이 틀 리 없다. 그래서 농부는 봄에 논밭을 간다. 그런 뒤 물을 축축하게 대기도 하고, 비 오기를 기다려 빗물이 흙에 촉촉이 스며들게 한다. 모내기에 앞서서는 벼논을 써레질하기도 한다. 모두 흙을 부드럽게 만드는 과정이다. 그런 뒤 파종하거나 모내기해야 새싹이 잘 자라 오른다.

이처럼 우리 몸을 유연하게 해야 한다. 긴장한 몸을 부들부들하게 만들기 위해 생각이 많은 대뇌와 항진된 교감신경을 내려놓고 부교감신경의 기능을 높인다. 이를 위해 편안한 자세로 눕거나 앉아 온몸 마디마디의 관절과 근육을 푼다. 목, 어깨, 팔목, 손목, 가슴, 복부, 허리, 엉덩이, 무릎, 발목 등을 차례로 풀어 준다. 때로는 스트레칭 자세로 몸 구석구석을 꺾어 풀어 주는 것도 좋다.

그런 뒤 의식을 충분히 내려놓는다. 마음에서 몸을 떠나보내는 것이다. 이를 위해 의식을 가물가물 꺼 버리는 마음을 갖는다. 잠들기 전 단계처럼, 혹은 새벽에 잠에서 막 깨어났을 때처럼 몽롱한 의식 상태를 만들어야 한다. 이런 의식을 온몸에 짙은 안개처럼 확산시킨다. 전신에 마음의 마취제를 놓는 것이다. 그런 뒤 다음 단계로 넘어가야 마음수술이 잘된다.

이완만 잘해도 여러 가지 증세가 완화된다. 막힌 곳이 뚫리고, 꼬이거나 뭉친 부분이 풀려 생체 에너지가 선순환하기 때문이다. 비유하자면 구겨진 종이가 펴지는 것과 같다.

반듯한 종이는 갓 태어난 아기와 같은 상태다. 아기가 어른이 되어 어깨를 짓누르는 인생의 하중과 갈등, 그리고 그로 인한 만성 스트레스에 시달리다 보면 매끈하던 종이가 구겨진다. 따라서 이완을 통해 이를 펴 주어야 한다. 그러면 체내 모든 물질이 선순환하면서 병증이 힘을 잃게 된다. 그런 뒤 탐색과 심상법 적용 단계로 넘어가면 된다.

심연으로 가라앉기

강물이나 호수 바닥으로 깊이 잠수해 들어가듯 마음의 심연으로 깊이깊이 내려가 본다.

내면의 깊은 나락으로 한없이 곤두박질치는 마음을 달성하면 심신은 높은 수준으로 이완된다. 정신이 몽롱하고 육체가 물먹은 솜처럼 노곤해진다. 이런 상태를 유지하면서 다음 단계의 마음수술로 넘어가면 된다.

몸에 걸린 시동 끄기

우리 몸은 도로를 달리는 자동차와 사정이 비슷하다. 아침에 잠에서 깨어 의식이 돌아오고 몸을 일으키는 것은 자동차에 시동을 거는 것과 같다. 자동차는 시동을 걸고 몰면 하루 종일 운전하더라도 시동이 걸린 채 부릉부릉 돌아다닌다.

우리 몸도 아침에 시동을 걸면 다시 밤에 잠들 때까지 꺼지지 않는다. 몸 자동차에 걸린 시동은 긴장감이다. 긴장감이 육체를 꽉 붙든 상태로 종일 활동하게 된다.

이런 긴장감은 마음 치유의 방해물이다. 따라서 자동차의 시동을 끄듯 몸에 걸린 시동을 꺼야 한다. 시동이 꺼져 적요해진 몸 상태가 되어야 마음수술 작업이 가능해진다.

고무풍선 바람 빼듯

몸을 팽팽한 고무풍선에 비유할 수 있다. 그런 고무풍선에서 바람을 빼듯이 몸에 들어 있는 기운을 다 빼낸다고 생각한다.

이를 위해 날숨을 내쉬는 과정에서 몸 안에 남아 있는 기운을 몽땅 내보내는 자세를 취한다. 바람 새나가는 과정에서 풍선이 홀쭉해지듯 몸의 기운이 빠져나가면, 다음에는 잔 찌꺼기들마저 정성껏 밀어낸다. 이 과정을 숨을 내쉴 때마다 여러 차례 되풀이하면 몸이 충분히 이완된다.

종교에 의지하기

자신이 믿는 종교에 의지하듯 모든 것을 내맡긴다. 교만한 마음을 지워 버리고 고통을 드러내 귀의한다. 나를 온전히 내려놓는다. 현실의 잘나 빠진 생각을 떨어 버리고 겸손함을 깊이 간직한다. 개개풀어진 영육을 하늘에 맡기는 자세를 취한다.

미국의 엠디 앤더슨(MD Anderson)은 세계적인 암 치료 전문기관이다. 김의신 박사는 이 병원에서 수천 건의 암 수술을 집도해 세계적으로 명성이 높다.

그가 한 언론과의 인터뷰에서 밝힌 내용이 의미심장하다. 기자의 물음에 대한 그의 답이다.

- 암에도 기적이 있나.

"있다. 지금껏 나는 기적적인 환자를 최소한 20명 정도 봤다."

- 기적적인 치유를 한 환자의 공통점이 있나.

"있다. 겸손이다. 모든 종교에서 말하는 공통분모이기도 하다. 자신을 완전히 포기하고 내려놓는 것이다. 어떤 사람은 신에게 모든 걸 맡기기도 한다. 그럴 때 뭔가 치유의 에너지가 작동했다."

바로 이것이다. 자신을 완전히 내려놓을 때 내면에서 기적적인 치유가 시작된다. 내려놓지 않으면 치유가 작동하지 않는다. 교만을 버리고 겸손한 자세로 이완을 충분히 해야 하는 이유가 여기 있다. 내려놓아야 새 생명의 사닥다리를 올라갈 수 있다.

탐색

탐색은 드러나지 않은 병증 부위와 그 병증을 유발한 뿌리 부분 등을 찾아내기 위해 마음으로 몸속 구석구석을 살피는 것이다. 이는 자기공명영상(MRI) 장치나 엑스레이 등 의학적 장비에 의존하지 않고 오로지 마음의 작용으로 수행한다. 인터넷 서핑 하듯, 혹은 하자 보수를 위해 집안을 샅샅이 점검하듯 내면으로 들어가 몽롱한 의식으로 육체 곳곳을 여행한다. 또는 서치라이트 비추듯 몸속 깊은 곳을 마음의 등불로 비춰 문제점을 찾아내는 방법도 좋다.

충분한 심신이완을 이루면 우리 몸은 노곤한 상태에 휘감긴다. 물먹은 솜처럼 전신의 관절과 근육이 풀려 깊은 잠의 나락으로 곤두박질칠 것 같은 기분이 되기도 한다. 긴장감이 평안함에 자리를 내주어,

물 속 바닥으로 가라앉은 것 같은 먹먹함이 다가서는 때도 있다.

이때 남아 있는 몽롱한 의식을 꺼트리지 않고 내면 여행에 나선다. 여행의 목적지는 병증 부위다. 마음의 탐색을 하다 보면 우리 몸의 이상 부위가 확인된다. 처음에는 실패할 수도 있지만, 이완과 탐색을 되풀이하다 보면 마음의 서치라이트 불빛 너머에 질병의 실체가 도사리고 있는 것을 발견하게 된다. 그것은 단순한 염증일 수도 있고, 궤양이나 결절 부위일 수도 있다. 심한 경우 희귀성 질환 부위나 암 덩어리일 수도 있다. 심장이든, 폐 깊숙한 곳이든, 뇌 안이든 가리지 않고 일정 지점의 이상 부위를 모두 찾아낼 수 있다.

마음의 탐색만으로 현대의학이 규명한 질병의 이름을 정확히 밝혀낼 수는 없다. 다만 그것이 몸속 어느 부위에 도사리고 있는지와 증상의 경중을 확인할 수 있을 뿐이다. 그러나 첨단 의학 장비의 도움이 없는 상태에서 이 정도를 알아낸다는 것만 해도 놀라운 일이다. 인간의 '마음의 눈'은 그처럼 경이로운 측면이 있다.

병증 부위를 찾아냈으면 이번에는 마음의 볼록렌즈를 들이대어 그 부분을 찬찬히 살핀다. 병증의 기세와 성질 등을 점검하기 위함이다. 그런 다음 병증을 유발한 뿌리 부분을 함께 찾아 나선다. 거의 모든 병증 부위는 뿌리를 지니고 있다.

예를 들어 위암일 경우 그 뿌리가 폐, 간이나 중추신경에까지 가 닿아 있는 경우가 있다. 손목이나 발목관절 이상인데 그 뿌리가 멀리 뇌에까지 연결돼 있는 경우도 있다. 환자가 처한 육체적 상황에 따라 병증 뿌리의 강약과, 원근과, 성질이 제각기 다르다.

동아시아의 과거 명의들 가운데는 이처럼 마음의 탐색으로 질병과 그 뿌리 부분을 찾아내는 역량을 갖춘 이들이 많았던 것 같다. 그들이 능력을 발휘해 체계화한 것이 경혈, 경락 도가 아닌가 싶다. 이는 질병 부위와 그 뿌리를 침이나 뜸으로 자극해 증세가 완화되도록 돕는 그림이다. 기 치료나 기공 분야에 역량을 발휘했던 조상들이 침구를 이용한 생체 의학적 치료를 돕기 위해 체계화한 의학적 노력의 산물로 보인다. 하지만 거창하게 기공 등을 들먹이지 않더라도 누구나 마음만 먹으면 내면의 탐색을 통해 질병과 그 연관 부위를 찾아낼 수 있다.

일단 마음 탐색에 나섰으면 하나의 병증 부위와 그 뿌리를 더듬어 알아내는 것만으로 그칠 일이 아니다. 온몸 안팎을 두루두루 탐색해 여러 가지 병증 부위와 그 뿌리 부분을 한꺼번에 점검해 두는 것이 좋다. 양방에서는 질병을 세분해 각각의 질병에 대한 수술과 약제 처방을 달리하지만, 이는 통찰력 있는 질병 치료법이 아니다. 질병은 서로 연관돼 있으며, 하나의 질병은 그 뿌리 부분만 해도 복잡 미묘하게 전개돼 있는 경우가 많다. 따라서 온몸을 탐색해 이상 부위가 여기저기 발견되면 그들 부위를 한꺼번에 드러내 대처할 준비를 할 필요가 있다.

이상 부위는 각각 다른 질병 부위일 수도 있고, 하나의 질병 및 그와 연관된 뿌리 부분일 수도 있다. 심지어 몸에 열 가지 이상의 질환이 있더라도 그 모든 질환과 관련 뿌리 전체에 동시다발적으로 대응하는 것도 가능하다. 서양의학에서는 질병이 수만 가지로 분류되지만, 사실 그들은 따로따로가 아니다. 서로 연결돼 있는 경우가 많다. 어찌 생각하면 질병은 하나라 해도 지나친 말이 아닐 수 있다.

자, 이제 질병 부위와 관련 뿌리 부분을 알아냈으면 다음 차례는 그들을 드러내 수술 등의 치료를 하는 것이다. 양방의 외과 수술이나 약제 처방, 한방의 침구 시술이나 보약 처방 등에 해당하는 것이 마음수술법에서는 여러 가지 심상법이다. 뜨뜻한 느낌, 약손, 약침, 진동 등의 상상을 통해 육체의 질병을 몰아내는 단계로 넘어가 보자.

●

심상법

●

심상법(心象法)이란 마음으로 어떤 상을 떠올려 치유 수단으로 활용하는 기법이다. 다시 말해 마음속에 치유 장면을 떠올려 몸에 적용함으로써 실제 치유가 일어나도록 돕는 것이다.

예를 들어 몸에 상처가 났을 때 이완을 통해 병증 부위에 주의 집중을 한다. 그런 다음 약을 바르거나 의료용 실로 꿰매는 것을 상상해 치유를 촉진할 수 있다. 고혈압 등으로 뒷덜미가 무거울 때는 무거움을 유발한 탁기를, 기관지 속에 가래가 끓을 경우는 그 가래를 밀어내는 상상을 병증 부위에 갖다 붙여 정성을 다함으로써 빨리 낫게 할 수 있다는 논리다.

이는 생체의학에 경도된 양·한방 의사·약사나 일반인들에게 다소 황당한 이야기로 들릴 수 있을 것이다. 그러나 서구의 심신통합의학이나 심성의학, 진동의학, 에너지의학 등의 분야와 일본의 심료(心療)내과, 심료 산부인과 분야에서는 이미 수십 년 전부터 많은 임상 연구를 통해 의학적 타당성을 인정받아 온 영역이다.

인도에서 발달해 확산된 요가도 그 정점에서는 고도 명상을 통해 병을 치유하는 기법을 가르친다. 우리나라와 중국에서 오랜 역사를 이어온 기 치료나 기공 등의 세계에서도 마음의 작용으로 질병을 다스리는 방법을 전수해 왔다. 이렇듯 인류는 오랜 세월에 걸쳐 다양한 문화와 역사 속에 신체 질병을 마음으로 고치는 심상법을 발전시켜 왔다.

이 책의 중반부 치유 사례를 통해서도 증명해 보이겠지만, 심상법은 실로 놀라운 치유 효과를 가져다준다. 심한 관절염으로 걷지 못하던 이가 벌떡 일어나 걷는가 하면, 뒤틀리고 좁아져 있던 심근경색 환자의 관상동맥이 정상으로 되돌아오기도 한다. 약을 먹거나 외과적 수술을 하지 않았는데도 마음의 작용만으로 그에 못지않은 긍정적 결과를 얻는 것이다.

우리 마음이 이토록 뛰어난 치유력을 발휘하는 것은 우리의 생각에 따라 뇌가 반응하기 때문이다. 우리가 신체 어떤 부위의 치유 장면을 떠올리면 그것이 우선 뇌의 관련 부위를 자극한다. 이에 따라 뇌의 영향 아래 있는 해당 신체 부위의 상황이 개선될 수 있는 것이다.

이 과정에서 뇌는 약제실 지휘 기능을 해 우리 몸이 각종 화학물질을 분비하게도 하고, 반대로 분비를 억제하게도 한다. 이를테면 치유에 도움 되는 각종 신경전달물질과 호르몬의 분비를 확대하도록 하고, 이들을 신경망이나 혈액을 따라 병증 부위에 도달하도록 지휘한

다. 이를 통해 치유가 일어난다. 그런가 하면 면역력을 약화하는 신경
전달물질과 호르몬의 과다 분비를 억제해 치유를 돕기도 한다.

　치유의 신경전달물질과 호르몬은 그 성질과 강약이 정해진 것이 아
니다. 어떤 상상을, 어느 정도의 소망을 바탕으로 적용했느냐에 따라
차이난다. 또 우리가 무슨 마음을 일으켰느냐에 따라 이들 화학물질을
받아들이는 세포 수용체의 상태가 각양각색으로 달라진다. 결국 마음먹
기에 따라 몸 안에서 신묘한 치유의 파노라마 현상이 일어나는 것이다.

　심상법을 터득해 적용하는 훈련을 지속하다 보면 실제로 몸속 곳곳
에서 무언가가 꾸물꾸물 지나가고, 따스한 느낌이 몽실몽실 일어나고,
좋은 에너지가 빵빵하게 커지거나 반대로 나쁜 느낌이 빠져나가는 기분
이 들곤 한다. 막힌 부분이 뚫려 천연 화학물질과 혈액, 림프액 등 각종
체액이 선순환하면서 증상이 개선되는 과정에서 다가오는 느낌들이다.

　그동안 동서고금의 의학자들이 개발해 환자 치료에 적용한 심상법
들은 종류가 많다. 특히 서양의학계에서는 매우 다양하고 세밀한 심
상법들을 체계화해 임상에 적용하고 있다. 필자의 오랜 경험으로는
너무 미세한 것들보다 총괄적이고 묵직하면서도 단순한 심상법이 환
자 치유에 더 도움이 되는 것 같다.

　여기서는 필자가 창안한 것들을 바탕으로 하고 기존의 것들을 일부
응용해 효율성 높은 6가지 심상법을 체계화했다. 이들 6가지는 마음
수술을 통한 질병 치유의 강력한 수단들이다.

　이들은 플라세보를 통한 치유처럼 평범한 긍정의 힘이 가져다주는
결과를 훨씬 뛰어넘는 효과를 나타낸다. 가짜 약을 통한 심리치유 효
과가 '어린이' 수준이라면 이들 6가지 심상 수단의 효과는 '성인' 수준

에 비견될 수 있다. 신체에 직접적으로 굉장한 영향력을 미치는 힘이기 때문이다.

이들 심상 수단을 동원할 때는 자기 몸이 심상이 접목된 것을 직접적으로 느껴야 한다. 그러고는 이를 온양(溫養)해 전신에 확대할 수 있어야 한다. 이렇게 하지 못하면 심상 유도는 자동차의 공회전처럼 아무 소용없는 일로 끝나고 만다. 하지만 발동이 제대로 걸리면 심상은 놀라운 치유 효과를 불러온다.

뜨뜻한 느낌

'뜨뜻한 느낌'은 마음수술을 위한 가장 기본적이고 보편적인 수단이라고 할 수 있다.

이런 이미지는 누구나 쉽게 연상할 수 있다. 젊은이든, 노인이든, 심신이 곤폐한 환자든 어렵지 않게 상상해 몸에 적용할 수 있다. 그렇다고 해서 효과가 미미한 것도 아니다. 당사자가 마음먹기에 따라 아주 강력한 치유 수단이 될 수 있다.

뜨뜻한 기운은 언 땅을 녹이고, 둥지에 생명을 불어넣으며, 만물이 약동하게 한다. 따스한 햇살 퍼지는 봄이면 대지가 새싹을 내밀고 꽃이 만발하듯, 뜨뜻한 기운은 신체에 접목돼 세포들을 깨어나게 하고 힘을 북돋운다. 생명의 근원이 되는 에너지가 보태지는 것과 같다.

자동차는 휘발유 외에 윤활유를 필요로 한다. 윤활유가 여기저기 쳐지면서 녹이 닦여 나가면 자동차는 미끈하게 전진하게 된다. 뜨뜻한 기운은 우리 몸에 치는 윤활유와 비슷한 역할을 한다. 신체 곳곳에 이 기운을 접속함으로써 우리는 질병을 몰아내고 활력을 얻을 수 있다.

이를 위해 몸을 충분히 이완한 상태에서 마음의 눈으로 각 부위를 바라본다. 예를 들어 목 디스크가 있으면 그 부위에 주의를 집중해 뜨뜻한 느낌을 불어넣는다. 퇴행성무릎관절염이 있을 때는 상상으로 무릎 안팎에 이 느낌을 몰고 들어간다. 뇌병변이 있을 경우는 뇌 속 깊숙한 곳으로 뜨뜻한 느낌을 불러들인다.

그러면 동토(凍土)와 다름없던 질병 부위가 해토(解土)되듯 야금야금 치유가 일어나는 것을 깨달을 수 있다. 물론 완전한 치유를 달성하기까지는 정성에 정성을 더해야 한다.

어미 새는 알을 부화하기 위해 온 정성을 쏟는다. 어미가 품은 알들은 따끈따끈하다. 이런 어미 새처럼 뜨뜻한 느낌을 지극정성으로 불러들여 접목한다. 또한 지속적으로 그 느낌의 확대를 도모한다. 알들이 따끈하다가 부화돼 둥지가 새 생명의 노래로 가득 차듯이, 그 느낌을 온양(溫養)하다 보면 관련 부위가 묵직해진다. 종내에는 그 부위가 빵빵하게 부풀어 오르며 생명 현상이 넘쳐흐르게 된다. 치유 에너지가 고조되는 시간이다.

병원 치료에 익숙한 사람과 생체의학에 매몰된 의사, 약사들에게는 '귀신 씨 나락 까먹는' 소리로 들릴 수도 있을 것이다. 하지만 이 같은 뜨뜻한 느낌의 심상화 치유 기법은 이미 서양의학계에서 원초적으로 시도되었다. 이미 1930년대 독일 의사 요하네스 슐츠는 '자율훈련법'이란 심신치유기법을 체계화하면서 '오른팔이 따뜻해져라'라고 암시하면 실제 그곳이 따뜻해지는 원리를 의학적으로 밝혀 놓았다. 그 뒤에도 서양의 심신통합의학이나 에너지의학 분야에서 이런 느낌의 심상법이 소소하게 활용되어 왔다.

필자는 서양의학계의 그런 학문적 연구의 바탕 위에 '뜨뜻한 느낌'을 가장 기본적이면서도 전격적인 마음수술 도구로 활용할 것을 제안하고자 한다. 이 느낌을 확대해 전신으로 확산시키면 못 고칠 병도 별로 없을 것 같다. 얼음 덩어리와 다름없는 암도 녹여 낼 수 있다. 많은 환자들을 상담해 치유로 이끈 경험을 바탕으로 이를 자신 있게 말할 수 있다.

약손

엄마 손은 약손이다. 아이가 배탈 났을 때 어머니가 아이의 배를 따스한 손길로 문질러 주면 얼마 안 가서 아프던 증세가 멎는다. 아이가 낫기를 바라는 어머니의 간절함이 손바닥을 통해 아이의 환부에 전해졌기 때문이다.

그뿐 아니라 아이에게는 어머니의 사랑의 손길이 절대적인 약이다. 그 손길을 거쳐 들어오는 사랑의 기운이 제 몸을 낫게 한다고 믿는다. 그리고 그런 믿음과 확신이 치료약이 된다. 의학적으로는 그 믿음이 아이의 뇌를 자극해 몸 안에서 치유의 화학물질을 작동시킴으로써 병이 완화되는 것으로 볼 수 있다.

우리나라 기성세대들은 어릴 적 이 같은 어머니의 약손 치유를 한두 번씩 경험하며 자랐을 것이다. 어머니가 아니면 인자하신 할머니의 손길이 그 역할을 대신했다.

서양이라고 해서 다르지 않다. 미국 노스캐롤라이나대학 연구팀이 복통에 시달리는 6~15세 아이들을 대상으로 실험한 결과가 흥미롭다. 아이들에게 구름 타고 놀며 긴장 푸는 상상을 하게 했는가 하면, 따뜻하고 빛나는 물체가 손안에서 녹아드는 장면을 머릿속에 그리게 했고, 손으로 배를 마사지해 복통을 다스리도록 지도하기도 했다. 그 결과 아이들의 63%가 복통이 개선되었다. 약손 등 치유의 상상력 효과가 놀랍다는 사실을 반증하는 실험 결과다. 이렇듯 약손은 동서양에서 자연치유의 상징 역할을 해 왔다.

최근에는 약손 마사지 숍이 많이 등장했다. 이곳에서는 몸 여기저기가 경직되거나 뭉쳐 있는 고객들을 대상으로 약손 마사지를 해 준다. 정갈한 복장의 마사지사가 손님을 눕혀 놓고 머리부터 뒷목, 어깨, 허리, 다리, 복부 등을 정성껏 마사지해 준다. 그러면 뭉친 곳이 풀리고 막힌 경락이 뚫려, 기혈이 선순환하면서 시원하고 쾌적한 느낌이 다가선다. 건강뿐 아니라 미용 증진을 위해 이런 마사지를 받는 이들이 적지 않다.

그러나 이렇게 훌륭한 약손을 전격적으로 마음 치유에 활용하는 경우는 거의 보지 못했다. 필자는 이 같은 약손 이미지를 활용한 치유야말로 가장 효율적이고 강력한 마음 치유 방편이라고 믿는다. 필자가 상대한 많은 환자들은 약손 심상이 "이미지를 떠올려 적용하기 편리하고 효과가 높다"고 입을 모은다. 수많은 심상법을 제쳐 놓고 이를 대표적인 마음수술 수단으로 제시하는 이유가 여기 있다.

약손 심상법은 충분한 이완을 이루고 난 뒤 약손 이미지를 병증 부위로 몰고 들어가는 것이다. 그런 다음 약손이 환부를 어루만지고, 뭉친 것을 풀며, 막힌 부분을 뚫고, 탁한 기운을 밀어내는 등의 상상을 활동필름처럼 작동시킨다.

이때 약손은 따스하고 사랑어린 어머니의 손길을 편안한 마음으로 시각화한 것이어야 한다. 혹은 치유 효과를 높이기 위해 어떤 '영험한 약손'을 떠올려 적용하는 것도 좋다. 더 나아가 기독교인이라면 하나님의 손길을, 천주교인이라면 성모마리아의 손길을, 불교 신자라면 약사여래불의 손길을 상상하는 것도 권할 만하다. 종교적 믿음과 결부되어 훨씬 더 강력한 치유 효과를 나타낼 수 있기 때문이다.

독실한 종교 신자들은 기도를 깊이 하는 습관이 있다. 약손은 깊은 기도 상태를 치유로 연결해 주는 의학적 징검다리다. 필자 지도로 복부 깊숙한 곳에서 굉장한 힘의 약손을 등장시켜 난치병을 극복한 종교인들이 여럿 있다. 기도하면 나을 줄 알았는데 아무리 기도해도 치유 효과를 보지 못하던 이들이다. 그들에게 나는 약손이란 심상 도구를 힌트로 알려 주었을 뿐이다.

약침

약손과 마찬가지로 약침도 마음수술 도구로 훌륭하게 쓰일 수 있다. 한방의 일반 침과 달리 약물을 함께 넣어주어 효과가 뛰어나다는 생각이, 환자의 뇌를 거쳐 병증 부위에 긍정적인 작용을 할 수 있기 때문이다.

약침도 약손처럼 치유의 약성을 발휘한다는 느낌을 심어 줄 수 있다. 그러나 치유 역할을 하더라도 약손과는 사뭇 차이 나는 기능을 한다. 약손이 부드럽고 자애로운 이미지를 수반하는 것과 달리, 약침은 찌르며 공격하는 이미지를 띤다. 따라서 약침 심상은 자칫하면 마음 치유에 마이너스 효과를 초래할 수도 있다.

약침이 플러스 효과를 극대화하도록 하기 위해서는 교감신경 상태의 긴장을 부교감신경 상태의 안정으로 충분히 전환해 주어야 한다.

모든 이완 이미지 힐링이 다 유사한 과정을 거치지만, 약침을 심상 도구로 쓸 때는 교감신경의 기능을 최대한 더 무력화하는 것이 전제돼야 한다. 전신이 나사 풀린 듯 부들부들하게 풀린 상태에서 약침 심상은 약손 심상에 버금가는 약효를 가져다준다.

특히 어깨나 폐 속처럼 복잡하고 깊은 부위에서 약침이 제 역할을 할 수 있다. 어깻죽지 깊숙한 곳이나 어깨 관절 속의 신경 치료와 염증 및 석회화된 물질 제거에 약침 심상이 효과적이다. 폐나 뇌 속 깊숙한 곳으로 정밀하게 들어가 치유하거나, 각종 종양을 공격할 때도 약침 심상은 역량을 유감없이 발휘한다.

한방의 침은 대부분 피부 표면에서 가볍게 찔러 들어간다. 전통 고려침 가운데 대침은 대체로 굵고 깊게 찔러 들어간다. 그러나 물질로 된 이들 침 도구는 어느 것이든 일(一)자로 찔러 정확도가 약침 심상법에 비해 많이 떨어진다. 또 대침은 통증도 만만찮다. 중중 환자가 한자리에서 대침을 100대 이상 맞으면 고통으로 비명을 지르고, 나중에 침 몸살을 심하게 앓기도 한다.

반면 심상 도구로서의 약침은 비가시적인 에너지 침이기 때문에 신묘한 방법으로 꼬불꼬불 들어가 표적을 거의 100% 맞춘다. 한꺼번에 한방의 대침을 100~200대 맞은 것 이상으로 효과도 강력하다. 암이나 결절 덩어리와 석회화된 물질 등도 녹여 낼 수 있고, 베이거나 파열된 부위도 신속히 아물도록 돕는다.

그런 치유 과정에서 환자가 느끼는 통증은 의외로 경미하다. 신묘한 긍정 에너지의 마음 침이기 때문이다. 따라서 매일같이 여러 차례 약침 심상을 소나기 맞듯 맞아도 아무 탈이 없다. 오히려 많이 맞을수록 건강은 쭉쭉 증진된다.

한방의 약침은 경혈에 찌를 때 한약 정제 액이 따라 들어간다는 점이 일반 침과 다르다. 한약의 유효 성분을 추출해 독성을 없앤 뒤 이를 주사액으로 만들어 경혈 점에 직접 주입하는 것이다. 따라서 기존 침 치료와 한약 치료를 결합해 효과를 높인 처방으로 볼 수 있다. 경우에 따라서는 산삼 추출물을 침과 함께 주사해 치료 효과를 극대화하기도 한다.

약침 심상은 이처럼 몸에 좋은 한약 성분이 따라 들어가는 것과 유사하게 하는 것이다. 심지어 100년 이상 묵은 산삼 추출물이 함께 주사되는 것을 상상하면 더욱 좋다. 우리 뇌는 현실과 상상을 잘 구분하지 못한다. 간절한 약침 상상은 뇌가 몸에서 놀라운 화학물질을 내보내도록 명령하여 100년 묵은 산삼 이상의 치유 효과를 가져다줄 수 있다.

약침 상상이 자기 스타일에 맞지 않는다면 양방의 레이저나 방사선 치료를 응용하는 것도 괜찮다. 이때 레이저나 방사선 심상이 지나치게 공격성만 띠어서는 안 된다. 동화 속의 레이저나 마법의 방사선처럼 신비스럽고 효과가 놀라운 어떤 것으로 형상화하기 바란다. 물론 이때도 교감신경의 작용을 바닥까지 끌어내려 몸을 잠에 깊이 취한 상태처럼 만드는 작업이 선행돼야 한다.

은혜의 단비

메마른 대지 위에 단비가 내리면 시들어가던 초목이 반짝반짝 생기를 되찾는다. 오랜 가뭄으로 타들어가던 들판에 하염없이 내리꽂히는 빗줄기는 온갖 푸성귀와 과일나무와 벼 포기에 생명수가 된다.

만성 스트레스에 절거나 질병의 포로가 된 신체는, 가뭄으로 타들어 가는 대지나 자연재해 입은 들판에 비유될 수 있다. 이렇게 망가진 육체에 약이 될 수 있는 것이 바로 자연계의 단비에 해당하는 생명의 빗줄기다. 그런 빗줄기에 사랑과 겸손과 절실함이 더해지면 '은혜의 단비'가 된다.

은혜의 단비는 효과가 매우 높은 심상 수단들 중 하나다. 이 단비는 단순히 상상만 부풀린다고 해서 등장하는 것이 아니다. 어떤 종교의 경지까지 승화돼 몸과 마음을 온전히 내맡기고, 사랑과 감사와 겸손이 충만한 마음으로 절절히 불러들여야 한다.

이를 위해 우선 내 마음의 심연으로 깊이깊이 들어가야 한다. 현실 세계에 꽂혀 있던 사념의 코드를 뽑아 이를 비현실, 초현실의 세계에 과감하게 다시 꽂아야 한다.

한없이 깊은 심연의 나락으로 미끄러지듯 내려가고 또 내려가면 그 밑바닥 어딘가에서 고요한 평화를 만날 수 있다. 마치 백조들이 미끄러지듯 헤엄치는, 아름답고 적요한 호숫가에 도달한 듯한 느낌이다. 그런 마음 상태에서 기쁨과 평화로움이 넘치는 감성으로 은혜의 단비를 불러들여야 한다.

예를 들어 안락의자에 편안히 몸을 묻고 그런 단비가 하염없이 내려 내 몸을 적시는 상상에 젖어든다. 그런 상상 속에 함몰되고 또 함몰되다 보면, 어느 순간 내 몸이 실제로 그런 빗물에 축축이 젖어드는 것 같은 몽환(夢幻)에 들게 된다. 이는 우리의 뇌가 상상을 현실로 착각하여 치유의 빗물에 해당하는 화학물질을 내보내도록 명령했기 때문이다. 그러한 화학물질이 여기저기 스며들어 촉촉한 빗물과 같은 역할을 한 것이다.

온몸에 원인 모를 동통이 따라다니는 사람이나 말기 암 등으로 고통에 빠진 이들에게 이런 은혜의 단비 심상이 효과를 잘 발휘한다. 나의 교만함과 어리석음을 다 내려놓고 사랑과 감사의 마음을 물씬 키워 은혜의 단비를 내리게 하면 치유의 기적이 일어나는 수가 있다. 부슬부슬 내리는 마음의 빗물이 통증을 씻어 내고 암 덩어리도 녹여 낼 수 있다.

은혜의 단비 심상은 사람에 따라 그 이미지를 다소 변형하여 적용해도 괜찮다. 마음의 병이 유발한 유방암 환자나 심장병 환자라면 '사랑의 꽃비'가 부슬부슬 내려 몸 깊숙한 곳까지 적시는 것을 상상하는 것도 도움 된다.

신성

신성(神聖)은 초자연적이고 초월적인 에너지 현상이다. 비물질적이고 비가시적어서 육안으로는 확인할 수 없지만, 어떤 현상인 것만큼은 분명하다.

신성은 항상성(恒常性)이 있다. 시간의 흐름에 구애받지 않고 늘 존재한다. 어느 때, 어느 장소에서든 인간이 간절히 원하면 나타난다.

물질로 이뤄진 이 세상은 어찌 보면 환상의 세계이다. 봄에 흐드러져 피어난 꽃도, 아름다운 여인도 시간이 지나면 변하여 사라진다. 마치 하늘에 영롱하게 피어나 있던 무지개가 아쉽게 모습을 감추듯, 내 것이라 여겨 애지중지했던 것들도 때가 되면 모두 사라진다.

그러고 보면 우리가 실제의 모습이라 여겼던 것들은 사실 환상이요, 아지랑이다. 허상이다. 사라지지 않고 항상성 있는 것이야말로 실상이라 할 것이다. 안타깝게도 그것은 육체의 눈에는 들어오지 않는다. 심안(心眼)이나 영안(靈眼)이라야 그 실상을 확인할 수 있다.

신성은 영적 눈으로만 볼 수 있고, 마음으로만 받아들일 수 있다.

신성은 온 누리에 퍼져 있다. 우주 각처에 있지만, 내 안에도 존재한다. 단지 인간이 그것을 깨닫지 못할 뿐이다. 신성은 과거에도 있었고, 현재도 있고, 미래에도 존재한다. 시간의 지배를 받지 않는다. 성스럽고 거룩한 생명의 근원이다.

모든 것을 내려놓고 겸허하고 감사한 마음으로 신성을 받아들이면 된다. 특히 마음수술에 임하는 시간만큼은 넘치는 기쁨으로, 그리고 긍정적이고 한없이 감사하는 마음으로 신성을 모셔 들여야 한다. 그러면 신성이 내 영육에 임하여, 그간 나를 괴롭힌 병증을 제압하고 생명을 양육하게 된다.

신성을 받아들일 때는 우선 내 주위에 충만한 신성을 의식해야 한다. 육체의 눈을 지우고 마음의 눈을 떠, 한없는 온유함과 감사함 속에 홀연히 맞아들여야 한다. 또는 깊은 내면에서 영혼의 두레박으로 길어 올리듯이 경건하게 모셔 올려야 한다. 그러고는 그러한 신성이 내 안에서 고무풍선처럼 부풀어 충만해지도록 간절히 기원하고 또 기원해야 한다.

간혹 신성한 에너지를 불러들이거나 길어 올린다면서 공회전하는 이들이 있다. 막연히 그러한 생각을 할 뿐 믿음과 진정성이 약하기 때문이다. 내 안으로 초빙한 신성이, 혹은 마음의 저변에서 길어 올린 신성이 육체에 작용해 신선하고 감격적인 느낌을 가질 수 있어야 한다. 그렇게 되지 않으면 신성은 내 신체와 겉돌아 치유 에너지로서의 역할을 하지 못하게 된다.

내 안에서 농도 짙고 경건하게 출렁이는 신성은 나를 지켜주는 신이요, 최고의 선약(仙藥)이다. 신성을 모시고 다니면 밀려나지 않을 질병이 거의 없다. 신성이 내 영육을 이리저리 훑고 나면 마침내 내면 깊은 곳에서 엄청난 힘이 올라오기도 한다. 병원에서의 외과 수술을 능가하는 효과가 나타나는 것도 이 힘 때문이다.

신성은 그야말로 종교인이 활용하기 적합한 심상 수단이다. 순수하고 경건하게 내면으로 몰입할 줄 아는 이가 신성을 받아들여 치유 수단으로 사용하는 데 능숙하다. 이렇게 성스럽고 거룩한 에너지를 마음수술에 적용할 줄 아는 이야말로 정녕 순수하고 지혜로운 사람이라 할 것이다.

진동

진동은 심상법의 종결자라고 해도 과언이 아니다. 심신의학 분야의 세계적인 권위자들이 제시한 수많은 이미지 힐링 수단을 다 살펴봐도 진동을 능가할 만한 것이 없다. 진동은 마음치유 세계의 압권이다.

안타깝게도 서양의 심신의학 분야에서는 치유 에너지로서의 진동에 대해 구체적으로 설명하고 있지 못하다. 다만 서양인들이 이미지 힐링을 하는 과정에서 잠깐씩 내적 진동을 체험했다는 기록을 간혹 발견할 수 있을 뿐이다. 서양인들은 이러한 내적 진동 대신 기계적 진동에 대한 연구를 많이 했다. 이는 진동 기계의 진동판 위에 올라가 기계가 일으키는 진동을 전달받음으로써 증상을 완화하는 방식이다. 이런 기계적 진동은 환자에게 주파수가 맞지 않는 진동 부여로 부작용이 따르는 예가 적지 않다.

반면 환자 스스로가 마음으로 일으키는 진동은 최고의 조화로운 치유 에너지여서 경이적인 치유 성과를 가져다준다. 제 몸에서 자율적으로 진동을 일으키면 질병의 원인인 탁기와 부조화가 밀려 나가고 그 자리에 조화로운 에너지가 들어찬다. 그러면 신체는 묵은 체증이 해소되거나 오랜 병상에서 털고 일어났을 때처럼 건강이 증진된다.

신체의 장기들은 각각 고유의 파동을 지니고 있다. 질병이 발생했다는 것은 이 같은 고유 파동이 깨진 것을 의미한다. 자신이 스스로 일으키는 내적, 자율적 진동은 장기마다, 그리고 그 장기의 건강 상태에 맞춰 '맞춤형'으로 생겨난다. 예를 들어 폐결절로 폐의 정상적인 파동이 저해된 상태에서는 이를 복구할 수 있는 형태의 진동이 나타난다. 이는 진동이 최고의 치유 에너지이기 때문에 그런 것이다. 퇴행성무릎관절염이 있을 경우 이를 초래한 파동의 이상을 교정하기 위한 진동이 다가선다. 이에 따라 고장 난 파동이 정상화하면서 건강이 돌아온다.

내적, 자율적 진동 역량을 배양하면 몸에 붙어 있는 여러 가지 질병을 한꺼번에 완화할 수 있다. 비록 종합병원에서 고치지 못하는 난치병일지라도 다스리기에 별다른 어려움이 없다.

누구나 노력을 통해 진동을 달성할 수 있지만 결코 쉽지는 않다. 진동을 일으키기 위해서는 모든 심상법이 다 그러하듯 우선 심신을 한없이 이완해야 한다. 그런 뒤 다음의 과정을 차례대로 실행하면 된다.

① 마음으로 병증 부위에 다가가 그곳을 자극한다. 부교감신경 우위의 상태에서 매우 안정된 마음으로 자극한다. 또는 그 부위를 꾹꾹 누르듯이 한다.

이를 지속적으로 반복하다 보면 그 부위에서 어떤 반응이 일어나게 된다. 이는 마음의 작용에 대한 육체의 반작용이다.

② 그런 육체의 반응이 일어났을 때 거기에 파르르 떨리는 어떤 심상

을 일으켜 접목한다. 이런 행위는 생각대로 잘 실천되지 않는다. 하지만 온 마음을 다해 최고의 집중력으로 행위에 몰입하면 파동이 병증 부위에 달라붙는 때가 온다. 이는 진동이 병증을 휘어잡기 시작한 순간이다.

③ 병증 부위에서 진동이 도무지 일어나지 않을 때는 그 부위를 인위적으로 흔들어 준다. 고개라면 좌우로 살살 흔들어 주고, 어깨관절이라면 천천히 돌려준다. 그런 인위적 유도를 계속 하다 보면 뒤이어 내적인 자율진동이 따라 일어나는 수가 있다. 그 다음부터는 인위적인 작용을 중단해도 고개나 어깨관절 부위가 자율적으로 진동하게 된다.

④ 진동은 통증이 느껴지거나 무언가 불편감이 붙어 있는 자리에서 잘 느껴지는 경향이 있다. 진동은 치유 에너지이기 때문에 자석처럼 그런 자리에 잘 달라붙는다. 따라서 그런 자리에서 유도를 시작하는 것이 효과적이다.

⑤ 병증 부위에 주의를 집중해 그곳에서 어떤 기감(氣感)을 건지는 훈련을 하는 것도 좋다. 이 역시 깊이 몰두한 상태에서 해야 한다. 기감은 처음에 벌레가 기어가거나 가벼운 전류가 흐르는 듯한 형태로 나타나는 수가 있다. 이때 정성을 더 기울여 이를 묵직하게 키워 올린다. 그런 뒤 마음에서 이를 진동으로 변환한다. 그러면 묵직한 진동이 나타난다.

⑥ '뜨뜻한 느낌'이나 '약손', '약침' 등의 마음수술 수단을 상상하다가 거기에 진동을 접목하는 것도 좋은 방법이다. 예를 들어 '약손'에 진동의 상상을 부여해 실현되면 치유 효과가 굉장히 향상될 수 있다. 기적이 일어나는 것도 시간문제다.

⑦ 병증 부위에 일으키는 진동은 '부분진동'이다. 뇌전증이 있을 때는 뇌 속에, 위궤양일 경우는 위장 깊숙한 곳에, 전립샘비대증일 경우

는 사타구니에 부분진동을 일으켜 치유를 도모할 수 있다. 거의 모든 질병에 이 방법의 대응이 가능하다.

⑧ 진동의 압권은 '전신진동'이다. 이는 머리부터 목, 가슴, 복부, 사지 등에 이르기까지 시냇물 흐르듯 잔잔한 진동을 일으키는 것이다. 뇌에서 척추를 따라 다리까지 연결해 전신진동을 발생시킬 수도 있고, 전신을 보자기로 둘둘 말듯이 하여 한꺼번에 묵직한 진동이 나타나게 할 수도 있다.

진동 역량이 향상되면 아예 처음부터 전신진동을 부를 수 있다. 또는 신체 여기저기에 부분진동을 일으키다가 이들을 통합해 전신진동으로 승화시키는 방법도 있다. 문법에 비유한다면 연역법이냐, 귀납법이냐의 차이와 같다.

어떤 과정을 거치든 전신진동까지 달성해야 진동의 참맛을 제대로 알게 된다. 전신진동이 나타나면 신체의 근육과 뼈마디를 동시에 찜질하는 듯한 상황이 되어 대단한 쾌감이 몸을 관통하게 된다. 온몸의 60조 개 세포들이 동시에 환호작약하는 듯한 환희심이 일어나기도 한다.

한동안 이런 느낌을 향유하다가 현실로 돌아와 전신을 스트레칭하면 신체 안팎에 마지막까지 걸려 있던 통증과 불편감이 뿌지직, 뿌드득 소리와 함께 밀려 나가게 된다. 그러고 나면 전신이 가뿐해져 젊은 시절의 힘이 되살아나는 기분이 된다.

내적 진동 심상을 이용한 질병 치유 역사는 꽤 오래됐지만 종교나 신비스러운 의식의 뒤에 가려져 일반인들에게 잘 드러나지 않았다. 요가나 기독교인의 기도, 불교의 참선 수행, 기공 수련 등의 과정에서 자율적으로 진동이 일어나 화제가 되는 경우가 있지만 학계의 연구가 미미하다. 앞으로 이에 대한 과학적 연구가 많이 뒤따라야 할 것으로 보인다.

진동은 마음수술 6가지 수단 중 가장 어렵고 고도의 집중력을 요하는 것이다. 효과가 대단히 높고 광범위하므로 더욱 내 것으로 만들어 치유의 소프트웨어로 활용할 필요가 있다.

마지막으로 위의 6가지 주요 수단 외에 실용화할 가치가 있어 보이는 심상 수단들을 몇 가지 더 소개한다. 위의 6가지가 체질에 잘 맞지 않는다면 다음의 수단들 중 마음에 드는 것을 선택해 활용해도 될 것이다. 생활 속에서 자연스럽게 떠올려 응용할 수 있는 이미지들이다. 이 모든 것이 흡족하게 다가오지 않는다면 자신에게 적절하다 싶은 심상 수단을 개발해 스스로 적용할 일이다.

- **고무래** 무언가를 밀어낼 때 사용하는 심상이다. 가래나 만성 염증 등 몸 안의 노폐물을 밀쳐 낼 때 이 심상을 적용하면 효과적이다. 고무래로 반복해서 진드근히 밀어내는 상상이다.
- **봇도랑과 막대** 막힌 봇도랑을 막대로 뚫듯이, 뭉치거나 막힌 부위를 찔러 뚫는 심상이다. 신체 흐름이 선순환하게 하는 데 유효하다.
- **썰물** 치유의 바닷물이 내게 밀려와 온갖 병증을 씻어 낸 뒤 썰물 형태로 빠져나가는 심상이다. 이를 골똘히 반복하면 획기적인 치유 성과를 달성할 수 있다.
- **꽈배기** 전신을 꽈배기처럼 뒤트는 심상이다. 꽈배기 심상을 부여해 운용하다가 실제로 몸을 비틀면 통증이나 불편한 느낌이 효율적으로 빠져나간다.

- **손사래** 원치 않는 병증을 손사래 쳐 물리치는 상상이다. 이완 상태에서 '제발, 떠나가 다오!' 하는 간절함을 담아 마음으로 손사래 치면 병증이 물러간다.
- **꾹꾹 누르기** 병증 부위로 다가가 마음으로 꾹꾹 눌러 자극하는 심상이다. 부교감신경 우위 상태에서 자극하면 질병의 기세가 약화한다.
- **보쌈, 보자기** 병증 부위를 보쌈하듯 말아 밀어내는 상상이다. 보자기로 둘둘 말아서 내보내는 심상도 효과적이다.
- **포충망, 그물** 포충망으로 곤충을 채집하듯이, 혹은 그물로 물고기들을 포획하듯이 증상 있는 부위를 덮쳐 몸 밖으로 몰아내는 방법이다.
- **윤활유** 관절 부위에 정성껏 윤활유를 바르는 심상이다. 이를 반복하면 퇴행성관절염 치유에 도움이 될 수 있다.
- **총탄** 방사선 항암 치료 과정에 그 방사선이 몸에 들어가 암 세포를 공격하는 총탄 역할을 하는 상상이다. 이 심상법은 서양의 일부 암 환자들에게 적용돼 많은 효과를 나타냈다.
- **전율** '진동'과 유사한 심상이다. 진동을 일으키기 어렵다면 마음으로 전율을 일으켜 본다. 이 전율은 무서움을 동반한 부정적 떨림이 아니라 기쁨, 감사 등을 동반한 긍정적 떨림이어야 한다. 병증 부위에 전율을 부여하면 가느다란 파동이나 온감(溫感), 묵직한 느낌 등이 걸릴 수 있다. 그 느낌을 점점 키워 치유 수단으로 활용하면 된다.

마음수술
방법

1. 육체 이완

앞에서 설명했듯이 이완은 마음수술에서 가장 먼저 수행해야 하는 과정이다. 병원에서 본격 수술에 앞서 마취제를 주사하는 것에 비견될 수 있다. 신체를 철저히 이완하지 않고서는 소기의 목적을 달성할 수 없다.

① 이불을 깔고 눕거나, 스트레칭 자세로 엎드린다. 소파나 의자에 몸을 깊이 묻는 것도 좋다. 이런 자세로 육체를 최대한 편안하게 한다.

② 몸의 마디마디를 풀어 준다. 목과 어깨 관절을 풀고, 팔다리와 발목 관절을 푼다. 목, 어깨, 팔다리를 꺾거나 돌려주면서 이완한다.

③ 고무풍선의 바람 빼듯 몸의 힘을 뺀다. 머리, 어깨, 등판, 엉덩이, 팔다리 등에 걸린 긴장감을 몰아내고 전신을 축 늘어트린다. 가슴 속과 복부 깊숙한 곳, 사타구니 속까지 헛김을 밀어내듯 힘을 뺀다.

④ 숨을 들이쉬었다 최대한 내쉬면서 몸 구석구석에 남아 있는 기운의 찌꺼기까지 밀어낸다. 이를 몇 차례 반복한다.

⑤ 특히 통증 있는 부위와 느낌이 좋지 않은 곳을 최대한 이완하고 힘을 뺀다. 치유를 위해 이 과정이 매우 중요하다.

앞에서도 밝혔듯이 이완은 농사 준비와도 같다. 굳어지고 긴장된 몸은 딱딱한 논밭에 비유될 수 있다. 딱딱한 땅에 씨앗을 뿌리면 싹이 트지 않듯, 굳어진 몸에는 마음수술 도구인 심상이 잘 접목되지 않는다. 따라서 흙을 갈고 물을 대어 부드럽게 하듯이, 이완을 통해 몸을 최대한 유연하게 만들어야 한다.

2. 마음 이완

육체를 풀어 헤치는 것과 거의 동시에 마음을 최대한 내려놓는다. 마음에 여러 가지 갈등이나 고민이 걸려 있으면 안 된다. 복잡한 인생사가 머리와 가슴을 짓누르더라도 마음수술을 하는 순간만큼은 그로부터 벗어나야 한다.

① 내면으로 몰입하는 순간, 현실과 내면 사이에 신속하고 과감하게 마음의 차단막을 형성한다.

② 잡념이 마음 이완을 방해하는 경우가 많다. 그럴 때는 잡념과 잡

념 사이를 노린다. 아무리 잡생각이 많은 사람이어도 잠시 잡념이 없는 때가 있다. 그 틈을 타 내면으로 와락 몰입한다.

③ 낮에 활동할 때의 의식이 100이라면 이를 20~30 정도까지 내려놓는다. 다시 말해 의식의 70~80%를 몰아낸다.

이를 위해 잠을 청할 때와 같은 마음 자세를 취한다. 잠들기 직전 가물가물한 상태가 의식이 내려간 상태다. 새벽에 잠에서 살포시 깨어났을 때도 마찬가지다. 이처럼 똘망똘망한 의식이 약화한 상태라야 마음수술 작업이 가능해질 수 있다.

일상적인 휴식이 단순한 이완이라면, 가벼운 명상 과정은 다소 적극적인 이완 단계라 할 수 있다. 이에 반해 마음수술 과정에서는 매우 적극적인 이완을 필요로 한다.

우리는 매일같이 생업에 종사하면서 계속해서 이런저런 생각을 굴리고 몸을 움직인다. 자동차가 계속 시동을 켜 돌아다니는 것과 같다. 자동차는 시동을 끄면 아무 소리도 내지 않고, 미동도 없다. 그처럼 내 몸에 걸린 시동을 꺼야 한다.

나중에 익숙해진 뒤에는 철저한 이완 없이도 마음 치유를 할 수 있지만, 처음 시작하는 이들은 육체와 마음 이완을 제대로 달성해야 한다. 이것이 전제되지 않고는 한 발짝도 앞으로 나아갈 수 없다.

3. 탐색 – '마음의 눈'으로 바라보기

① 육안이 아닌, '마음의 눈'으로 내 몸을 바라본다. 몽롱해진 의식을 육체 여기저기에 갖다 붙이는 것이다. 서치라이트를 비추듯이 마

음의 시선을 건네 몸 구석구석을 살피는 것과 같다. 가물가물하고 아리송한 의식으로 몸속 여행을 하는 것이다.

② 이때 의식이 또렷해지면 안 된다. 반드시 몽롱하게 풀린 의식으로 작업해야 한다. 몽롱하더라도 분명히 판단력은 있다. 나의 잘난 교감신경을 죽이고, 부교감신경을 살려 범아일여(梵我一如)적인 세계로 다가가는 과정이다.

③ 특히 통증이 있는 부위, 느낌이 개운치 않은 곳을 향해 마음의 서치라이트를 죽죽 비추는 것이 좋다. 족저근막염이 있을 때는 발바닥, 협심증 환자는 가슴 속을 비춘다. 오십견 환자는 어깨 깊숙한 곳, 뇌병변 환자는 머릿속, 척추질환이 있는 경우는 고장 난 척추 부위에 마음의 등불을 비춘다. 이들이 바로 마음수술의 목표 지점이다.

하나의 질병은 반드시 잔가지나 뿌리에 해당하는 것들을 거느리고 있다. 그러한 뿌리와 가지 부분도 찬찬히 찾아내 함께 녹여 내야 할 대상으로 삼는다.

④ 일단 마음 탐색에 나섰으면 하나의 병증 부위와 그 뿌리만 더듬어 찾아내는 것으로 그칠 일이 아니다. 온몸을 두루두루 탐색해 또 다른 병증이 없나 확인한다. 다른 병증들이 있으면 그곳도 함께 마음수술의 목표 지점으로 삼는다.

⑤ 이와 같이 찾아낸 병증 부위와 그 가지 및 뿌리 부분에 주의를 집중한다. 마치 볼록렌즈를 갖다 대어 확대하듯이 의식으로 충분히 더듬는다.

이때 이성적 판단을 하는 대뇌와 교감신경의 기능이 되살아나 의식이 점점 또렷해지면 안 된다. 무언가 방임하는 듯한 자세로 본능에 충실한 뇌 심부와 부교감신경의 기능을 항진시켜 탐조등을 비추고 주의 집중해야 한다.

이렇게 하는 것은 자신의 병증 부위를 잘 비춰 대자연 앞에 드러내 보이는 것과 같다. 우리의 뇌는 대자연과 하늘의 일부이며 신비로움 그 자체다. 뇌의 작용을 통해 원천적이고 조화로운 치유가 일어나도록 환부를 드러내 보이는 것이다.

4. 마음수술하기

환부에 주의를 집중하고 있다가 '뜨뜻한 느낌', 약손, 약침, 진동 등의 심상 수단을 동원한다. 이들 가운데 적합하다 싶은 것을 선택해 환부에 가져다 붙인다.

① 먼저, 마음의 탐조등으로 찾아낸 병증 부위에, 역시 마음으로 다음과 같이 말을 건다.

'여기가 왜 이렇게 뭉쳐 있냐. 풀려라!'

'왜 이렇게 아프냐. 통증아, 제발 좀 빠져나가라.'

이렇게 말을 걸 때는 최대한 간절한 마음으로 하는 것이 좋다.

② 병증 부위에 마음으로 '뜨뜻한 느낌'을 밀고 들어간다. 부화 중인 어미 새가 온 정성으로 알에 따뜻한 체온을 전달하듯, 혹은 냉방을 덥히기 위해 아궁이에 불을 지피듯, 그러한 느낌을 넣어 준다. 그리고 그 느낌이 점점 묵직하게 확대되도록 유도한다. 이를 반복한다.

병증의 가지와 뿌리에도 같은 작업을 약간 가볍게 하여 실시한다.

③ 혹은 '약손'의 상상을 일으켜 환부에 가져다 붙인다. 사랑 가득하

고 인자한 어머니의 약손을 생각하면 된다. 영험하거나 종교적인 약손 이미지라면 더욱 좋다.

약손이 아픈 곳을 어루만져 달래는 듯한 이미지를 적용한다. 또 약손이 뭉치거나, 꼬이거나, 꽁꽁 언 것을 풀어 헤치는 장면을 시각화해 접목한다. 이를 한동안 반복한다.

병증의 가지와 뿌리에도 약간 가벼우나 유사한 작업을 한다.

④ 경우에 따라 '약침' 심상을 활용하는 것도 좋다. 대침, 금침 같은 고려 침을 놓을 때 100년 묵은 산삼 등 영약에서 추출한 주사액이 함께 따라 들어가는 상상을 접목하면 효과적이다.

약침 상상은 어깻죽지처럼 복잡하거나, 폐 속 혹은 사타구니처럼 깊이 들어가야 하는 부위에 작업할 때 유용하다. 가늘게 찔러 들어가는 방식이 효율적이기 때문이다.

이때 찌르는 상상은 자칫 공격성을 띠어 부정적 결과를 초래할 수도 있으므로 주의해야 한다. 부교감신경이 증진된 평화로운 마음으로 지극히 자연스럽게 찔러야 한다.

⑤ '은혜의 단비'가 부슬부슬 내리는 상상도 치유 효과를 높인다. 봄날 메마른 대지에 비가 내려 초목을 촉촉이 적시듯, 은혜로운 비가 몸을 적시는 것을 마음의 심연 속에 상상한다. 은혜의 단비, 사랑의 꽃비가 병증 부위에 스며들어 약이 되는 상념에 젖어든다.

병증의 가지와 뿌리에 해당하는 곳에도 은혜의 단비가 스며들게 한다.

⑥ 온 누리에 가득한 '신성'의 기운을 불러들인다. 모든 것을 내려놓고 겸허하고 한없이 감사하며 넘치는 기쁨 속에 '신성'을 초빙한다. 그러고는 이 기운이 몸 안에 밀밀하게 쌓여 충만해지도록 한다. 그렇게

넘치는 '신성' 에너지로 병증 부위를 달래듯 적신다.

⑦ '진동' 장면을 떠올린다. '진동'은 꼬이거나 뒤틀린 것을 풀고, 뭉친 것을 해체하며, 꽁꽁 언 것도 녹여 낼 수 있는 에너지이다. 따라서 병증 부위에 이를 잘 키워 접목하면 놀라운 치유 효과가 나타난다. 병증의 뿌리와 가지에도 같은 작업을 부여한다.

뜨뜻한 느낌을 증진시키다가 '진동'으로 변환하거나, '약손'이 진동하듯 떨며 작업하는 장면을 적용하면 효과가 배가될 수 있다. 건강한 신체에는 진동이 잘 접속되지 않지만, 병증 부위에는 잘 접목된다. 중증일 경우 요란한 기세로 달라붙기도 한다.

'진동'은 고도의 집중력을 요구하는 작업이므로 몸 안에서 일으키기가 쉽지 않다. 하지만 반복적인 훈련을 통해 뇌 지도가 바뀌면 어느 날 홀연히 다가오므로 지극지성으로 부를 필요가 있다.

⑧ 마음수술 마지막 단계로 '밀어내기'를 실시한다. 마음으로 뜨뜻한 느낌을 두텁게 불어넣었거나 '약손'으로 어루만져 달랜 부위를, 혹은 '약침'으로 찌르거나 '은혜의 단비', '신성' 에너지 등으로 축축이 적신 곳을 대상으로 한다. '진동' 에너지로 휘감은 곳도 대상이다.

밀어내기를 할 때는 대상 부위를 마음으로 충분히 녹여 내거나, 해체하거나, 풀어낸 다음에 실시한다. 보쌈하듯이 둘둘 말아 덩어리째 몰아내기도 하고, 막힌 봇도랑 치우듯 찔러 밀어내기도 한다. 탁기가 뭉텅 빠져나가 개운한 느낌이 들 때까지 이를 계속한다. 가지나 뿌리에 해당하는 부분도 함께 연결해 작업한다.

이때 의식이 명료하게 돌아오게 해선 안 된다. 처음부터 끝까지 잠에 취한 것처럼 몽롱한 상태를 유지하며 마음의 작업을 해야 한다.

5. 또다시 놓아 버리기

4의 과정을 진행하다가 병증 부위를 또다시 과감하게 놓아 버린다.

우리가 몸과 마음을 이완한 상태에서 작업한다고는 해도 의식이 20~30%는 붙어 있다. 다시 말해 잘나 빠진 교감신경이 일부 작동하고 있는 것이다.

이 교감신경은 병을 부른 원인이며, 치료의 방해물일 뿐이다. 또한 교감신경은 마음수술 과정에서 자기도 모르게 항진되어 의식이 시나브로 돌아오게 만드는 경우가 많다.

그러므로 치유가 깊이 진행되도록 하기 위해 교감신경의 위세를 계속 약화시켜야 한다. 이를 위해 병증 부위를 다시 한번 과감하게 놓아 버리는 것이다.

비행기가 하강할 때 가슴이 움푹 꺼지는 경험을 했을 것이다. 그와 비슷한 느낌이 들도록 병증 부위를 와락 내려놓는다. 순간적으로 마음에서 놓아 버리란 말이다.

6. 심상 수술과 놓아 버리기 반복

① 병증 부위를 움푹 꺼지게 놓아 버렸다가 다시 현실로 돌아와 심상 수술을 통한 병증 밀어내기 작업을 계속한다. 이때 밀어내기와 놓아 버리기는 방임하는 자세로 해야 한다.

병증을 고삐 풀린 망아지에 비유할 수 있다. 초원의 망아지를 쫓아가 고삐를 낚아채는 자세를 가지면 안 된다. 그러면 망아지는 날뛰거나 더 멀리 달아날 수 있다. 망아지 스스로 뛰어놀게 방임하며 살살 달래어 기세를 꺾어야 한다.

망아지의 고삐를 낚아채는 것은 똑똑한 교감신경이 살아나는 것이다. 이는 치유의 방해물일 뿐이므로 경계해야 한다. 방임한다는 것은 부교감신경이 작동한다는 것과 같다. 이때의 방임은 단순한 방임과 다르다. 치유를 촉진하기 위한 방임이다.

② 병증 밀어내기와 그 부위 놓아 버리기를 되풀이한다.

이런 과정을 반복하다 보면 그 부위에 걸려 있던 묵직한 어떤 것이나 개운찮은 느낌 등이 스르륵 빠져나가게 된다. 나쁜 물질이 꿈틀대며 밀려 나가거나, 오랫동안 붙어 있던 통증이 봄눈 녹듯 녹아 없어지는 듯한 느낌이 들기도 한다.

그 과정에서 때로는 신체가 파르르 떨리기도 하고 아린 증상이 뒤따르기도 한다. 치유 과정을 반복하다 보면 아린 증상도 사라지고, 그 자리에 치유의 조화로운 에너지가 들어차 건강이 정상으로 돌아오게 된다.

7. 부분 치유 유도하기

1~6까지는 부분 치유를 유도하기 위한 마음수술 방법이다. 부분 치유는 자신이 원하는 거의 모든 부위에서 달성할 수 있다.

① 우선 뇌 안에서 일으킬 수 있다. 백회를 통해 뇌 안으로 어떤 솜 기둥 같은 것이 들어오는 것을 간절히 염원하면 그대로 실현될 수 있다.

뇌는 불수의근임에도 부분 치유를 유도해 꿈틀꿈틀 움직이게 할 수도 있다. 이런 경지까지 이르면 뇌전증, 파킨슨병, 알츠하이머 등 각종 뇌질환과 우울증 등의 증세를 호전시킬 수 있다.

② 중추신경이나 가슴 깊은 부분, 복부 안쪽으로 부분 치유를 유도할 수 있다. 이렇게 하면 협심증 등 심혈관계질환, 천식 등 폐질환, 위궤양이나 과민성대장염 등 소화기계통 질환, 기타 간장 질환, 췌장 질환 등의 치유에 진전이 있게 된다.

③ 배꼽 아랫부분부터 사타구니, 허벅지까지의 영역에 부분진동을 유도하면 남성은 전립샘 질환과 정력 증진에, 여성은 각종 자궁 질환 치료에 도움이 된다.

④ 양어깨 깊숙한 곳으로 유도하면 오십견, 석회화건염, 회전근개질환 등의 치료에 유리하다.

⑤ 척추뼈를 따라 오르내리며 진동 등의 심상을 적용하면 오장육부의 기능을 증진시킬 수 있을 뿐 아니라 각종 장기와 관련한 질병을 잡는 데도 도움이 된다.

⑥ 허리와 다리를 따라 심상 치유를 유도하면 허리질환과 다리, 발 등의 통증 퇴치에 도움이 된다. 골다공증 완화에도 긍정적 효과가 나타난다.

⑦ 부분 치유는 사람과 증상에 따라 제각기 달리 나타난다. 복부 전체로 유도할 경우는 묵직한 형태로 걸리거나 복부가 꿈틀대는 경우가 있다. 폐 속이나 어깨 관절 깊은 곳에서는 장침으로 찌르는 것 같은 강렬한 느낌으로 나타나기도 한다. 특히 자신의 증세 퇴치에 필요하다 싶은 심상(心象)을 만들어 적용하는 것이 좋다.

8. 전신 치유 유도하기

이는 마음수술을 통한 치유의 압권이자, 이 건강법의 종착점이다.

부분 치유만으로는 질환을 제압해 건강을 회복하기 쉽지 않은 경우가 많다. 질병은 상호간에 연결돼 상승 작용을 하는 경우가 있으며 잔가지와 뿌리들도 수없이 뒤엉켜 있기 때문이다. 그러므로 건강을 확실히 회복하려면 전신 치유를 시도해야 한다.

① 온몸의 여러 통증 부위와 그로부터 파생된 줄기, 가지, 뿌리 부분까지 거미줄처럼 연결해 동시다발적으로 다가간다.

② 그렇게 다가간 모든 통증의 뭉치고 얽힌 것을 풀어내는 심상을 갖다 붙인다. 온몸을 뭉뚱그려 막힌 것을 뚫고 뭉친 것을 헤쳐 내는 작업이 긴요하다. 그러다가 다시 전신을 진공 상태로 만들고, 또다시 풀어내는 상상을 간절한 마음으로 되풀이한다.

③ 그러다 보면 머리부터 발끝까지 요란한 진동이 흐르는 수가 있다. 중증 환자는 어깨가 들썩이고, 복부가 꿈틀대고, 다리가 부르르 떨리기도 한다. 온몸의 막힌 경혈이 뚫려 기혈이 선순환되는 과정이다. 필요한 신경전달물질과 호르몬이 적절히 분비되고, 필요 없는 것은 분비가 제어되며, 혈행이 개선되고 오랫동안 정체돼 있던 노폐물이 빠져나간다.

건강한 사람은 여리고 행복한 느낌이 머리부터 가슴과 복부를 거쳐 다리까지 잔잔히 흐르기도 한다. 온몸을 기쁨이 휘감는다. 굉장한 환희심이 전신을 관통하기도 한다.

④ 증상이 심한 부위에 핵단추 누르듯 강한 '진동'이나 영험한 '약손'을 유도해 전신으로 확산시키는 방법도 있다. 폐에 이상이 있을 때는 경추와 흉추 부위를, 허리 통증이 있을 때는 요추 부위를 강하게 자

극한다. 그런 뒤 따라 일어나는 진동을 온몸으로 확산시킨다. 이렇게 하면 그 질환의 가지와 잎, 뿌리 부분에 해당하는 부위까지 치유 에너지가 확산돼 질병을 총체적으로 잡을 수 있다.

이 같은 방법으로 한 가지 질환뿐 아니라 여러 가지 질병을 동시다발적으로 퇴치할 수도 있다. 전신 치유 심상만이 해낼 수 있는 위력이다.

●

마음수술하기
적합한 시간대

●

새벽잠에서 깨어났을 때

　새벽녘 잠에서 깼을 때가 마음수술을 하기에 가장 적합한 시간이다. 일부러 유도하지 않아도 육체와 마음의 이완이 아주 잘돼 있는 상태이기 때문이다.

　잠에서 깬 순간은 몸이 한없이 풀려 있는 경우가 많다. 물 먹은 솜처럼 노곤할 때도 있다. 피로가 덜 풀려 한두 시간 더 잤으면 하는 생각이 들기도 한다. 몸에서는 아직 잠이 떨려 나가지 않았다. 의식도 가물가물하고 몽롱하다.

　이처럼 의식이 현실로 다 돌아오지 않고 육체가 잠의 나락에 걸쳐 있는 상태에서 심상 치유를 한다. 온몸의 통증, 병증 부위, 피로가 엉켜 있는 곳 등에 거미줄처럼 동시다발로 자극을 준다. 앞에서도 설명했듯이 망아지의 고삐를 낚아채는 방식이 아니라 망아지를 방목 상태로 자유로이 돌아다니게 하는 방식이다. 아주 잘 이완된 육체에 말을 걸어, 막히거나 뭉치거나 꼬인 부분을 뚫거나 풀어 주는 것이다. 깊은 몰입 상태에서 이 같은 작업을 되풀이하면 치유 반응이 나오게 된다.

처음 마음수술을 시도하는 사람은 이처럼 새벽 시간대를 활용하는 게 좋다. 낮 시간에 일부러 이완하려면 잡생각이 복잡하게 뒤따르기 때문이다. 심상을 능수능란하게 유도하는 사람도 새벽 시간대를 이용하는 것이 더 효과적이다.

한밤중에 돌아눕다가 잠시 의식이 돌아왔을 때도 적합한 순간이다. 온몸이 잠에 흠씬 취해 있기 때문이다. 이 상황에서는 주의 집중하여 발동만 걸면 심상이 어렵지 않게 걸릴 수 있다.

저녁 취침 시간대

저녁에 잠자리에 드는 순간은 몸이 피곤한 경우가 많다. 하루의 피로가 몰려와 몸이 개개풀리며 눈꺼풀이 덮인다. 이때 잠의 나락으로 떨어지지 않고 뜨뜻한 느낌이나 약손, 진동 등을 유도하면 반응이 빨리 나타난다. 몸과 마음이 자연발생적인 이완을 통해 준비가 잘돼 있기 때문이다.

우리가 잠을 자는 것은 하루의 피로와 정신적, 육체적 상처를 치유하기 위함이다. 인간의 몸은 태초부터 수면을 통해 많은 문제점들을 해결하도록 설계됐다.

하지만 잠을 잠시 미루고 이미지 힐링을 하면 육체의 더 많은 문제들이 해결된다. 결리는 어깨와 팔다리, 답답한 가슴, 쓰리거나 더부룩한 속을 심상화 기법을 통해 달래고 피로감을 다스리다 보면 자기도 모르게 잠의 나락으로 곤두박질치게 된다. 이렇게 하면 전에 비해 수면의 질이 향상된다. 이는 불면증을 몰아내는 좋은 방법이기도 하다.

이처럼 새벽과 저녁에 한바탕씩 심상을 적용하는 습관을 들이면 삶의 질이 확연히 향상된다. 잠자리는 병증과 피로를 몰아내는 자리요, 자기 치유의 공간이다. 병원에서 기대할 수 없는 놀라운 치유가 매일같이 이뤄진다.

몸이 여기저기 아플 때

몸이 아프다는 것은 치유를 필요로 한다는 것과 같다. 특히 육체 여기저기가 아플 때는 치유가 절실하므로 마음수술에 제일 적합한 시간이다.

몸이 건강할 때는 심상을 적용할 필요가 없다. 이때는 치유 장면을 시각화해 적용해도 잘 걸리지 않는다. 예를 들어 격한 진동은 몸이 아주 아플 때 다가오는 특징이 있다. 아프지 않을 때는 진동이 잔잔히 다가온다. 여리디 여리게 흐르는 진동은 아주 행복한 느낌을 동반한다.

반면에 강하게 덮치는 진동은 육체를 수술하는 메스 역할을 십분 수행한다. 메스는 몸에 상처를 내고 아프게 하지만 진동은 그렇지 않다. 아무리 격렬하게 덮쳐도 몸이 당해 낼 만하다. 강한 기세로 밀려와도 기분 좋고, 어느 때는 환희심이 동반되기도 한다.

몸이 이곳저곳 아플 때는 자연계의 병원을 찾아 내면의 의사를 만난다는 생각으로 진동을 초빙해 본다. 진동 이상으로 통증을 몰아낼 수 있는 방법은 없다고 해도 과언이 아니다. 현대의학이나 한의학을 전공한 의사들조차 자율적으로 내면에서 올라오는 진동을 체험하고 나면 필자의 생각에 동의한다. 육체가 매우 아플 때야말로 진동 치료의 진도가 잘 나갈 수 있는 시간이다. 진동 대신 약손 등 다른 심상법들도 치유의 의사 역할을 잘 해낼 수 있다.

몹시 피곤할 때

몸에 피로가 중첩돼 있는 시간대야말로 심상법이 위력을 드러내기 좋은 때이다.

사람들이 피로를 푸는 방법은 다양하다. 가볍게 운동을 하거나, 사우나탕에 다녀오거나, 집에 돌아와 샤워를 한다. 잠깐 낮잠을 자거나 각종 오락, 게임 등을 즐기기도 한다.

그런 방법 대신 몸에 심상 장면을 부여하면 효과가 배가된다. 약손이나, 은혜의 단비, 진동 등의 심상법은 피곤을 몰아내는 최고의 수단들이다.

심상을 접목하고자 해도 잘 안될 때는 일부러 피곤한 몸을 만들어 본다. 등산을 다녀오거나 격한 운동을 하는 것도 좋다. 그런 뒤 중첩된 피로를 안고 심상 유도 모드에 들어가면 치유 에너지가 쉽게 다가온다.

피로는 몸의 에너지가 꼬이고 얽혀 있다는 반증이다. 심신을 충분히 이완하면 꼬이고 막힌 것이 풀린다. 그때 온감(溫感), 약손, 진동 등의 이미지를 골똘히 부여하면 치유에 가속도가 붙는다.

음주 후

술에 취한 것은 탁한 에너지의 액체가 온몸을 돌고 있는 것과 같다. 마음수술을 위한 심상 도구들은 탁한 에너지를 몰아내는 좋은 수단들이다.

숙취 상태에서 온몸을 대상으로 뜨뜻한 느낌의 심상을 부여해 그러한 느낌이 몸 안에 가득 차오르게 유도한다. 혹은 온몸에 진동을 유도해 그 파장에 흠씬 젖어 든다. 한동안 그런 상태를 유지하다 보면 탁기가 스멀스멀 빠져나가는 것을 알게 된다. 30분 전후의 온감이나 진동 심상 적용만으로도 숙취가 어지간히 빠져 몸이 거뜬해질 수 있다.

뜨뜻한 느낌이나 잔잔한 파동은 긍정의 에너지를 수반한다. 이것이 술이란 나쁜 액체에 파동 형태로 전사(轉寫)돼 그 술을 좋은 액체로 형질 전환시킨다. 이 같은 원리는 일찍이 에모토 마사루(江本勝)가 그의 저서 『물은 답을 알고 있다』에서 과학적으로 밝힌 바 있다. 우리가 생수를 한잔 떠 놓고 '사랑해!'라고 말하면 그 물은 몸에 좋은 육각수로 변한다. 반대로 욕설을 퍼부으면 나쁜 물이 된다.

밀밀하게 번지는 온감이나 진동 심상에 푹 젖어 있다 보면 술이 물로 변할 뿐 아니라 몸에 좋은 약수(藥水)로까지 바뀌는 것을 체험하게 된다. 그리고 나면 해장을 하지 않았는데도 숙취가 밀려나고, 몸에서 힘이 솟아오른다.

잠을 덜 잤을 때

간밤에 처리해야 할 일이 많아 잠을 거의 못 잤거나, 상가에서 밤을 꼬박 새웠더라도 심상법을 잘 활용하면 피로감을 몰아낼 수 있다. 심상법으로 길어 올린 긍정의 에너지가 부족한 수면을 보충해 주는 약이 되기 때문이다.

자기에게 맞는 이완 심상법을 30분~1시간 잘 실천하면 잠을 대여섯 시간 잔 정도의 효과가 나타난다. 구석구석에 쌓인 피로 찌꺼기들을 몰아내 몸이 상쾌하고 가뿐해지기 때문이다. 불면으로 저하된 생체리듬 회복 수단으로 이를 능가할 방법도 없을 것이다.

스트레스가 덮쳤을 때

일상의 소소한 스트레스는 별 문제가 되지 않지만 만성적 스트레스는 질병의 위험을 높인다. 스트레스는 현대인에게 달리기 선수 앞의 장애물과 같다. 특히 무거운 스트레스가 한동안 덮치면 우리 몸의 면역 시스템이 붕괴돼 각종 질병의 포로가 되기 쉽다. 그러므로 이완 심상법을 통해 잠깐씩 스트레스로부터 탈출하는 훈련을 할 필요가 있다.

스트레스가 심신을 짓누르더라도 잠시 마음에서 현실을 떠나 본다. 이를 위해 뇌파를 충분히 떨어뜨려 마음의 심연으로 깊이 들어간다. 짧은 시간이나마 모든 것을 놓아 버리는 심정이 돼야 한다. 이런 상태에서 '은혜의 단비'나 진동 같은 심상을 일으켜 몸에 밀밀하게 적용하면 스트레스성 탁기가 스멀스멀 빠져나가는 것을 느끼게 된다. 그 자리를 좋은 에너지가 대신 들어차면서 몸이 개운해진다.

의학적으로 설명하면 우리 몸을 긴장 상태로 몰고 가 지치게 만드는 아드레날린, 코르티솔, 노르에피네프린 같은 호르몬 분비가 완화되고, 행복감을 주는 세로토닌과 평화를 주는 아세틸콜린 등의 신경전달물질 분비가 활성화돼 면역력이 향상되는 것이다. 그러면 칼날 같던 스트레스도 무뎌져 더 이상 몸을 해치지 못한다.

기타

마음수술을 할 수 있는 시간대는 따로 정해져 있지 않다. 언제든 당사자가 생각을 일으키면 이완 심상법을 통해 컨디션을 높이고 병을 개선할 수 있다.

길을 걸으면서도 얼마든지 이완 심상법을 적용할 수 있다. 도보 중에는 뇌와 어깨, 가슴 속 등을 이완해 그곳으로 약손, 진동 등의 심상을 접목할 수 있다. 이런 상황에서 심지어 뇌와 가슴 속 불수의근(不隨意筋)이 꿈틀거리게 할 수도 있다. 승강장에서 버스를 기다릴 때나 등산을 하는 상황에서도 이런 작업은 가능하다.

버스나 지하철 전동차 안에서도 차체의 흔들림에 몸을 맡긴 채 유연하게 작업을 할 수도 있다. 심지어 자동차를 운전하면서도 진동 등의 심상을 활성화해 피로를 내보낼 수 있다. 물론 이 정도 수준이 되기까지는 이완 심상 수련이 고도의 경지에 올라와야 한다.

사무실에서 일하는 틈틈이 작업할 수도 있다. 다른 직원들이 커피 마시며 잡담하는 사이 내면 여행에 몰입해 혼자만의 행복감에 젖어든다. 거실에서 텔레비전을 시청하다가도 육체의 시선은 형식적으로 TV 화면에 걸쳐 놓고 마음의 눈을 내면으로 향하게 할 수 있다.

누구나 익숙해지면 어느 시간, 어떤 상황에서도 이완 심상을 통해 행복을 증진하고 건강을 개선할 수 있다.

마음수술하기
적합한 곳

병든 몸을 치료하기 위해 통상적으로 양·한방 병의원이나 약국을 찾아가지만, 마음수술을 위해서는 굳이 그럴 이유가 없다. 마음 치유나 마음수술은 특정한 장소를 필요로 하지 않는다. 생활공간과 활동 장소 어디에서건 마음수술은 가능하다.

집은 마음수술에 적합한 공간이다. 거실 소파든, 침대든 편안한 자리에서 수술에 임하면 된다. 나무와 꽃이 우거진 공원 벤치나 한적한 오솔길 가장자리 풀밭, 목장 언덕, 냇가 등도 이완과 심상법을 적용하기에 좋은 곳들이다. 복잡한 지하철이나 사무실이라고 해서 마음 치유가 불가능한 것은 아니다. 모든 것은 얼마나 간절히 임하는가에 달려 있다.

생업에 부대끼지 않는 환자라면 도시 외곽으로 나가, 농촌의 전원 주택이나 산속 통나무 펜션 같은 곳에서 일정 기간 심신 치유를 도모 하는 것도 권장할 만하다. 숙소 앞으로 맑은 시냇물이 명랑한 소리를 내며 흐르고, 밤이면 하늘에 신비로운 은하수가 흐르는 곳이라면 치 유 명상에 플러스 효과가 날 게 자명하다. 환자의 심리 저변에, 그곳에 머무는 것만으로도 몸이 치유될 수 있겠다는 긍정의 생각이 솟아나기 때문이다. 이러한 생각은 뇌와 중추신경을 자극해 신체에 약이 되는 화학물질을 분비하는 효과를 나타낸다. 이러나저러나 모든 것은 자기 마음이 치유하는 것이다.

바닷가나 호숫가 휴양시설도 마음 치유에 좋은 곳이다. 철썩이는 밤 파도 소리나 호수 위로 미끄러지는 청둥오리들의 가경(佳景)을, 귓 바퀴로 건지거나 눈으로 사진 찍는 시간은 그대로 마음수술을 위한 약을 먹는 시간이다. 그곳에 천년은 살았을 소나무나 잣나무 등 침엽 수 향이 날마다 감돈다면 그 또한 마음수술의 보조 수단으로 손색이 없을 것이다.

자신이 의존하는 종교의 성역은 마음 치유에 약효가 가장 잘 듣는 공간이라고 할 수 있다. 결정적인 수술 효과는 강력한 믿음과 확신, 간 절한 소망의 결과물이다. 기독교인이라면 교회나 성당에서, 불교인이 라면 사찰에서 이완 심상법을 바탕으로 수술을 시도하면 효과가 극대 화될 수 있다.

날마다 직장에 얽매여야 하는 사람이라면 도심의 치유센터가 마음 수술에 도움이 될 수 있다. 그런 치유센터를 운영하는 원장이라면 환 자에게 심리적 안정감을 주는 노력을 게을리하지 말아야 한다. 환자의 마음을 이완시키는 정갈한 색조의 복장에 경계심이 느껴지지 않는 부드러운 미소로 대할 일이다. 인테리어는 은은한 조명의 전등이나 차분한 색조의 가구를 중심으로 배치하는 게 좋다. 이 모든 것은 환자에게 '치료될 만한 곳에 왔다'는 마음을 불러일으키고, 그것이 몸 안에서 치유의 화학물질을 생합성토록 하는 데 중요한 역할을 한다.

그러나 뭐니 뭐니 해도 일상적으로 간편하게 마음수술을 행할 수 있는 곳은 바로 자기 집이다. 특히 잠자리는 치유와 수술에 아무런 비용 부담을 주지 않는 무난한 장소다. 직장의 사무 공간도 괜찮다. 동료들이 커피 마시며 잡담하는 사이 문득문득 내면 여행으로 작은 치유 효과를 거둘 수도 있다. 내가 무슨 일을 하고 있는지 주위 사람들은 아무도 눈치채지 못한다.

종교와
마음 치유

종교와 마음수술 간에는 유사성이 많다. 깊은 믿음이 그대로 심상 치유로 이어져 신체의 질병을 고쳐 주는 경우가 종종 있기 때문이다.

내가 아는 어느 기독교인은 온갖 병치레를 하며 죽을 고비를 여러 차례 넘겼다. 어릴 적 시골에 살 때는 배가 임산부처럼 볼록 나와 하구한 날 병석에 누워 지내야 했다. 돌이켜 생각하면 췌장암이나 간암 말기여서 복수가 가득 차오른 상태였던 것 같다고 했다.

어머니는 걱정 끝에 날마다 개구리를 잡아다 뒷다리로 죽을 끓여 먹이며 힘을 내게 했다. 어머니는 밤낮으로 배에 손을 얹어 쓰다듬어 주며 아이가 낫기를 간절히 기도하곤 했다. 아이는 어머니의 손길이 약손이 되어 자기 병을 치료해 주는 것으로 생각했다.

아이는 어머니의 기도 말소리를 귓바퀴로 건지며 한없이 깊은 내면으로 몰입해 들어가곤 했다. 그렇게 어떤 깊은 나락으로 곤두박질치다 보면 아픈 증세가 점점 완화되는 것을 느낄 수 있었다. 어느 때는 환희심이 온몸을 휘감기도 했고, 내면에서 힘이 솟아오르는 것을 느끼기도 했다. 그렇게 여름 한철 지내다 보니 복수가 서서히 빠져나가고 건강이 돌아왔다. 돌이켜 생각하면 그때 자기에게 성령이 임하셨던 것 같다고 그는 회고했다.

그는 군대에서 훈련받다가 저승 문턱까지 간 적도 있다. 높은 벼랑 끝에서 발을 헛디뎌 굴러 떨어진 것이다. 혼수상태에서 깨어나 보니 척추를 심하게 다쳐 왼쪽 다리가 마비돼 있었다. 응급 수술로 급한 불을 끄긴 했지만, 그 후에도 척추 손상은 완전 회복되지 않아 다리에 통증과 마비를 번갈아 유발하곤 했다.

그럴 때마다 그가 초빙한 분은 성령이다. 기쁜 마음으로 성령을 받아들이면 몸에서 빛이 나고 향기가 진동하는 것을 느끼게 된다고 했다. 몸 깊은 곳에서 환희심이 솟구쳐 올라오고, 힘이 왕성하게 뻗치기도 했다. 넘치도록 차오르는 에너지는 지구조차도 손가락 끝으로 튕겨 버릴 수 있을 것 같은 자신감을 심어 준다고 했다.

그는 이처럼 깊은 기독교적 신앙심으로 질병을 휘어잡고 있는 사례다. 하지만 심성 의학적 관점에서 바라보면 그는 이완 심상 치유 기법을 육체에 잘 적용해 효과를 본 경우와 다르지 않다.

다른 기독교인 사례들을 살펴보자. 어느 청년은 학교에서 축구선수로 활동하다가 허벅지를 심하게 다쳐 프로 축구선수의 꿈을 접어야했다. 어느 날 교회에서 기도하던 중 다친 허벅지 깊숙한 곳으로 어떤 뜨거운 느낌이 훅 지나가는 것을 느꼈다. 그 후 아프던 허벅지가 감쪽같이 나았다. 또 한 여성은 교회에서 기도하던 중 엉덩이가 들썩거리는 것을 느끼고 놀랐다. 정신을 차리고 보니 성령이 임하여 허리질환을 고쳐 주고 있었다는 것이다. 물론 그 뒤로 아프던 허리는 개운하게 치유되었다.

이들 사례도 이완 심상법과 방법이 일치한다고 볼 수 있다. 청년 축구선수는 하나님의 손길이 허벅지를, 여성 신도는 허리를 치유해 주는 것을 간절히 기원한 것이다.

어느 불교 신도는 틈틈이 삼매 선정에 들어가는 훈련을 한다. 깊은 경지에 몰입하면 온몸의 세포들이 기뻐 환호하는 것 같은 기분이 된다고 한다. 한동안 그런 상태에 젖어 있노라면 신체의 통증이 빠져나가고 활력이 증진된다는 것이다. 그는 이 같은 방법으로 물리친 질병이 한두 가지가 아니라고 했다.

그런가 하면 100일 기도 중에 약사여래부처님의 손길이 위암을 녹이는 것을 지극정성으로 기원하여 실제 위암이 치료된 사례, 고질적인 허리 통증으로 남에게 업혀 절에 들어왔다가 여러 날 불공드린 끝에 병마를 물리친 경우 등 긍정적 결과를 가져온 사례가 많다. 그런 이야기에 귀 기울이다 보면 이들이야말로 이완 심상법의 최고 실천가들임을 알게 된다.

이들과 달리 기도를 깊이 해도 도무지 치유 효과를 얻지 못하는 경우도 허다하다. 나는 그런 사람들과 상담할 때면 심상 도구 6가지 중 자신에게 맞는 한두 가지를 골라 적용하는 방법을 자세히 가르쳐 주곤 한다. 그러면 그들은 일반 환자와 달리 쉽게 치유를 달성한다.

기도를 깊이 하는 것은 몰입을 통해 충분한 이완에 도달하는 것과 같다. 그들은 단순히 그 상태에 머물러 있었을 뿐, 성령의 치유 손길이나 약손 등의 심상법을 적극적으로 적용하지 못한 것으로 볼 수 있다. 나는 그들에게 심상이란 심신의학적 치유 기법을 전해 준 것이다.

진동이 시냇물처럼 온몸을 오르내리거나 몸속 깊은 곳에서 환희심이 올라오는 정도의 마음 치유 단계는, 기독교적으로 성령(聖靈)이 임하거나, 불교적으로 상락아정(常樂我淨)의 선정(禪定)에 든 것과 유사한 상태라 할 수 있다. 그러니 치유의 기적이 일어나지 않을 수 없다.

그 밖의
좋은 점들

건강한 취미생활

인터넷과 스마트폰 보급이 확산하면서 게임 중독자들이 많이 늘었다. 지하철 전동차 안에서든, 버스 안에서든 게임을 즐기느라 정신이 없다. 스마트폰 화투나 인터넷 바둑에 빠져 시간 가는 줄 모르는 이들도 많다. 게임 삼매경에 빠져 길을 가다가 교통사고를 당하는 경우도 발생한다. 이 정도면 단순한 중독을 넘어 중병에 걸린 것이라 할 만하다.

도박도 사회적 병리 현상이다. 한탕주의에 빠져 카지노 등을 전전하며 중독에서 헤어나지 못하다가 가산을 탕진한 이들이 부지기수다. 가족 해체의 불행이 종종 뒤따른다.

흡연으로 인한 니코틴 중독과 알코올 중독, 그리고 마약 중독 환자들은 또 얼마나 많은가. 이들로 인해 발생하는 사회경제적 비용, 특히 건강 악화로 인해 발생하는 보건 비용은 가히 천문학적이다.

마음수술을 위한 이완 심상법은 이 같은 사회 병리 현상을 해결할 수 있는 좋은 수단이다.

이완 심상법도 자꾸 하다 보면 중독되듯이 빠져들게 된다. 몰입하면 행복감과 환희심이 솟아 올라와 점점 더 자주, 그리고 깊이 빠져드는 것이다. 하지만 그런다고 해서 돈이 들거나 주위에 피해를 주는 것도 아니다. 오히려 건강이 대폭 증진되고 주위가 평화로워져 위의 경우들과 대비된다.

이완 심상법을 실천하는 것은 내적 생활 스포츠에 해당하는 고급 취미생활을 즐기는 것이다. 고급 취미지만 아무 때, 아무 장소에서나 할 수 있고, 비용을 지불할 일도 없어 더없이 좋다. 서민도 즐길 수 있는 고급 취미생활이요, 건강한 내적 스포츠다.

아름다움이 올라온다

여성들마다 예뻐지기 위해 혈안이다. 지갑 얇은 여성이 고급 화장품을 사서 바르고, 에어로빅이다 뭐다 해서 땀 빼며 좋은 체형 만드느라 여념 없다.

강남의 성형외과는 미용 수술 여성들로 넘친다. 수천만 원 들여 거의 페이스 오프 수준으로 얼굴 피부를 벗겨 내는 여성도 있다. 아름다움이 힘이 되는 자본주의 사회의 단면이다.

하지만 그런다고 해서 진정한 아름다움이 우러나오지는 않는다고 본다. 참된 아름다움, 건강한 미인은 기본적으로 내면에서 올라오는 어떤 힘으로 만들어져야 한다는 생각이다.

그런 점에서 이완을 통한 마음수술은 비용이 들지 않으면서 성형외과의 미용 수술을 능가하는, 놀라운 위력을 발휘하는 수단이다.

여성은 특히 폐경기를 거치면서 여성 호르몬인 에스트로겐 분비가 줄어 여러 가지 질환에 시달리고 노화에 속도가 붙게 된다. 그로 인해 얼굴이 푸석푸석해지고 주름살이 늘며, 주근깨와 검버섯이 피어나기도 한다. 젊을 때 싱그럽게 휘날리던 모발에서 윤기가 사라지고, 새치가 부쩍부쩍 늘어난다. 심하면 우울증이 밀려와 외출조차 꺼리게 된다.

이럴 때 이완 심상기법을 적절히 적용하면 기울어 가는 신체 기능을 정상화해 아름다움을 한껏 길어 올릴 수 있다. 이완만 잘해도 젊음을 가져다주는 호르몬과 신경펩티드 분비가 늘어나고 혈행이 개선되며, 몸속 노폐물이 잘 빠져나간다.

뜨뜻한 느낌이나 진동 심상을 부여해 운용하면 모든 것이 더 잘 선순환돼 얼굴에서 생기와 활력이 뿜어져 나온다. 화장품 한 점 안 발랐는데도 피부가 뽀얘지는 효과를 거두게 된다. 흰 머리가 줄어들고 모발이 생생해지는 결과가 나타나기도 한다.

세월이 거꾸로 흐른다

이완 심상치유 기법을 능란하게 구사하는 사람들 중에는 나이에 비해 훨씬 젊어 보이는 이들이 있다. 늙어가던 세포가 젊은 세포로 활발히 교체돼 건강미와 활력이 넘쳐나기 때문이다.

분당의 한 치유센터 대표가 그런 경우다. 그는 40대 중반인데 20대 중반으로밖에 비치지 않는다. 날마다 틈틈이 내면에서 좋은 에너지로 샤워를 하기 때문이다.

환자가 없는 시간이면 그는 호젓하게 내면 여행을 떠난다. 의자에 깊숙이 몸을 묻거나, 환자를 돌보던 침대에 누워 이완 심상에 들어간다. 그는 머리에서 몸통을 거쳐 다리까지 긍정의 에너지가 시냇물처럼 오르내리게 한다. 때로는 축복의 단비가 몸을 적시는 상념에 하염없이 젖어 들기도 한다. 그러다가 현실로 돌아오면 몸에서 힘이 솟는다고 한다.

그는 운전 중에도 에너지 샤워를 한다. 주로 진동 에너지를 유도해, 운전하는 내내 그 에너지가 몸을 유연하게 오르내리도록 한다. 핸들을 돌릴 때마다 그 각도를 적절히 몸으로 받아 내며 리드미컬하게 에너지를 운용한다. 이런 생활이 지속되다 보니 세월이 거꾸로 흐르는 것이다.

내가 아는 또 한 지인은 세월이 더 세차게 거꾸로 간다. 60대 중반의 어느 직장 대표인데 30대 청년으로 비친다. 백여 명이 근무하는 회사에서 그가 가장 나이 많지만, 과장없이 말하건대 가장 젊어 보인다. 그래서 처음 만나는 이들은 저마다 혀를 내두르게 된다.

그의 부인은 그와 비슷한 나이이다. 그녀는 세월의 갈기에 얻어맞아 늙은 자태가 여실히 드러난다. 부부간에 외출하다 보면 남들은 그들을 모자지간으로 착각한다. 딸과 함께 외출하면 부부지간으로 오해하는 일도 종종 발생한다.

이 같은 젊음의 비결은 그가 수시로 신체에 강한 진동 심상을 적용하기 때문이다. 그는 집에서든 사무실에서든 진동 모드에 들어가면 스마트폰이 진동할 때처럼 드르륵 하는 강한 진동이 전신을 휩쓴다고 한다. 그런 전신진동을 하고 나면 컨디션이 대폭 증진된다는 얘기다.

진동이나 은혜의 단비 같은 이완 심상은 온몸의 꼬이거나 뭉친 것을 풀고, 막힌 것을 뚫어 주며, 개개풀린 것은 탱탱하게 조여 준다. 60조개의 세포가 기쁨에 겨워 약동하게 만든다. 그러니 세월의 수레바퀴가 거꾸로 굴러가는 것은 당연하다.

병자가 이완 심상기법으로 질병을 극복하고 나면 대번에 싱그럽고 젊어 보인다. 건강한 사람이 이 방법을 익숙하게 구사하면 더 놀라운 결과가 벌어질 수밖에 없다.

잠이 잘 온다

나이 들수록 잠이 줄어 걱정인 사람들이 적지 않다. 잠을 청하면 되레 정신이 말똥말똥해 눈꺼풀이 덮이지 않는다. 새벽까지 뒤척이다가 한 시간도 눈을 붙이지 못한 채 일어나는 날도 많다. 피로가 이튿날 내내 이어진다. 그날 밤 다시 잠을 청하지만 또다시 불면증이 괴롭힌다. 이런 증세가 여러 날 계속되면 당사자는 기진맥진하게 된다.

인간은 어릴 때 심지어 10~15시간씩 자기도 하지만, 나이 들면서 수면 시간이 점차 줄어든다. 적정 수면 시간은 7~8시간이지만 환갑을 넘기면 5시간도 채우기 힘든 경우가 많다. 몸의 피로는 안 풀렸는데 항상 일찍 눈이 떠진다. 그러니 피로가 몸에 덕지덕지 붙어 있을 수밖에 없다.

특히 나이 들어 움직이지 않고 집 안에서만 지내는 사람이나, 항암치료 등으로 인한 각성 효과와 통증이 심한 이들은 수면을 잘 이루지 못한다. 만성적인 불면증은 중증질환의 원인이 되기 쉬우므로 어떻게 해서든 극복해야 한다.

불면증의 주요 원인은 수면 호르몬인 멜라토닌 분비 감소다. 이완만 철저히 하는 습관을 들여도 멜라토닌 분비량이 늘어나 수면에 큰 도움이 된다.

필자가 상담한 한 여성 환자는 몸통의 절반에서 신경 감각이 둔화된 상태인 데다 잠이 너무 안 와 무척 고생하고 있었다. 그녀는 이완 심상법을 배운 뒤 불면증이 거짓말같이 사라졌다. 중증 질환이 해결된 것은 아니지만 충분한 수면 덕분에 컨디션이 많이 회복됐다며 고마워했다. 그녀 외에도 이완 심상법으로 불면증을 해결한 이들이 적지 않다. 질병도 치유하고 건강한 잠을 선물로 받아 기뻐하는 이들을 볼 때 보람을 느낀다.

세상이 평화로워진다

내 안팎을 평화롭게 만드는 방편으로 이완 심상기법만큼 좋은 것도 별로 없을 것이다.

텔레비전 뉴스만 보면 쏟아지는 크고 작은 사건, 사고들. 이런 나라 안팎의 뉴스가 아니더라도 내가 사는 동네에서도 연일 사람들 사이의 갈등과 사고는 심심찮게 발생한다.

물질만능의 자본주의 사회에서는 무엇보다 돈과 욕망 때문에 싸움과 갈등이 고조된다. 물질이 아닌, 좋은 에너지를 운용하는 생활을 습관화하기 전에는 이 같은 문제로부터 탈출하기 힘들다.

일반적인 사업장이나 직장뿐 아니라 심지어 휴머니즘을 근본 바탕으로 해야 할 병원에서조차도 의료 비즈니스에 혈안이 돼 있다. 그러다 보니 환자를 사람이 아닌, 상품처럼 여기는 경우도 비일비재하다. 제약업계는 자본의 손길이 거대한 욕망을 숨진 채 전 세계 환자들을 주무르는 마피아 집단처럼 됐다는 비판의 소리도 들린다.

사람들이 저마다 물질을 맹신하지 않고 긍정적 생각과 기쁜 마음, 감사한 마음을 앞세우는 생활을 습관화한다면 세상이 얼마나 조용해지겠는가. 마치 아름다운 단풍나무 숲에 둘러싸인 고요한 호수에 당도한 것과도 같은 평화가 밀려들 것이다.

이완 심상기법을 생활화한 사람들의 특징은 생각이 항상 내면으로 향하고 있다는 데 있다. 그들은 욕망이 분출되는 시끄러운 세상에 별반 관심이 없다. 내면으로 한없이 침잠해 행복감과 기쁜 마음을 샘물처럼 길어 올리며, 평화롭게 미소 띤 표정을 드러낸다.

나는 아내와 둘이 집안에 있을 때 서로 '진동' 심상 모드에 들어가곤 한다. 그러면 주위가 적요할 정도로 조용해진다. 화평한 기운이 거실에 감돌고, 생기가 오버랩된다. 다른 사람들도 저마다 우리와 같이 한다면 이 세상이 온통 평화롭고 은혜 넘치는 공간으로 바뀌지 않겠는가.

치유
사례

〈사례1〉 목디스크, 석회화건염, 폐결절 치유

박대림 씨(64세)는 목디스크, 석회화건염, 폐결절 등으로 오른쪽 어깨와 어깻죽지, 뒷목, 뒷머리 그리고 오른팔과 오른손 부위에까지 항상 통증을 달고 살았다. 오른쪽 가슴 부위의 몸통 전체가 무너지고, 오른팔이 치켜 올라가지 않는 등 제 기능을 상실한 상태라고 했다.

이들 질환은 하나만 닥쳐도 몸이 상당히 불편을 느낀다. 하물며 3가지가 동시에 짓누르고 있었으니 그 고통은 가히 짐작할 만하다. 목디스크는 튀어나온 추간판이 신경을 눌러 어깨와 팔, 심지어 손가락에까지 통증을 일으키는 질환이다. 석회화건염은 석고라도 바른 것처럼 어깨 근육이 굳어지게 만든다. 폐결절은 폐와 기도의 불편 외에 어깻죽지에 연관통을 일으키곤 한다. 이러한 증상들이 뒤범벅됐으니 오른쪽 상반신 기능이 초토화될 수밖에 없었을 게다.

박 씨는 필자의 지도로 턱에 베개를 베고 엎드린 뒤 팔다리를 큰대자로 벌려 스트레칭하는 훈련부터 했다. 그것만으로도 경추가 펴져 목디스크를 완화하는 데 도움이 된다.

심상은 몸 전체에 일으킨 뒤 천천히 오른쪽 상반신 쪽으로 집중하도록 했다. 특히 어깨와 경추, 폐 속 깊숙한 곳에 심상을 강하게 일으키도록 했다. 경추와 어깨는 '진동'의 심상이 주무르도록 했고, 폐는 '진동' 심상과 더불어 '고무래' 심상이 노폐물을 끈기 있게 밀어내도록 지도했다. 그는 필자의 지도를 충실히 잘 실천했다. 그 결과 어깨와 목에 '진동' 심상이 강하게 달라붙어 뭉친 것을 펴 주는 작용을 했다. 그런 작업을 여러 날 지속하자 경추 쪽에서 뿌드득거리는 소리가 들리며 튀어나와 있던 경추가 제자리를 잡아 들어갔다. 그 영향으로 어깨와 팔, 손가락의 통증이 상당 부분 완화됐다고 했다.

폐에 대한 심상 작업은 놀라운 결과를 가져왔다. 시꺼먼 가래가 꾸역꾸역 밀려 나온 것이다. 폐에 불편한 느낌을 초래하던 만성염증 덩어리이다. 거의 열흘간 썩은 가래가 나왔으니, 증상이 얼마나 심각했을지 짐작할 수 있었다. 그대로 방치했더라면 폐결절을 넘어 폐암으로 이환되고 말았을 염증 덩어리였다. 그렇게 염증을 밀어내자 어깻죽지의 통증이 많이 완화됐다.

석회화건염은 쉽게 해결되지 않았다. 박씨는 '진동' 심상 외에 '약침' 심상도 동원했다. 팔을 이리저리 벌려 침을 찌르기 좋은 각도를 만든 뒤 '약침' 심상을 적용했다. '약침'이 예리하게 파고드는 상상을 지속적으로 적용하자, 석회가 침착된 것처럼 굳어 있던 어깨가 점점 유연하게 풀려 나갔다. 이를 3개월 동안 정성스럽게 반복하자 어깨 통증이 거의 다 사라지고 팔이 쉽게 올라갔다.

그는 "병원 치료를 받았으면 돈도 많이 들어갔을 테고 수술에 따른 고통도 감내해야 했을 것"이라며 "마음수술법은 돈이 안 들어가는 데다 부작용이 없고 결과도 뛰어나다"고 고마움을 표시했다.

〈사례2〉 손목결절종이 사라지다

김소희 씨(42세)는 빼어난 미인이다. 출중한 미모만큼이나 손도 섬섬옥수다. 가늘고 긴 손가락에 하얀 손등은 다른 여성이 보기에도 탐이 날 정도다.

그런 그녀에게 큰 고민거리가 생겼다. 어느 날 오른쪽 손목관절에 혹이 하나 돋아난 것이다. 손등 방향으로 돌출한 혹은 점점 자라 오르더니 급기야 눈깔사탕만 해졌다. 그녀는 큰 스트레스에 휩싸였다.

김 씨는 대학병원에 가서 상담을 받았다. 의사는 혹 안에 젤리 같은 성분이 들어 있는데, 주사기로 빼내면 다시 생길 수 있다며 웬만하면 그냥 지내라고 했다. 그녀는 그럴 수 없는 상황이었다. 사람들을 만날 때마다 신경이 많이 쓰였기 때문이다.

결국 그녀는 주사기로 액체를 뽑아내는 시술을 받았다. 그런데 얼마 후에 혹이 다시 자라나는 게 아닌가. 그녀는 다시 병원을 찾아 액체를 뽑아냈다. 그러기를 다섯 차례.

그렇게 고통의 나날을 보내던 차에 그녀가 나를 찾아왔다. 나는 그녀의 증상을 찬찬히 들은 다음 그 손목결절종이 그녀의 경추에서부터 비롯된 것을 짐작할 수 있었다. 나는 그녀에게 경추를 따라 오르내리는 이완 심상법을 실천할 것을 권유했다.

그녀는 이완 심상법을 부지런히 배워 실천했다. 어느 날 누워서 심상법을 적용하는데, 자기도 모르게 목이 잡아 빼지고 머리가 위로 들썩거리더라고 했다. 몇 차례 그러고 나니 손등으로 찌릿찌릿한 느낌이 전해지면서 그 영향으로 결절종이 서서히 녹아내리더라고 했다. 그렇게 녹고 나더니 다시는 재발하지 않았다고 했다.

이제는 혹이 솟아나 있던 자리가 편평하고 고운 살결을 드러내고 있다. 그녀는 "예쁜 손목을 돌려주어 고맙다"며 해바라기처럼 밝게 웃었다.

〈사례3〉 까맣게 지워졌던 기억력, 돌아오다

'이 사람, 이름이 뭐더라?'

기가 막힐 노릇이었다. 몇십 년째 만나는 친구 이름이 기억나지 않는 것이다.

권기혁 씨(59세)는 몇 해 전만 해도 이렇듯 기억력이 감퇴해 큰 혼란에 빠졌다. 거래처 사장의 이름이 기억에서 까맣게 지워져 망신을 당하기도 했다. 심지어 아파트 출입구의 비밀번호도 종종 잊어버렸다. 스마트폰을 놓고 집을 나서기 일쑤였고, 자동차 키를 차 안에 두고 문을 잠가 당황한 것도 여러 차례다.

그는 도저히 안 되겠다 싶어 기억력을 되살리기 위해 팔을 걷어붙였다. 매일같이 영어 단어를 여남은 개씩 외워 보기도 했고, 각 나라의 국화(國花) 이름을 기억의 갈피에 넣어 보기도 했다. 또 전 세계에 자라는 나무와 꽃 이름을 하염없이 외워 보기도 했다. 그런데도 기억력은 향상되지 않았다. 오히려 세월이 흘러가면서 점점 더 악화일로를 걷는 듯했다.

그러던 차에 그가 이완 심상법에 눈을 뜨게 됐다. 그는 내가 제시한 여러 가지 심상법 가운데 '약손' 심상법을 뇌에 적용했다. 뇌 속 깊숙한 곳에서 '약손'의 작용이 일어나자 형언할 수 없는 쾌감이 스치며 머리가 맑아지더라는 것이었다.

이 방법을 터득한 뒤 그는 시간 날 때마다 '약손' 심상을 통해 뇌가 꿈틀거리게 했다. 이를 여러 날 되풀이하자 지워져 있던 기억력이 거짓말같이 생생하게 돌아왔다. 뇌가 꾸물대는 과정에서 만성 염증 등의 노폐물이 빠져나가고, 치유의 화학물질들이 활성화된 덕분이었을 것으로 유추된다.

권 씨는 "이 방법이 아니었더라면 아마 환갑도 되기 전에 치매에 빠졌을 것"이라며 안도의 한숨을 내쉬었다. 사실 그는 여차하다가 알츠하이머형 치매의 덫에 걸렸을 텐데, 운 좋게도 심상법 덕분에 불행에서 벗어난 것이다.

〈사례4〉 자율신경실조증이 완화되다

처음 만났을 때 그녀의 얼굴은 납빛이었다. 생기라곤 도무지 찾아볼 수 없는 어두운 안색에 두 눈동자마저 다소 풀려 있었다. 그녀의 입에서는 신음에 가까운 호소가 쏟아져 나왔다.

"온몸이 다 굳었어요. 어깨, 허리, 배, 다리…… 안 아픈 데가 없어요. 머릿속은 항상 먹장구름 낀 것처럼 무거워요. 목도 잘 안 돌아가

요. 살아 있는 몸뚱어리가 아닌 것 같아요."

살집이라곤 거의 없는, 비쩍 마른 몸매. 며칠 전 사우나탕에서 목욕하던 중 한 친구가 그녀의 말라붙은 가슴을 보고는 '이 갈비는 뜯어 봐야 맛도 없겠다'고 농을 던졌단다. 그 비아냥거림에 그녀는 절망의 나락으로 곤두박질 칠 수밖에 없었다고 했다.

"몸이 그렇게 아픈 건 주인에게 '살려 달라'고 비명을 지르는 것과 같아요. 어쩌다가 이 지경까지…… ."

안타까워하는 나의 질문에 그녀는 과거사를 주저리주저리 늘어놓았다.

"애 둘 낳고 스물여덟 살에 자궁을 몽땅 들어내는 수술을 받았어요. 그리고 서른두 살에 남편이 교통사고로 사망했어요. 저같이 불행한 여자가 또 어디 있겠어요. 재혼하지 않고 온갖 궂은일 다해 가며 애들 키웠어요. 그런데 참 이상하지 뭐예요? 저는 죽을 둥 살 둥 노력해서 키웠는데, 이 녀석들이 엄마와 도무지 기가 맞지 않는 거예요. 날마다 애들하고 갈등과 다툼의 연속이에요. 일반적인 부모, 자식 같지 않고 웬수 같으니, 내 원!"

기막힌 스토리는 거기서 그치지 않았다. 그녀는 남편을 보내 놓고 20여 년간 수절하다가 최근 한 남자에게 몸과 마음을 열게 됐다고 했다. 그런데 그것이 불행을 겹으로 몰고 오는 원인이 되었다는 것이다.

사연인 즉 이렇다. 남자는 이혼한 고등학교 교사다. 그 남자에게는 여동생이 있는데, 역시 이혼했다. 그런데 그 오누이 간이 참으로 수상하더라는 얘기였다.

여동생은 하루에도 수없이, 심지어는 그들 둘이 하룻밤 사랑하는 자정 무렵에도 살갑게 전화해 끊지 않는다는 것이었다. 처음에는 남매간이 다정해 그러려니 했는데, 점입가경이었다. 여동생은 오빠에게 그녀가 생긴 것을 노골적으로 불쾌해했다고 했다. 하도 이상한 사이여서, 종내에는 오뉘 간이 아니라 '서로 살 섞은 사이'로 의심하지 않을 수 없었다는 것이었다.

사연을 듣고 나니 참으로 불행한 여인이란 생각과 함께 연민의 정이 들었다. 하지만 나는 해결사로 나서서 그녀의 복잡한 개인사에 관여할 처지가 아니었기에, 그녀의 신체 증상에 집중해 상담을 진행했다.

"그동안 환자분의 마음이 몸에 '살인자'로 작동했습니다. 개인사가 복잡하지만 마음을 잘 정리하세요. 몸이 살기 위해 코페르니쿠스적 전환을 해야 해요. 그러지 않으면 점점 더 힘들어져요."

그녀는 내 말에 잠시 충격을 받는 듯했다. 나는 계속 몰아갔다.

"애들 다 컸으면 집에서 내보내세요. 까치 새끼도 다 자라면 어미가 둥지 밖으로 밀어내잖아요. 남자도 인연이 아닌 것 같으면 관계를 끊으세요. 몸부터 살고 봐야 하지 않겠어요? 이제부터는 몸에 대해 '살인자' 역할만 한 것부터 반성해야 해요. 앞으로는 내 몸을 살리는 '치유자'로 거듭나야 해요."

나는 제 몸의 '치유자'가 되기 위한 방법론을 알아들을 수 있도록 세세히 설명해 주었다.

며칠 후 그녀에게서 전화가 걸려왔다. 무척 다급하고 맥이 빠져 축축 늘어지는 목소리였다.

"선생님, 육체가 너무 고통스러워 죽을 것 같아요. 하도 아파서 예전에 다니던 침술원에 갔는데, 원장님이 침도 안 놔 주시네요. 몸이 심하게 굳어져서 침이 안 들어간다면서요. 어떻게 해야 하죠?"

"저런!"

"절 좀 살려 주세요. 이제는 아랫배까지도 딱딱하게 굳어 버렸어요. 정말 죽을 것 같아요."

그야말로 심각한 상황이었다. 자율신경 기능이 초토화된 것이다. 나는 환자의 말고삐를 세게 낚아챘다.

"내 말 잘 들으세요. 그렇게 절박할 때 답이 나와요. 만사 제쳐 두고 침대에 몸을 뉘세요. 몸의 마디마디를 다 풀어놓고 고무풍선 바람 빼듯이 기운을 빼세요. 자동차 시동 끄듯이 몸의 시동을 끄세요. 그런 뒤 몽롱한 의식으로 온몸을 관(觀)하세요. 그러다가 몸 어딘가에 에너지가 뭉치거나 얽혀 불편하고 아픈 부위가 느껴지면 살살 달래듯이 밀어내세요. 그런 나쁜 느낌을 보쌈하듯 잘 말아서 달래 내보내세요. 그러다가 다시 그 부분을 움푹 꺼지듯이 풀어 놓으세요. 이런 과정을 반복하다 보면 신체 여기저기에 기감이나 '진동'이 달라붙습니다. 여기까지 도달하면 엄청난 치유가 시작됩니다. 만사 던져 버리고 몰입하세요. 그럴 때 하늘의 치료가 시작됩니다. 믿고 따라하면 기적이 일어나요!"

그녀는 내 말에 완전히 끌려오는 듯했다.

이튿날 그녀에게서 전화가 걸려 왔다.

"정확히는 모르겠는데 딱딱하던 아랫배가 자동으로 꿈틀꿈틀 움직이기 시작했어요. 잘 몰라서 기도하며 내 몸을 온전히 맡겼는데 그런 반응이 오더라구요."

"바로 그거예요!"

"처음으로 긴장이 풀어지고 배가 저절로 움직여서 정말 신기하다고 생각했어요. 이것만 되면 다시 살 수 있겠구나 하는 희망을 가졌어요."

그 후에도 그녀는 내게 여러 차례 전화를 걸어 왔다. 그날 일이 계기가 되어 그녀는 굳어 있던 몸이 풀리고 건강이 서서히 돌아왔다. 뭉친 어깨가 들썩이고, 다리에 묵직한 기감이 걸리더니 탁기가 한꺼번에 빠져나가는 것도 체험했다고 한다. 머릿속의 먹장구름이 거둬진 것도 물론이다. 매일매일 제 몸에 대한 '치유자'로서의 삶을 되풀이하는 동안 그녀는 육체의 고통으로부터 점점 해방되었다.

그녀는 요즘도 취미삼아 종종 '진동'을 부른다. 몸이 자율신경실조증에서 완전히 벗어난 것은 아니지만, 건강이 상당히 돌아온 것은 확실하다. 그녀는 일정 기간 더 진동요법을 실천하면 건강을 완전히 회복할 수 있을 것 같다며 활짝 웃었다.

〈사례5〉 췌장암, 희망과 절망

스티브 잡스는 특이한 췌장암에 걸려 투병하다 사망했다. 췌장신경내분비종양이란 희귀병이다. 그와 똑같은 질환에 시달리는 환자 가족에게서 연락이 왔다. 말기 암이라 움직이기 힘드니 집에 방문해 상담해 달라는 내용이었다. 환자는 나이 62세 여성이었다.

그녀의 아파트를 찾으니 남편과 그녀의 친구가 반갑게 나를 맞았다. 그녀가 누워 있는 방에 들어선 순간 나는 깜짝 놀랐다. 마치 90대 후반의 쭈그렁 노파가 침대에 누워 있는 것처럼 보였기 때문이다. 머리는 백발이었고 온몸은 살점 거의 없이 뼈만 앙상하게 드러나 있었다. 나는 마치 백골이 누워 있는 무덤 속에 들어간 것처럼 기분이 찜찜했다.

환자는 9년째 투병해 오다가 근래 병세가 급격히 악화됐다고 했다. 양방과 한방 병원을 전전하며 항암치료와 침 치료 등 안 해 본 것이 거의 없을 정도였다. 이제는 모든 치료와 모든 약이 효과가 없어 떠날 날만 기다리는 신세라고 했다. 기운이 다 꺼져 내려 눈동자가 흐릿했고, 안색이 노랬으며, 말소리조차 모기 소리처럼 가늘어 알아듣기 어려웠다.

나는 거두절미하고 본론에 들어가 살아날 수 있는 방법을 제시했다. 환자는 물에 빠진 사람이 지푸라기라도 잡는 심정으로 나의 도움말에 빠져 들었다.

나는 설명을 끝내고 실기에 들어갔다. 환자를 침대에 편하게 눕히고 마음수술 기법을 순서대로 실천하도록 했다.

다급하고 절실한 마음이 간절했던 것일까. 환자는 그 자리에서 반응을 느꼈다. 췌장이 있는 복부 깊숙한 곳에서 어떤 손길 같은 것이 등장해 '진동'을 일으킨다는 얘기였다. 곁에서 내내 지켜보던 환자의 친구와 남편이 기적이 일어났다며 기뻐했다.

이것은 결코 기적이 아니다. 우리의 뇌는 우리가 생각하는 대로 반응한다. 뇌는 현실과 상상을 혼동한다. 상상을 하면 그것을 현실로 판단해 바로 작용을 한다. 환부를 정해 '약손' 같은 치유 이미지를 갖다 붙이면 그에 맞게 신기한 치료물질을 내보내서 치유를 돕는 것이다. 이때 마음이 절실할수록 약발은 강하게 든다.

환자는 인근 사찰에 다니는 불교신자였다. 그녀는 나의 치유 지도를 받는 도중 약사여래부처님의 '약손' 이미지를 떠올려 복부 깊숙이에 적용시켰다고 했다. 그랬더니 뱃속이 꿈틀거리는 놀라운 반응이 일어난 것이다. 그녀는 심한 트림도 몇 차례 했다. 그러고 나니 막혔던 몸이 뻥 뚫리고 어떤 행복한 느낌이 위아래로 흐르더라고 했다.

그녀는 갑자기 목소리도 우렁차졌다. 불과 두어 시간 전만 해도 모기소리처럼 가늘어 알아듣기 어렵던 목소리가 느닷없이 생생해지자 주위 사람들이 놀랐다. 남편은 계속 기적이 일어났다고 말하며 눈물을 글썽이기까지 했다.

환자는 내 손을 꼭 잡더니 놓지 않으려 했다. 고맙다는 말을 되풀이하며 내 목을 부둥켜안기도 했다. 내가 말했다.

"이제부터는 떠날 준비가 아니라 돌아올 준비를 하세요. 아니, 아주머니는 이미 돌아오는 길 위에 올라서서 걷기 시작했어요. 더 용기를 내세요."

그녀의 얼굴에 미소가 번졌다. 창백하던 얼굴에 화색이 돌기 시작한 것에서 가능성이 읽혔다. 저승 문턱에 들어섰던 중증 환자에게 이얼마나 놀라운 일인가.

상담을 마치고 그 집을 나올 때, 한두 발짝 걷기조차 힘들어하던 그녀가 나를 배웅한다며 지팡이를 짚고 현관까지 걸어 나왔다. 사람들은 호전반응에 따른 그녀의 변화를 반겼다.

그녀는 얼마 후 죽었다. 그 소식을 접한 나는 당황했다. 그러나 결국 올 것이 오고야 말았다는 생각이 들었다.

그녀는 항암치료로 체력이 완전히 바닥난 상태였다. 생명의 기운이 거의 다 소실됐는데 '진동'이 걸린들 무슨 소용이겠나. 그것은 휘발유가 바닥나 시동을 걸어도 공회전만 하는 자동차의 상태와 다를 바 없다. '진동'이나 '약손' 심상이 효과를 나타내려면 그것을 받쳐 줄 생명의 원천이 있어야 한다. 그녀는 체력이 바닥으로 꺼지기 전에 나를 만났어야 했다. 안타깝지만, 어쩔 수 없는 일이었다.

〈사례6〉 난치병들이 한꺼번에 사라져

그녀의 증상은 한두 가지가 아니었다. 뼈가 약해 걸핏하면 발목이 접질렸고, 30년간 속 쓰림과 소화불량을 호소해 왔다. 목 뒤쪽이 항상 뻣뻣했고, 양 어깨로 통증이 뻗쳤다. 잦은 편두통과 함께 정수리와 관자놀이에서도 통증이 느껴졌다. 허리 통증도 여러 해 따라다녔다. 병명으로 치자면 골다공증, 만성 위장병, 목디스크, 오십견, 편두통, 허리디스크 등을 달고 산 것이다. 양·한방 병원을 들락거리며 아무리 치료를 받아도 잘 낫지 않던 질환들이다.

그녀는 처음엔 마음수술법을 제대로 따라하지 못했다. 병을 치료해야 한다는 절박감이 밀려왔지만, 이완 심상법을 구사하면 할수록 헛바퀴를 돌리는 기분일 뿐 제대로 된 느낌이 일어나지 않았다. 그때마다 그녀가 느끼는 것은 커다란 바위가 앞을 턱 막아선 낭패감뿐이었다. 나는 그럴수록 끈질기게 그녀를 지도했다.

지성이면 감천이라고 했다. 어느 날부터 그녀는 드디어 진동요법을 구사할 수 있게 되었다. 그녀는 방바닥에 큰대자로 누워 최대한 편안한 마음을 가진 뒤 진동요법을 A부터 Z까지 실천했다. 따뜻한 느낌이 머리, 목, 가슴, 배를 지나 사지로 흐르게 한 다음 기쁘고 안정된 마음으로 꼬무락거리게 유도했다. 뒷덜미와 척추를 따라 발끝까지도 그 느낌이 오르내리도록 했다.

그러자 기적적인 일이 벌어졌다. 갑자기 머리가 번쩍 들어올려졌다가 툭 떨어지는가 하면, 가슴이 세차게 들썩거리며 진동했다. 허리가 역(逆) 브이(V)자 형태로 꺾여 치솟더니 잠시 후 바닥에 툭 떨어지는 기현상도 반복됐다. 그런가 하면 가슴부터 복부를 거쳐 다리까지 입고 있던 옷이 출렁거릴 정도로 거센 진동이 오르내리기도 했다.

"마치 누군가가 목 아래로 팔을 넣어 머리를 들어 올리는 것 같았어요. 허리도 꺾어 올리는 것 같았고, 팔다리도 사정없이 잡아당기는 기분이었어요. 엉덩이와 항문의 수축, 이완이 계속되고, 허벅지가 전기 자극을 받는 기분이었고, 누군가가 무릎을 톡톡 치거나 주무르는 느낌이었어요. 하품이 반복되면서 눈물이 계속 나왔어요."

진동요법을 한바탕 실천하고 난 그녀의 몸 상태는 놀랍도록 달라졌다. 늘 피로에 휘감겨 있던 신체가 새털처럼 가벼워지고 힘이 올라오는 것이었다. 마치 고장 난 자동차를 대폭 수리한 것처럼 전신이 개운하고 활력이 감돌았다. 상상도 하기 어려운 치유 체험이었다.

그 뒤로도 그녀는 틈틈이 취미생활 하듯 진동요법을 구사했다. 그럴 때마다 누군가가 옆에서 자기 몸을 치료해 주고 있다는 생각이 들었다고 했다. 그녀는 이 방법으로 대부분의 난치병을 몰아냈다. 다만 골다공증은 진동요법만으로 해결이 쉽지 않아 아파트 계단 오르기와 등산을 함께 하며 다스렸다. 이처럼 운동과 진동을 병행하자 벙벙하게 벌어져 있던 뼈의 밀도도 상당히 촘촘하게 개선되었다고 한다. 이제 그녀는 진동요법 전문가가 되어 있다.

⟨사례7⟩ 이명, 간혈관종, 기립성저혈압, 어깨통증 해결

장국한 씨(56세)는 여러 해 전부터 쇳소리 같은 이명 증세로 고통받아 왔다. 밤엔 잠도 잘 이룰 수 없었다. 지름 5㎝ 정도의 혈관종이 간에 박혀 간 기능도 악화시켰다. 그로 인해 얼굴이 항상 거무스레했고, 시력도 침침했다. 앉았다 일어날 때 잠시 어지럼증을 느끼는 기립성저혈압과 어깻죽지 결림도 고민거리였다. 이들 증세로 근심하던 중 그가 필자를 만나 지도를 받게 됐다.

장 씨가 이완 심상법을 배워 신체에 성공적으로 적용하기까지는 거의 1년이 걸렸다. 처음엔 긴가민가하며 잘 따라오지 못하던 그를 나는 정성을 다해 지도했다. 다행히 그는 진동요법 같은 고도의 심리요법으로 많은 질병을 치유할 수 있다는 필자의 말을 상당히 신뢰하고 있었다.

그는 출퇴근 대중교통 안에서든, 휴일 낚시터에서든, 잠자리에서든 가리지 않고 진동을 유도하는 생활을 지속했다. 그러던 어느 날, 버스에 앉아 그 차의 덜컹거림에 몸을 맡긴 채 진동을 부르는 과정에서 몸의 떨림 현상을 처음으로 경험했다. 이후 억지로 몸의 떨림 현상을 만들어 보기도 하는 등 노력한 결과, 신체에서 자율적으로 일어나는 진동이란 게 무엇인지 점차 알게 되었다. 여러 달 동안 미묘한 시행착오를 거치는 과정에서 진동요법이 원숙하게 체득되기에 이르렀다. 덕분에 피로할 때면 몰려오던 심각한 귀울림 증세와, 순간적으로 아찔하면서 중심을 잃던 어지럼증이 확연히 줄어들었다. 어깨 결림 증상도 신기할 정도로 크게 완화됐다.

거무튀튀하던 얼굴빛도 상당히 맑은 빛깔로 바뀌었고, 항상 침침하던 눈 증상도 많이 개선되었다. 병원에서 검진을 받은 결과 간혈관종도 1㎝ 크기로 줄어들었다고 한다.

요즘은 이런 긍정적 결과에 고무되어 때와 장소를 가리지 않고 진동을 부른다. 피로가 몰려 온 날이나 술을 많이 마신 이튿날은 조용히 앉아 즐기듯 진동에 몸을 내맡긴다. 그러면 진동이 몸속을 꼬물꼬물 돌아다니며 피로와 숙취를 풀어 준다. 그럴 때마다 그는 참으로 신묘한 현상이라며 감탄을 금치 못한다.

〈사례8〉 체머리 증상, 만성 요통, 퇴행성무릎관절염이 한꺼번에

자기도 모르게 머리가 떨리는 경우가 있다. 흔히 '체머리를 흔든다'고 하는데, 한방에서 요두증(搖頭症)이라 부른다. 자신의 의지와 상관없이 머리가 지속적으로 흔들려 신경 쓰인다. 스트레스나 피로가 쌓여 근육이 굳어지며 생겨난다. 특히 만성 스트레스 상태가 되면 가슴 근육이 굳어지면서 불면증이 나타난다. 이는 신경전달물질과 호르몬의 분비를 막아 다른 부위 근육의 경직 현상을 초래한다. 목 근육이 굳어지면 체머리 증상, 손 부위 근육이 굳어지면 수전증이 나타난다. 온몸 여기저기가 경직되면 심한 통증과 함께 섬유근육통이 발생한다.

지형원 씨(72세)도 이와 유사한 경우였다. 그는 오랫동안 수면장애와 함께 목 부위 근육이 굳어 체머리 증상이 따라다녔다. 머리가 정신 나간 사람처럼 시도 때도 없이 흔들거려 사회활동을 하는 데 이만저만 불편한 게 아니었다. 그는 30년 동안 허리 통증에도 시달렸고, 수년 전부터는 퇴행성무릎관절염으로 걸을 때마다 통증을 참아야 했다.

그러던 그가 우연히 '진동'요법에 관한 정보를 접하고는 잠자리에서 이를 실천했다. 심신 이완을 깊이 있게 잘한 덕분인지 어렵지 않게 진동을 체감할 수 있었다. 눈을 감고 진동을 유도하면 5분도 채 안 돼 머리통이 좌우로 끄덕거렸다. 어느 날은 폭풍 몰아치듯이 머리가 거세게 끄덕거렸다. 이를 한바탕 하고 나면 목 부위 경직이 풀리면서 굉장한 쾌감이 머리부터 척추를 거쳐 몸통으로 뻗치곤 했다.

진동은 통증이 따라다니는 허리와 다리에도 영향을 미쳤다. 배가 훌쩍 솟으면서 허리가 따라 꺾였다가 바닥에 툭 떨어지곤 했다. 다리는 퇴행성 무릎관절염이 심한 왼쪽부터 반응이 왔다. 처음에는 까딱거리는 미동으로 시작했다가 어느 순간 후닥닥 들어 올려지기도 했다. 그러고는 오른쪽 다리로 진동 현상이 옮아가곤 했다.

지 씨는 한 달 정도 이 같은 진동요법을 강도 높게 실천했다. 그 결과 체머리 증상이 사라지고, 만성 요통과 퇴행성무릎관절염이 상당히 많이 개선됐다. 밤에 잠이 오지 않을 때는 전신진동을 걸어 놓은 상태로 새벽을 맞이한다. 밤 내내 비몽사몽간에 진동이 꼬무락거리게 하면 잠을 거의 자지 않고도 이튿날 거뜬하다. 그는 "진동요법이 나에게 치료약이자 보약 역할을 했다"고 말한다.

하지만 요즘은 진동이 잘 걸리지 않는다고 한다. 이는 지극히 정상적인 현상이다. 본래 진동은 건강한 사람에게는 제대로 걸리지 않는다. 그의 경우도 건강이 많이 회복됐기 때문에 진동이 돌아오지 않는 것이다. 다시 병약해지면 그때 진동이 위력을 발휘하게 된다.

Chapter 2

질병별
대처법

이번 장에서는 주요 질병별 '마음수술법'을 다룬다. 유수의 대학병원에서도 고치지 못하는 질병들을 마음의 작용만으로 치유할 수 있는 방법들이 제시된다.

물론 마음수술법이 모든 질환을 다 해결할 수 있는 것은 아니다. 특히 전염성 질환은 이 방법으로 퇴치하기 어렵다. 완화할 수는 있지만, 근본적으로는 병원에서 항생제 등을 처방받아 치료해야 한다. 골절상 등의 외과적 상처도 병원 치료에 의존해야 한다. 이외의 질환, 즉 비전염성 질환들이 마음수술법의 대상이다.

오늘날 인류는 점점 비전염성 질환의 노예가 돼 가고 있다. 세계보건기구(WHO)에 따르면 지구촌 사망자의 70% 정도가 비전염성 질환으로 죽는다고 한다. 대표적인 비전염성 질환은 심뇌혈관계 질환, 당뇨병, 암, 만성 호흡기 질환 등이다. 이외에도 바이러스나 세균에 의하지 않은 각종 소화기계 질환, 간장 질환, 근골격계 질환, 비뇨생식기계 질환, 내분비계 질환, 신경계 질환, 정신 질환, 여성 질환, 알레르기 질환, 자가면역질환 등이 현대인을 괴롭힌다.

이들 비전염성 질환은 원인이 매우 다양하다. 만성 스트레스, 잘못된 식생활, 운동 부족, 대기 오염, 흡연, 음주, 방사능, 화학물질, 유전 등이 질병을 초래한다. 그 가운데 만성화한 정신적 스트레스는 그야말로 만병의 근원이다. 스트레스로 인해 신체의 항상성이 깨지고 부조화와 무질서가 고착화하면서 질병이 마각을 드러내는 경우가 많다. 이완심상법을 바탕으로 한 마음수술법은 스트레스를 물리치고 마음의 잘못된 작용을 바로잡아 병을 근원적으로 몰아내는 위력을 발휘한다.

마음수술법은 스트레스 외 다른 요인들로 인해 고장 난 신체를 바로잡는 데도 큰 힘을 나타낸다. 이는 우리가 치유의 마음을 일으키면 뇌가 반응해 치유의 화학물질을 분비하도록 명령하는 시스템 덕분이다. 또는 치유의 소망을 담은 우리의 심상이 파동 형태로 다가가 신체를 변화시키는 원리로도 설명될 수 있다. 이 같은 방법으로 치유하거나 완화할 수 있는 질병들은 의외로 많다. 이 방법을 정확히 터득하면 병에 걸렸어도 병원을 찾을 일이 거의 없게 된다. 내 마음이 최고의 의사 역할을 해 주기 때문이다.

마음수술법은 전신을 대상으로 하는 것이 가장 좋다. 충분한 심신 이완을 바탕으로 전신에 적절한 심상을 확산시켜 그 힘으로 곳곳의 무질서와 부조화를 밀어내고 그 자리에 조화와 코스모스적 질서를 부여하는 것이다. 이런 방법으로 전인적, 총체적 치유를 도모하면 신체는 새털처럼 가벼워지고 질병이 힘없이 밀려나게 된다.

전신 심상의 바탕 위에 병이 난 곳에 부분적으로 심상을 밀고 들어가 집약적으로 작업하면 치유 효과가 빠르게 나타날 수 있다. 아무튼 특정 질병이라고 해서 그 부분에만 심상을 집중하지 말고 신체 전체와 병증 부위를 함께 다스려야 한다. 그럴 때 효과가 배가된다. 부분 심상은 짝퉁의 효과에 머물 수 있음을 명심하기 바란다.

마음수술은 내 안에 내장된 치유의 소프트웨어를 작동시키는 것이다. 이는 때때로 종합병원 의사들의 역량을 합친 것보다도 뛰어난 치유 효과를 나타낸다. 여기 소개되는 질병별 마음수술법은 대부분 환자들의 치유 경험을 토대로 한 것들이다. 물리적, 화학적 치료에 경도된 이들에게는 잘 이해되지 않을 수 있겠지만, 이 같은 마음수술법은 오늘도 여기저기서 놀라운 결과를 창출하고 있다.

소화기계
질환

역류성식도염

우리가 먹는 음식물은 식도를 거쳐 위로 내려간 다음 다시는 역류해 올라오지 않는다. 이때 역류를 막는 조임쇠 역할을 하는 것이 하부식도괄약근이다. 이 괄약근이 약해져 조이는 역할을 제대로 못할 때 음식물이 다시 식도로 올라온다. 이런 증상을 역류성식도염이라 한다. 전 국민의 5% 정도가 앓을 만큼 환자 수가 많다.

역류성식도염을 유발하는 요인으로는 자극적인 음식이나 과식, 식사 후 바로 눕는 행위 등이 지적된다. 몸에 꼭 달라붙는 옷도 복부 압력을 높여 이 증세를 유발할 수 있다고 한다. 이밖에 비만, 흡연, 음주 등도 이 증상을 악화시키는 것으로 알려져 있다. 그러나 이들은 대부분 지엽적이거나 이차적인 원인이다.

근본적으로는 약화된 위장 기능이 역류성식도염을 초래한다고 보는 게 옳다. 특히 선천적으로 위장 기능이 약한 사람이 감정적 상처나 과중한 업무 등으로 만성 스트레스를 받을 때 이 증세가 촉발되기 쉽다.

즉 스트레스를 받으면 신체가 이에 맞서거나 도망치느라 위의 소화액 분비와 연동운동이 멈추게 된다. 만성 스트레스 상황에서 이 일이 반복되면 위장은 본래 기능을 상실해 무력해지기 쉽다. 이로 인해 위로 내려간 음식물이 십이지장으로 잘 배출되지 못하고 위 내 압력이 상승한다. 이 같은 압력이 계속되면서 괄약근이 정상적인 기능을 상실해 음식물이 식도로 역류하게 되는 것이다. 나이 들어 신체 기능이 전반적으로 하락하면 위장 기능은 더욱 떨어져 역류 현상이 더 심해진다.

역류성식도염은 쓴물 역류, 가슴 쓰림, 목 이물감, 마른기침 등의 형태로 나타난다. 목에서 쓴물이 올라오는 것은 가장 흔한 증상이다. 이는 먹은 음식물이 위산과 함께 역류하기 때문이다. 가슴 부위로 쓰리거나 타는 듯한 감각이 올라오다가 목과 귀에까지 영향을 미쳐 괴로움을 느끼기도 한다. 식도에 무언가 걸린 것 같아 음식물을 삼킬 때마다 잘 내려가지 않는 답답증도 치민다. 역류한 위산이 목 림프선을 자극해 따갑고 붓는 느낌을 주기도 한다.

이 증세를 완화하거나 예방하기 위해서는 원인을 회피하는 것이 중요하다. 식사 후 바로 눕지 않고, 꽉 조이는 옷을 입지 않는 등의 습관 개선이 요구된다. 이보다 더 중요한 것은 위장을 만성 스트레스로부터 해방시키는 것이다. 위장을 스트레스의 감옥으로부터 근본적으로 탈출시키지 못한다면 백약이 무효다. 자잘한 생활습관은 100가지를 다 고쳐도 그야말로 자잘한 효과를 가져다줄 뿐이다.

─〈 마음수술법 〉─────────────────●

① 만성 스트레스는 위장에 보이지 않는 시멘트벽이 쳐진 것과 같다. 탁기와 사기가 위장 안팎에 꾸역꾸역 몰려 있는 형국이다. 이들 부정적 에너지가 위장기능을 무력화하고 괄약근의 조임쇠 기능도 약화시켜 사태를 일으킨다.

그러므로 스트레스를 몰아내고 위장에 편안함을 부여하는 데 우선적으로 마음수술의 초점이 맞춰져야 한다. 이를 위해 심신 이완에 총력을 기울여야 한다.

온몸의 관절 마디마디와 근육에 걸린 긴장감을 다 빼내고, 또렷한 의식도 약화시켜야 한다. 너무 똑똑하고 영리하며 날카로운 생각은 위장과 육체 전체에 칼날 같은 에너지로 작용한다. 이완을 통해 그 위세를 꺾고 신체를 부교감신경 우위의 상태로 만들어야 한다.

혹자는 스트레스가 상존하는데 어떻게 이완에 들어가겠느냐고 반문할는지 모른다. 사정이 그렇더라도 잠깐씩이라도 틈을 내어 심신 이완 훈련을 해야 한다. 그렇게 하지 못하면 결코 육체를 살릴 수 없다. 교도소 죄수도 가끔 밖에 나가 잡일이나 농사일을 하며 바람을 쐬어야 한다. 일 년 내내 감옥에만 갇혀 지내면 머리가 돈다. 만성 스트레스에 찌든 것은 교도소에 내내 갇혀 사는 것과 같다. 주인공을 스트레스 감옥에서 탈출시켜야 한다.

② 이완 상태에서 전신에 심상을 접목한다. '뜨뜻한 기운'이나 '진동'이 온몸을 타고 오르락내리락 하도록 만든다. 이는 보이지 않는 에너지

손길로 육체 안팎을 부드럽고 평안하게 마사지하는 것과 같다.

③ 전신 심상을 유도하다가 위장 쪽에 집중적으로 심상을 접목한다. '뜨뜻한 느낌'이나 '약손' 혹은 '진동' 심상이 적합하다. '뜨뜻한 느낌'이 위장을 감싸 돌거나, 영험한 '약손'이 위를 주물럭거리게 한다. '진동'이 위장을 지르고 다니며 흔들어놓는 것도 괜찮다.

이들 심상을 적용하다 보면 실제로 맥없이 축 늘어져 있던 위장이 탱탱하게 탄력을 받거나, 어떤 행복한 느낌이 위장에 밀려드는 것 같은 느낌을 받을 수 있다. 막힌 것이 뚫려 소화가 개선되는 것은 물론이다. 이런 느낌을 키우고 또 키우다 보면 위장의 기능은 점점 상승된다. 식도와 목, 가슴 등 증세가 붙어 다니는 영역에도 부분적인 심상을 적용해 효과를 도모한다. 그러면 어느 날 위장과 괄약근 기능이 정상을 회복하면서 몸을 괴롭히던 증세가 사라진다.

④ 척수신경을 따라 오르내리며 이상한 느낌이 붙어 있는 부위를 찾아낸다. 그 부위가 역류성식도염 증상과 관련 있을 수 있으므로 심상을 적용해 다스린다. 이상한 느낌이 빠져나갈 때까지 심상으로 자극한다.

⑤ ③과 ④를 통해 증세가 빠져나간 뒤에도 틈틈이 전신 심상과 부분 심상을 적용해 재발을 막는다. 역류성식도염은 마음의 불편으로부터 초래되는 경우가 많으므로 반복적인 심상법 적용으로 재발의 싹을 억누를 필요가 있다.

위축성위염, 장상피화생

위축성위염은 만성위염의 가장 흔한 형태 중 하나다. 위의 표면인 점막이 얇아져 명치부 통증 등 다양한 증상을 일으킨다. 구역질, 트림, 상복부 팽만감 등이 따르기도 하며 소화가 잘 안돼 식욕 부진, 체중 감소 등이 초래되기도 한다. 전 국민의 10% 이상이 갖고 있을 정도로 흔한 증세이다.

위장의 점막세포는 혈액이 잘 돌지 않으면 염증 반응이 높아진다. 이로 인해 점막세포들이 점차 사멸하게 되며 세포 재생도 어려워진다. 이 같은 일이 반복돼 만성염증이 따라다니면 필연적으로 점막이 얇아져 위가 제 기능을 못하게 된다. 위축성위염이 발생하는 기전이다.

위축성위염의 원인은 여러 가지다. 지나친 음주나 불규칙한 식사를 오랫동안 계속하면 이 증세가 촉발될 수 있다. 자극이 강한 음식을 가까이 하는 식습관도 원인이 될 수 있다. 만성적인 헬리코박터 파일로리 감염으로 인한 점막 세포의 위축도 빌미를 제공한다. 만성적으로 따라다니는 정신적 스트레스도 이 위염의 중요한 인자다.

특히 현대사회가 복잡다단해지고 생존경쟁이 치열해지면서 위축성위염 환자가 증가하는 추세다. 무엇보다 스트레스에 찌든 직장인들이 이 질환에 노출되기 쉽다. 직장인들은 스트레스를 받았다가 안정 상태로 돌아오기 전에 다시 스트레스를 받곤 한다.

스트레스 없이 편안한 상태에서는 부교감신경이 침샘의 침 분비와 간장의 쓸개즙 분비를 자극하고, 위장관의 연동운동과 소화액 분비를 촉진해 소화를 돕는다. 그러나 스트레스를 받으면 이번에는 교감신경이 침 분비를 억제하고 위장관의 연동운동과 소화액 분비도 막는다. 신체가 위급 상황에 잘 대처하도록 돕는 것이다. 그런데 이 같은 스트레스가 반복되면 위장은 늘 억눌려 탈이 날 수밖에 없다.

만성 스트레스는 혈관을 수축시켜 혈액이 선순환되지 못하게 한다.

혈액이 고인 자리에는 염증이 발생할 수밖에 없다. 이로 인한 만성염증과 만성적인 위장의 억눌림은 스트레스에 찌든 현대인에게 다가서는 숙명적인 현상이다. 따라서 만성 스트레스를 해소하지 않고는 위축성위염 해결을 장담하기 어렵다.

장상피화생은 증세가 위축성위염보다 한 발짝 더 진전된 위장질환이다. 위축성위염이 지속돼 위장관의 기능이 더 떨어지고, 혈액순환 억제로 염증 반응이 더욱 높아질 때 발생한다. 이 경우 위 점막이 장점막 형태로 바뀌어 이런 병명이 붙었다.

장상피로 변한 세포는 정상세포로 복귀하기 어렵다. 그래서 위점막은 황폐한 사막처럼 변하고, 자칫 위암의 빌미를 제공할 수도 있다. 따라서 이미 병든 세포를 정상세포로 되돌리려는 특단의 노력과 함께, 정상세포들이 제 기능을 충분히 발휘하게 할 필요가 있다. 위장을 비롯한 소화기계의 기능이 전체적으로 증진되도록 해야 한다.

이를 위해 교감신경의 지나친 흥분을 억제하고, 약화된 부교감신경의 기능을 증진하는 일이 시급하다. 이완 심상법이야말로 이에 부응할 수 있는 방법이다. 장상피화생과 위축성위염 모두를 이 방법으로 극복할 수 있다.

─〈 마음수술법 〉─────────────●

① 심신을 충분히 이완한다. 이는 과도하게 흥분된 교감신경의 기능을 억제하고, 약화된 부교감신경의 기능을 강화하는 가장 효율적인 방법이다. 이완만 잘해도 혈액순환이 활발해져 산소와 영양소가 잘 공급되면서 위점막 세포의 재생이 촉진된다. 또 위장관이 억눌림 상태에서 해방

돼, 약화되었던 소화 기능이 상당 부분 정상으로 돌아올 수 있다.

② '전신진동'을 유도해 온몸이 잔잔한 진동의 물결에 행복하게 젖게 만든다. 이를 통해 내분비계와 자율신경계를 정상화해, 그동안 불균형을 이뤘던 각종 호르몬과 신경전달물질이 균형을 이루도록 유도한다. 이렇게 하면 신체는 지극히 안정된 상태에 접어들어 소화기계의 기능이 향상된다. 이런 생활을 반복하면 위장의 소화 기능과 생태계가 서서히 정상을 회복한다.

③ '전신진동' 대신 '뜨뜻한 느낌'이나 '신성' 등의 심상을 온몸에 잘 적용해도 비슷한 효과를 이끌어 낼 수 있다.

④ 위장 기능을 튼튼히 하기 위해 상복부에 부분적으로 심상을 접목한다. '약손' 심상을 몰고 들어가 그 영험한 능력으로 위장관을 주물럭거리면, 그런 상상이 실제 현실로 나타날 수 있다. 불수의(不隨意) 근육인 위장이 놀랍게도 꿈틀거리게 된다. 어느 때는 밀가루반죽을 주물럭대는 것 같은 현상이 나타나기도 한다.

'약침' 심상을 밀고 들어가면 굉장한 자극이 위장을 관통하기도 한다. 이는 한방의 금침 이상으로 경혈, 경락을 자극해 약화한 위장 기능을 증진하는 효과를 발휘한다. '부분진동'으로 위장을 자극해도 비슷한 긍정적 결과가 나타난다.

⑤ 심상을 몰고 척수신경을 따라 오르내리며 불편감이 느껴지는 부위에 자극을 부여하면 위장 기능이 더욱 향상된다.

⑥ 이상의 심상화 작업을 되풀이하다 보면 어느 날 위장 기능이 상당히 증진된 것을 알고 건강에 자신감을 갖게 된다.

위·십이지장궤양

위·십이지장궤양을 소화성궤양이라고도 한다. 이는 음식물 소화 기능을 하는 위산과 펩신이 엉뚱하게도 위장과 십이지장 등 소화기관의 점막을 소화(손상)시킨다고 해서 붙은 별칭이다.

위·십이지장궤양은 위·십이지장의 점막에 대한 공격인자와 방어인자의 균형이 깨질 때 발생한다. 공격인자는 위산과 펩신이며, 방어인자는 점액과 중탄산염 등이다.

위산은 위액에 들어 있는 산성 물질이며, 펩신은 위의 주세포에서 분비되는 단백질 효소다. 이 둘의 작용으로 위장에 들어온 음식물이 소화 과정을 밟는다. 이와 달리 점액과 중탄산염은 위·십이지장 점막 세포에서 분비돼 점막 손상을 방어하는 역할을 한다.

평소에는 이 둘이 서로 조화를 이뤄 소화 기능이 정상적으로 작동한다. 그런데 어떤 이유로 위산이 너무 분비돼 위액의 총산도가 비정상적으로 높아지는 등 공격인자의 기능이 항진되고, 반대로 방어인자의 기능이 감퇴하는 등 두 인자 간 부조화가 발생하면 위·십이지장궤양이 촉발된다.

공격인자인 위산 분비를 증가시키는 대표적 원인은 불안, 초조, 긴장, 갈등 등 정신적 스트레스다. 이러한 스트레스가 잠시 나타났다 사라지면 위산 분비가 정상화해 위와 십이지장이 더 이상 공격받지 않는다. 그러나 반복되는 스트레스 상황에서는 위산이 계속해서 과다분비돼 위·십이지장 점막이 공격받을 수밖에 없다. 이로 인해 마치 삽으로 땅을 파헤쳤을 때처럼 위·십이지장 벽이 패이고 거칠어진다.

물론 향신료가 많이 들어간 자극적 음식과 카페인 성분이 들어 있는 차도 원인이 될 수 있다. 이들을 매일같이 지나치게 먹거나 마시는 일부 경우를 제외하면 대부분은 만성 스트레스가 공격인자의 활성을 촉진하는 것으로 알려지고 있다

방어인자인 점액의 분비를 약화시키는 대표적 원인도 만성 스트레스다. 현대인이 흔히 복용하는 아스피린과 소염진통제, 지나친 음주와 흡연도 방어인자의 기능을 약화시킨다. 이들 원인 못지않게 만성 스트레스는 위·십이지장 점액 등의 분비를 지속적으로 막아 점막의 기능을 결정적으로 떨어뜨린다는 문제점이 있다.

따라서 공격인자의 위세를 낮추고, 반대로 방어인자의 기능을 증진시켜 위·십이지장의 소화능력을 정상화하는 것이 이 질병을 치료, 예방하는 첩경임을 알 수 있다. 이를 위해 이완 등을 통해 스트레스를 떨쳐 내는 데 정성을 기울여야 한다.

최근에는 위산 외에 헬리코박터 파일로리라는 세균이 중요한 공격인자로 간주되고 있다. 이 세균은 몸 안에서 생성된 요소를 분해해 많은 양의 암모니아 가스를 발생시킨다. 그러고는 이 암모니아 가스로 위산을 중화시켜 자신이 생존하기 좋은 토양으로 만든다. 이 과정에서 암모니아 가스와 세균 자체가 내뿜는 독소 단백질이 위 점막을 손상시키는 것으로 알려진다. 결국은 위액의 강한 산성도가 헬리코박터 파일로리를 번성케 하여 궤양을 촉발하는 셈이다.

헬리코박터 파일로리가 이 질병의 중요한 원인인 경우 항균제 등을 처방해 치료하는 것이 수월하다. 하지만 위산 분비 억제 등 항진된 공격인자의 기능을 떨어뜨림으로써 이 세균의 위세를 꺾는 것도 치유를 위해 염두에 둬야 한다. 이와 함께 약화한 방어인자의 기능을 증진하

는 데도 치유의 주안점이 둬져야 할 것이다.

─〈 마음수술법 〉──────────●

① 심신을 충분히 이완한다. 이는 위·십이지장 점막 공격인자인 위산의
분비를 억제하고 방어인자인 점액 등의 분비를 촉진해 두 마리 토끼를
잡을 수 있는 효율적인 방법이다. 몸과 마음을 오랜 시간 자주 이완해
줄수록 치유 효과는 상승한다.

② 전신 심상을 적용해 몸 전체의 기운을 증진하면서 위·십이지장에 부분
심상을 집중해 그곳을 다스린다. 통증과 불편함으로 무기력하던 위장
에 어떤 쾌감이나 탱탱한 기운이 감돌 때까지 '약손'이나 '진동' 등의
심상을 적용한다.

③ 심상을 몰고 척수신경을 따라 오르내리며 불편감이 느껴지는 부위에
자극을 부여하면 위와 십이지장 기능 향상에 많은 도움이 된다.

④ 심상을 접목하다 보면 자기도 모르게 그 일에 집착해 교감신경이 슬그
머니 항진되는 경우가 있다. 이 경우 심신을 한바탕 더 이완해 교감신
경의 기세를 꺾어 놓아야 한다. 그런 다음 '약손' '진동' 등의 심상이 초
원의 '망아지'처럼 자율적으로 작동되게 방임해야 한다. 절대 '망아지'
를 쫓아가 고삐를 잡아채선 안 된다. 그러면 역효과가 난다.

⑤ 심신 이완과 심상 접목을 되풀이해 위·십이지장을 점점 더 평안케 한
다. 이를 궤양이 완전히 아물어 위·십이지장이 건강을 되찾을 때까지
계속한다.

과민성대장증후군, 대장용종

과민성대장증후군은 이름 그대로 대장이 민감한 반응을 일으켜 나타나는 증상이다. 가벼운 스트레스에도 복통을 일으키는가 하면, 수시로 점액질 변을 보거나 설사를 하고, 반대로 변비를 호소하기도 한다. 배변 후 잔변감이 남아 변기를 떠나지 못하기도 한다. 특히 가스가 차올라 복부 팽만감과 트림, 방귀가 늘 따라다닌다. 이로 인해 항상 피곤하고 두통과 불면증에 시달리는데, 전 국민의 10% 정도가 이 증후군을 앓는 것으로 알려져 있다. 무엇보다 날마다 과중한 업무나 상사와의 갈등에 시달리는 샐러리맨들이 이 증후군을 많이 앓는다. 이 증후군은 몇 달, 혹은 몇 년씩 계속돼도 대장에서 외과적 이상이 드러나지 않는다.

하지만 오래돼 중증으로 고착화하면 환자를 지쳐 떨어지게 만든다. 대장 생태계가 무너져 얼굴이 백짓장처럼 변하고, 허리가 구부정해지기도 한다. 누군가 몸의 힘을 강제로 빼앗아 간 듯 기운이 빠져 두 다리로 버티고 서 있기조차 힘들다. 이처럼 난감한 상황인데도 주위에서는 사정을 잘 이해하지 못한다.

이 증후군을 유발하는 대표적 원인은 정신적 스트레스로 알려져 있다. 세균성 장 염증과 장내 유해세균 증식 등도 일부 원인이지만, 근본적으로는 만성 스트레스가 대장의 민감도를 높여 증상을 초래하게 된다고 한다.

우리 몸의 위장관은 신경 및 신경전달물질의 작용으로 뇌와 직접적으로 연계돼 있다. 이 같은 기전으로 형성된 것이 뇌·장신경계다. 그러므로 우리가 일상적으로 겪는 정신적 스트레스는 뇌에 전달되고, 그 후 다시 위와 대장에 부정적 영향을 미치게 된다. 이 같은 부정적 영향의 결과로 나타나는 것이 과민성대장증후군이다. 다시 말해 부정적인 내 마음이 대장에 유독성 에너지로 작용한 것이다.

처음 한두 번은 부정적 마음이 전해지더라도 우리 몸이 '싸움, 도피' 반응을 통해 견딘다. 그러나 이런 일이 만성 스트레스 형태로 반복되면 방어 능력을 상실하고 만다. 육체가 고된 스트레스 앞에 무릎 꿇고 마는 것이다. 결국은 항진된 교감신경을 최대한 쉬게 만드는 것이 이 증후군을 극복하는 지름길이다.

대장용종도 스트레스와 무관하지 않다. 반복되는 스트레스로 뇌·장 신경계가 흔들리면 장의 건강 생태계가 약화하면서 용종이 자라기 좋은 환경이 만들어진다.

물론 대장용종은 기름기 많은 육류 위주의 식생활을 오랫동안 계속하는 것도 주요인으로 지목된다. 운동 부족, 염증성 장질환 등도 원인이다. 평소 이러한 원인이 제공되고 있다면 이를 회피하는 노력과 함께 스트레스 역시 잘 다스리는 습관을 들이는 것이 중요하다.

대장용종은 지름 1cm 이상 선종으로 자라면 대장암으로 발전할 수 있으므로 조기에 제거하는 것이 유리하다. 병원에서는 내시경 수술로 제거하지만 심리요법만으로도 녹여 버릴 수 있다. 심리요법은 대장암조차 녹여 낼 수 있는 방법이므로 용종 정도는 그다지 어렵지 않게 해결할 수 있다. 이완 심상법을 생활화하면 과민성대장증후군과 대장용종뿐 아니라 대장에 발생하는 대부분의 질환을 컨트롤할 수 있다.

─〈 **마음수술법** 〉───────────────────●

① 심신을 충분히 이완한다. 전신을 이완하되, 특히 뇌와 척수신경 및 위

장관의 이완에 집중한다. 또 스트레스가 신체의 어느 부위에 가해지는지 잘 살펴 그 부분의 이완에 정성을 기울인다.

② 과민성대장증후군은 대장의 연동운동과 소화흡수 기능이 약화되었음을 말해 주는 증상이다. 일회성 스트레스 앞에서는 대장의 기능이 위축되었다가 다시 회복되지만, 스트레스가 만성적으로 달려들면 이 기능은 회복되지 않는다. 따라서 스트레스를 몸에서 분리하는 일이 매우 중요하다. 날마다 심신 이완만 충분히 해 주어도 이 증후군은 완화된다.

③ 심신 이완 상태에서 뇌, 척수신경, 위장관 및 스트레스가 걸린 부위에 각종 심상을 적용한다. 심상은 '약손'이든 '진동'이든 본인의 체질에 맞는 것을 선택해 적용하면 된다.

심상이 몸에 전달되면 어떤 기분 좋은 느낌이 복부를 질러 스멀스멀 지나다니기도 하고, 어떤 예리한 것이 스쳐 막힌 곳이 뚫리는 느낌이 다가서기도 한다. 척수 심상에 골몰하다 보면 어떤 진동이 척추뼈를 따라 오르내릴 수도 있다. 복부 심상에 집중하다 보면 배가 일정 리듬을 타고 꿈틀대는 신기한 현상도 벌어진다.

이때 그동안 경험하지 못한 황홀한 느낌이 배 속에 차오른다. 그 느낌을 키우고 또 키우다 보면 정장(整腸) 작용이 일어나 가스가 빠져나가고 복부가 편안해진다. 그 후 변을 보면 그동안 점액질이던 것이 황금색 정상 변으로 바뀐 것을 발견하게 된다. 대장이 제 기능을 회복해 음식물의 소화 흡수가 정상화됐음을 말해 주는 현상이다.

④ '복부 진동' 등 복부 심상에 정성을 기울이고 또 기울이면 대장용종이 수그러드는 것은 시간문제이다. 대여섯 개씩 생겨나 있던 용종도 한꺼번에 녹아 사라진다.

물론 용종 예방을 위해서는 기름기 있는 음식을 피하고 비만을 잘 관리하는 것도 중요하다. 이러한 생활과 더불어 이완 심상을 습관화하면 용종 때문에 신경 쓰이는 일이 다시는 발생하지 않는다.

췌장염

통증 심한 정도가 요로결석, 대상포진, 섬유근육통 등에 뒤지지 않는 질환이다. 명치와 배꼽 사이 상복부에 심한 통증이 나타난다. 깊은 곳에서 지속적으로 찌르듯 나타나는 경우가 많다. 통증은 종종 옆구리나 등, 가슴 쪽으로 뻗치기도 한다. 급성일 경우 응급실에 실려가 마약성 진통제 주사를 맞아야 할 때도 있다. 이 경우 쇼크 상태에 빠지거나 목숨을 잃기도 한다. 배에 가스가 차올라 장이 무력화하는 경우도 흔하다.

췌장염은 급성과 만성으로 구분되는데, 급성은 음주와 담석이 주요 원인이다. 담석의 경우 쓸개에서 빠져나와 쓸개관 끝에 걸리고 이로 인해 담즙이나 췌액의 배출이 잘 안 돼 췌장 염증이 발생한다. 급성 췌장염은 통증 조절과 수액요법을 통해 대부분(80% 정도) 자연 회복된다. 나머지 20% 정도는 중증으로 치달아 패혈증, 급성신부전증 등의 합병증을 일으킨다.

만성췌장염은 주로 여러 해 동안 술을 많이 마신 경우에 발생한다. 만성 염증과 섬유화, 외분비 및 내분비 조직의 파괴 등으로 췌장 기능을 근본적으로 상실하고 만다. 이 경우 어떤 노력으로도 제 기능을 회복할 수 없다는 것이 현대의학의 판단이다.

그러나 이는 물리적 치료에 매몰된 의사들의 판단일 뿐이며, 마음 치유의 관점은 다르다. 마음수술법만으로도 급성 혹은 만성 췌장염을 상당 부분 통제할 수 있다. 통증을 낮출 수 있을 뿐 아니라, 훼손된 췌장 기능도 일정 부분 회복시킬 수 있다.

─〈 마음수술법 〉──────────────●

① 심신을 최대한 이완한다. 잠에 취했을 때처럼 깊이 이완하는 게 좋다. 전신이 먹먹하고, 의식이 몽롱한 상황이 그 경우다. 심신 이완만 습관화해도 췌장염을 일정 부분 해소할 수 있다. 휴식을 통해 췌장의 소화액과 쓸개즙 분비를 촉진하면 염증이 차츰 가라앉게 된다.

② 통증 해소를 최우선 목표로 삼는다. 이를 위해 흐릿한 의식으로 통증 부위에 다가간다. 상복부의 통증을 비롯해 옆구리, 등, 가슴 등의 동통을 한데 묶는다. 이들을 보자기로 둘둘 말듯이 마음으로 합쳐 놓는다.

③ 전신 심상을 일으켜 전신이 그 물결에 젖어 들게 한다. '뜨뜻한 느낌'이나 '진동' 등의 심상을 선택적으로 적용해 온몸이 그 흐름에 녹녹히 휘감기게 한다.

④ 전신 심상의 상태에서 한데 묶은 통증 부위로 다가가 이를 온 정성으로 밀어낸다. 이때 꾹꾹 누르듯이 자극하거나, 팽팽하게 조이듯이 잡아당겨 밀쳐 낸다. 부교감신경 우위의, 매우 안정된 마음으로 이 작업을 해야 한다. 한동안 이 행위를 반복하다 보면 통증이 녹아 없어지듯 스르륵 빠져나간다. 그 자리에 다소 아린 듯한 증상이 맴돌 수도 있다.

⑤ 췌장이 자리 잡은 상복부 깊숙한 곳으로 들어간다. 그곳에서 심상의 힘으로 췌장과 그 주변부를 자극한다. 역시 부교감신경 우위 상태에서

이 일을 반복하다 보면, 그 자리에 꿈틀거리거나 전류가 흐르는 듯한 반응이 일어날 수 있다. 이는 췌장이 어떤 압박에서 벗어나고 혈류와 호르몬 등의 흐름이 개선됐다는 신호이다.

⑥ 이상의 과정을 습관적으로 되풀이하면 췌장과 그 주변부의 면역 환경이 개선돼, 훼손됐던 췌장 기능이 차츰 회복될 수 있다. 석회화됐던 부분이 유연하게 풀리는 일도 발생할 수 있다.

폐 질환

폐결절, 폐부종

폐결절은 폐 안에 생긴, 지름 3㎝ 미만의 둥근 병변이다. 보통 한 개만 있어 '고립성 폐결절'로 불린다. 여러 개가 있는 경우는 '다발성 폐결절'이라 한다. 지름이 3㎝ 이상일 때는 결절 대신 종양이라 부르며, 이 경우 악성일 가능성이 높다. 흔히 정기 건강검진 과정에서 흉부 X선이나 CT 촬영을 하다 우연히 발견하고는 암이 아닌가 하여 놀라곤 한다.

그러나 폐결절이 악성일 가능성은 낮다. 폐결절은 대체로 만성적인 염증성 병변 형태를 띤다. 만성 염증은 석회를 바른 것처럼 굳어진 경우도 있다. 이런 염증성 병변 부위가 매끄러운 경계를 이루면 양성 결절, 방사형으로 흩어진 경계를 보이면 악성 결절일 가능성이 크다. 다행히 폐결절은 70% 정도가 전자의 형태를 띠는 것으로 알려져 있다. 따라서 염증을 초래한 원인과 염증 자체를 제거하는 데 우선적으로 치료의 관심이 모아져야 한다.

만일 염증의 원인이 곰팡이균이나 결핵균 등이라면 이들을 퇴치하기 위해 불가피하게 치료약을 복용해야 한다. 그러나 모든 염증이 그런 것처럼 폐의 염증도 만성 스트레스가 원인인 경우가 많다. 만성 스트레스 상태에서는 혈액이 탁해지고 폐 속의 노폐물과 염증물질이 원활히 배출되지 못한다. 이로 인해 폐의 염증 환경이 만성적으로 진행되어 폐결절이 형성된다.

따라서 근본적으로 염증을 잡지 못하면 폐결절을 해결하기 어렵다. 폐에 쌓인 염증성 단백질 등 노폐물을 없애고 맑은 혈액이 흐르도록 하면 폐결절은 크기가 서서히 줄어든다. 병변 부위의 염증이 완전히 해소되면 조직이 정상으로 회귀해 결절이 자취를 감추기도 한다. 이 모든 과정을 마음의 작업으로 해낼 수 있다. 고도의 심리요법만으로도 석회화된 폐결절을 녹일 수 있으며, 심지어 악성으로 변한 덩어리도 없애 버릴 수 있다.

폐부종은 폐결절과 다소 상이하지만 폐 안에 노폐물이 쌓여 발생한다는 측면에서 유사성이 있다. 즉 체액이 선순환하지 않고 폐에 과도하게 쌓여 호흡곤란이 초래되는 질환이다. 이는 심장질환이 원인이 되어 파생할 수 있고, 폐 모세혈관의 투과성이 증가해 발생하기도 한다. 뇌 손상이나 신장기능 장애가 원인이 되기도 한다.

폐부종이 발생하면 숨을 쉬기 어려워지면서 간헐적으로 마른기침을 해 댄다. 가래가 목에 걸려 잘 올라오지 못하는데, 어쩌다 토해 내면 분홍빛 감도는 거품 낀 가래가 나온다. 폐에 노폐물로 쌓여 있던 체액이 기침을 따라 빠져나오는 것이다. 심리요법을 잘 적용하면 이 같은 노폐물을 원활히 배출할 수 있다. 그럼으로써 부종을 완화해 폐를 정상 위치로 되돌려 놓을 수 있다.

한편 폐는 오염된 공기에 노출될 때 병에 걸리기 쉽다. 그러므로 실내 환기에 신경 쓰고, 오염된 외부 공기를 회피하며, 금연하는 것도 폐결절, 폐부종 예방을 위해 중요하다.

─〈 마음수술법 〉─────────────────────────●

① 편안한 장소에 누워 심신을 충분히 이완한다. 천정을 바라보며 눕거나, 반대로 스트레칭 자세로 바닥에 엎드린다. 폐결절과 폐부종은 폐 안의 노폐물 배출이 치료의 주안점이므로 푹신한 베개 등을 턱에 괴고 스트레칭 자세로 엎드려 이완하는 게 좋다. 무언가에 깊이 함몰되듯이, 혹은 폐를 정점으로 온몸이 흐물흐물 녹아내리듯이 이완한다.

② 폐 안의 무언가 석연치 않은 부분이 마음수술 대상이다. 그것은 염증 물질 섞인 노폐물일 수 있고, 석회화된 덩어리일 수도 있다. 심지어 이미 악성으로 변한 혹일 수도 있다. 어떤 상황이든 개의치 말고 치유의 타깃으로 설정한다. 석연치 않은 부분이 확인되지 않을 경우는 한쪽 폐 전체나 양쪽 폐를 한꺼번에 목표 지점으로 설정한다. 그냥 양쪽 가슴 속 깊은 부분을 목표 지점으로 삼는 것도 괜찮다.

③ 가물가물한 의식으로 '뜨뜻한 느낌'의 심상을 만들어 목표 부위로 다가간다. 거기에 뜨뜻한 심상을 접목한다. 그런 뒤 온 정성을 기울여 뜨뜻한 느낌을 온양(溫養)한다. 병변 부위가 점점 뜨뜻한 기운으로 채워지게

한다. 마침내 그 부위가 뜨뜻한 느낌으로 빵빵하게 부풀어 오르게 한다.

④ 뜨뜻한 느낌에 포위된 노폐물을 마음으로 밀어낸다. 이때 영험한 '약손' 심상을 보태어 밀어내기 작업을 하면 더 효과적이다. 혹은 그냥 고무래로 밀어내는 듯한 상상을 접목해도 된다. 이때 간절히 달래듯이 하여 밀어낸다. '제발 좀 나가 다오' 하는 소망의 말을 마음속으로 중얼거리면 효과를 더 높일 수 있다.

⑤ 노폐물 밀어내기에 열중하다 보면 기관지가 간질거리며 기침이 터지는 수가 있다. 가래가 밀려 나가는 과정에서 발생하는 현상이다. 이때는 기침 때문에 심상화 작업이 중단돼 부득이 현실로 돌아오게 된다. 그 상황에서 몇 바탕 기침을 해서 가래를 뱉어 내고 다시 이완 심상화 작업에 들어간다. 이 같은 과정을 몇 차례 반복하다 보면 많은 양의 노폐물이 가래 형태로 토해져 나오기도 한다. 날마다 시간을 내어 며칠간, 혹은 한두 달간 이런 작업을 계속하면 어느 날 폐 속이 개운해져 병증이 사라진 것을 깨닫게 된다.

⑥ '약침' 심상은 석회처럼 굳어 있거나 악성 종양 형태인 폐결절을 녹이는 데 효율적이다. 마음으로 날카로운 대침 형태의 '약침' 심상을 만들어 환부에 찌른다. 그러면 찌릿찌릿한 느낌이 온몸에 전해진다. 이 느낌은 석회화 현상이나 종양 덩어리가 녹아내린다는 신호다. 오랫동안 이 같은 '약침' 심상을 반복적으로 적용하면 실제로 석회나 종양 덩어리가 사라진다. 병원에서 CT 촬영으로 혹 형태의 결절이 자취를 감춘 것을 확인하면 의사도 놀라게 된다.

⑦ '진동' 심상도 위력적인 결과를 가져다준다. 잔잔한 진동을 밀고 들어가 염증 부위를 밀어내면 염증이 가래 형태로 사정없이 배출된다. 석

회나 혹 덩어리는 온기를 띤 진동 심상을 부여하면 속절없이 녹아내린다. 얼음 덩어리를 녹여 내는 것과 비슷한 현상이 벌어진다.

⑧ 이상의 심상법들은 절실한 마음을 바탕으로 가슴 속 아주 깊은 지점까지 몰고 들어가 휘젓듯이 구사한다. 간절함이 하늘을 감동시키듯 하여 심부(深部)로 파고들면 파고들수록 효험은 극대화된다.

⑨ 심장질환이나 신장기능 장애 등 다른 질환이 원인인 폐질환은 그 원인을 해소하는 방법으로 치유한다. 이를 위해 관련 질환을 이완 심상법으로 잡는 노력이 병행돼야 한다.

⑩ 폐결절과 폐부종은 오른쪽 날갯죽지 안이나 어깨부위에 연관통이 발생할 수도 있다. 연관통이 따라다닌다면 그 통증 부위도 함께 심상법으로 무마해 주는 것이 좋다. 이를테면 날갯죽지 속이 아플 때 '약침' 심상으로 깊숙이 찔러 주면 막힌 것이 뚫리며 증세가 호전된다.

⑪ 신체의 장기는 그 장기가 처한 환경이 열악할 때 질병에 걸릴 가능성이 높고 중증으로 치닫기 쉽다. 척추 가운데 경추와 흉추는 폐를 주관하는 신경 가닥이 내밀어진 자리다. 불량한 자세나 만성 스트레스 등으로 이 부분 디스크가 돌출해 신경을 누르면 폐가 억눌리는 꼴이 된다. 그러면 폐의 체액 선순환이 방해되고 염증 물질이 쌓이는 나쁜 환경이 조성된다. 그러므로 고도의 심상법으로 돌출한 디스크를 밀어 넣어 신경의 억눌림을 풀어 주는 작업도 병행할 필요가 있다.

⑫ 나아가 본인의 체질에 맞는 심상법을 날마다 전신에 적용해 몸의 부조화를 떨쳐 내면 상쾌한 느낌이 휘감아 돌면서 폐기능이 정상을 회복하게 된다.

만성폐쇄성폐질환

호흡곤란과 만성적인 기침이 주요 증상으로, 만성기관지염과 폐기종이 복합된 형태의 질환이다. 끈끈한 가래가 기침과 함께 나오기도 하며, 숨 쉴 때 쌕쌕거리는 천명음이 들리기도 한다. 가슴이 답답해 아주 힘들게 숨을 쉴 때도 있다. 입술과 손끝이 파래지는 청색증이 동반되기도 한다.

기도, 기관지, 폐 등으로 이뤄진 호흡기는 우리 몸에 꼭 필요한 산소를 흡입하고 노폐물인 이산화탄소를 배출한다. 산소와 이산화탄소의 교환은 폐 속의 폐포에서 일어난다. 폐포는 작은 공기주머니인데, 여러 개가 작은 포도송이처럼 덩어리를 이루고 있다. 우리 몸에는 3억~5억 개의 폐포가 있는데, 가는 혈관이 이들을 둘러싸고 있다.

만성폐쇄성폐질환은 어떤 원인으로 폐의 비정상적 염증 반응이 일어나고, 이로 인해 기관지와 폐포가 손상을 입어 나타난다. 염증이 지속되면 기관지 벽이 두꺼워져 점액 분비가 늘어나게 된다. 또 폐포가 얇아지고 축 처져 숨을 내쉴 때마다 공기가 충분히 빠져나가지 못한다. 전반적으로 폐의 탄성이 떨어져 기도가 구조적으로 변화하면서 기류 제한도 발생하게 된다. 폐의 이런 부정적 변화는 피부의 흉터처럼 개선되지 않아 영구적인 폐 기능 저하를 유발하게 된다. 따라서 이 질환은 어떤 약물 치료로도 호전시킬 수 없다고 한다. 국내 45세 이상 성인의 17% 정도가 앓고 있으며, 세계적으로 사망 원인의 4위를 차지한다.

이 질환의 가장 큰 위험인자는 흡연이다. 흡연을 통해 4,000여 종의 독성 화학물질을 흡입함으로써 기관지와 폐가 염증을 입고 손상된다. 만성폐쇄성폐질환 환자의 80~90%가 이 경우에 해당한다. 유전적 결함과 기도 과민성, 실내외 오염된 공기 등도 원인들로 지적된다.

사람의 폐 기능은 나이 들면서 서서히 감소하게 된다. 따라서 만성 폐쇄성폐질환 환자는 노화로 인해 점점 더 곤란한 상황에 내몰릴 수 있다. 기관지확장제 등 약물만으로 부족해 호흡재활치료와 산소 치료 등을 병행하기도 한다. 이렇게 해도 폐 기능 저하 현상을 근본적으로 되돌릴 수는 없다고 한다. 마음수술법은 폐포와 기관지 등의 병든 세 포를 건강한 세포로 점차 교체할 수 있는 방법인 만큼 이 질환의 진행 을 억제하거나, 증상을 다소 호전시킬 수 있다. 이 경우 폐 기능이 너 무 감소한 노인은 힘들고, 청장년층은 가능하다.

─〈 마음수술법 〉──────────────────●

폐결절, 폐부종과 유사한 방법으로 마음 치유 작업을 진행하면 된다.

심뇌혈관계
질환

고혈압

흔히 고혈압을 '침묵의 살인자'라 부른다. 실제는 고혈압인데도 무증상으로 지내다가 심각한 합병증으로 이어질 수 있기 때문이다. 혈압측정기로 재 보기 전에는 고혈압 여부를 알 수 없다는 게 일반적인 의학적 판단이다.

그러나 꼭 그렇지만은 않다. 고혈압이 있을 때는 분명치는 않아도 다음과 같은 미묘한 전조증상들이 따라다니는 경우가 있다.

- 어깨가 뻣뻣하거나 쑤신다.
- 뒷덜미가 무겁고 뻑뻑하다.

- 현기증이 난다.
- 메스꺼움이 느껴진다.
- 가끔 코피를 쏟는다.
- 몸을 조금만 움직여도 숨이 차고 심장이 두근거린다.
- 눈이 충혈되거나 시야가 흐려진다.
- 손발이 저리거나 부어오른다.
- 얼굴이 빨개지고 땀이 난다.
- 맥박이 빨라질 때가 있다.
- 피로감이 자주 몰려온다.
- 머리가 흐린 하늘처럼 무겁고 띵하다.
- 이명이 따라다닌다.

물론 이 같은 증상은 다른 질병으로 인한 것일 수도 있다. 하지만 고혈압 환자에게 이런 현상이 종종 따라다니는 것을 보면, 이를 고혈압을 의심케 하는 증상들로 참고하는 것도 무리는 아닐 것이다. 이 경우 서둘러 혈압을 측정해 미리미리 대응하는 것이 현명하다.

고혈압이 있다는 것은 우리 몸의 항상성이 깨져 있음을 의미한다. 나이가 많거나 유전적인 요인에 의해서, 그리고 비만, 활동 부족, 스트레스, 흡연 등에 의해서 혈압이 올라가는 것으로 알려진다. 특히 이들 요인 중 어느 것에 의해 혈액이 탁해지고 혈관 벽에 노폐물이 쌓인 경우 혈액의 흐름이 원활치 못해 혈관이 압력을 받으면서 혈압이 올라가게 된다.

이러한 압력을 장기적으로 방치하면 다양한 합병증이 뒤따른다. 대표적으로 동맥 내의 압력이 증가해 동맥벽이 두껍고 단단해지는 동맥경화증이 초래된다. 또 순환해 배출돼야 할 지방 등 노폐물이 쌓여 죽상경화증이 유발된다. 또 이들로 인해 협심증, 심근경색증, 심부전, 뇌졸중, 말초동맥질환 등이 촉발될 수 있다. 동맥벽의 일부가 늘어나 꽈리 같은 동맥류가 생기면서 치명적인 내출혈을 일으킬 수도 있다. 치매나 신장질환의 원인이 되기도 하고, 가늘고 정교한 망막혈관이 연결된 눈에도 부정적 영향을 미치게 된다.

의료계는 120/80mmHg 미만을 정상혈압 기준으로 제시하고 있다. 또 120~139/80~89mmHg은 고혈압 전 단계, 140/90mmHg 이상이면 고혈압 환자로 분류한다. 병원에서는 고혈압 전 단계부터 적정 체중 유지, 싱겁게 먹기, 심리적 안정, 금연과 절주, 꾸준한 운동 등을 통해 고혈압을 예방할 것을 권한다. 고혈압 환자에게는 이 예방 수칙을 권고하면서 항고혈압 약을 처방한다.

그러나 고혈압 약은 환자에 따라 이런저런 부작용을 초래하기도 한다. 따라서 약을 복용하지 않고도 일상생활에서 혈압을 적절히 낮출 수 있다면 치료비도 거의 들지 않아 금상첨화일 것이다.

고혈압은 만성 스트레스가 주요 원인의 하나로 지목된다. 과학적으로 권장되는 예방 수칙을 잘 지키면서 다음의 방법을 실행하면 약 없이도 무난히 혈압을 정상화할 수 있다.

─〈 마음수술법 〉────────────●

① 심신을 충분히 이완한다. 온몸 마디마디 관절을 풀고 근육을 이완한다. 뇌파를 잠들기 전 단계까지 떨어뜨린다.

② 몽롱한 의식으로 신체의 균형이 깨진 곳, 항상성이 상실된 부위를 찾아낸다. 그런 부위의 비정상적인 느낌을 거둬 내는 것이 치유 목표다. 예를 들어 뻣뻣한 뒷덜미, 걸리는 어깨, 두근거리는 심장 등이 목표 부위가 될 수 있다. 메스꺼움과 현기증 등도 치유 대상이 될 수 있다. 모든 비정상적인 증상들을 연결해 밀어내야 할 대상으로 설정한다. 몸 전체가 피로하거나 개운치 않으면 전신이 치유 대상이다. 항상성을 망가뜨린 탁기와 조화롭지 못한 에너지가 배척해야 할 대상이다.

③ 자신에게 적절하다 싶은 심상법을 선택해 적용한다. 고혈압의 경우 신체에 나쁜 영향을 미치는 '비가시적인 압력'과 '탁기'가 문제이므로 '전신진동'이나 '신성' 에너지를 활용하는 것이 권장될 만하다.

온몸에 잔잔한 진동을 일으키거나 신성의 기운을 가득 길어 올려 목표 부위를 공략한다. 진동과 신성의 힘으로 내 몸을 누르는 압력을 몰아내고 탁기를 거둬 낸다. 이 작업을 전조 증상들이 사라지고 몸이 상쾌해질 때까지 계속한다. 틈틈이 이 같은 마음수술법을 적용하면 적정 혈압이 유지돼 고혈압 약이 불필요해진다.

---

* 중증 고혈압일 경우 저승사자가 달라붙은 것처럼 뒷목이 무겁고 불쾌한 기분이 들기도 한다. 이 경우 뒷목과 양어깨, 머리 부위를 뭉뚱그려 심상법을 적용하면 오래지 않아 압력이 스르륵 풀린다. 그러면 저승사자가 떨어져 나간 것처럼 뒷덜미가 부드럽고 개운해진다.

* 신장질환이나 심장질환, 어깨질환 등 다른 요인으로 인해 2차적으로 발생한 고혈압은 낮추기 쉽지 않다. 원인 질환을 해결해야 혈압도 정상화할 수 있기 때문이다. 이때는 원인 질환과 고혈압을 함께 물리친다는 생각으로 이완 심상화 작업을 시행한다.

부정맥

심장의 혈액 펌프질 활동은 신비스럽다. 인간이 인위적으로 아무 일도 하지 않는데 심장 스스로 수축과 팽창을 반복하면서 혈액을 박출(拍出)해 신체 곳곳으로 내보낸다. 이는 태초부터 인간에게 부여된 자동 조절 기능이다. 부정맥은 이 자동 조절 기능이 문제가 되어 발생한다.

우리 심장은 스스로 1분에 60~100회의 전기 자극을 만들어 낸다. 또 이렇게 생성된 전기 자극은 심장 근육 세포에 규칙적으로 전달된다. 심장은 이 같은 '하늘의 불가사의한 섭리'에 의해 수축과 확장을 되풀이하면서 혈액을 뿜어내게 된다.

그런데 어떤 이유로 전기 자극이 잘 만들어지지 못하거나, 생성된 전기 자극이 제대로 전달되지 못할 수 있다. 또 정상적인 전기 자극 시스템이 아닌, 엉뚱한 곳에서 전기가 발생되어 다른 길로 전달될 수도 있다. 이럴 때 심장 박동은 정상에서 벗어나, 빨라지거나 늦어지거나 불규칙해진다. 이런 증상을 부정맥이라 부른다.

건강한 정상인은 심장이 늘 뛰는데도 이를 잘 느끼지 못한다. 하지만 부정맥 환자들은 심장 박동이 빠르거나 느려지는 것을 깨닫고 두려움을 갖게 된다. 대체로 박동이 자연스러운 율동을 상실한 채 두근거림이나 덜컹거림 형태로 나타나 불쾌감을 준다. 맥박이 몇 차례 건너뛰기를 반복해 맥이 탁 풀릴 수도 있다.

또 부정맥이 발생하면 심박출량이 줄어 혈액이 몸 전체로 원활히 공급되지 못할 수도 있다. 이로 인해 어지러움이나 피로감을 느낄 수 있으며, 호흡곤란이 뒤따를 수도 있다. 증상이 심해지면 심장 기능이 마비돼 실신하거나 돌연사하게 된다. 젊은 나이에 급사해 가족을 절망케 하는 경우도 종종 보게 된다.

부정맥의 원인은 다양하다. 선천적인 심장 기능 이상과 고혈압, 협심증 등 여러 가지 심혈관계질환이 주요 원인이다. 고도의 스트레스도 큰 원인으로 지목된다. 이밖에 불충분한 수면, 카페인과 약물 오남용, 음주, 흡연 등도 부정맥 증상과 인과 관계가 있다.

이들 원인을 찬찬히 분석해 보면 '심리적 부분'이 부정맥과 상당히 밀접한 관계에 있음을 알 수 있다. 각종 심혈관계질환은 오랫동안 지속된 마음의 파행이 신체적 질병으로 드러난 것이라는 게 현대 심신의학의 일반적 시각이다. 여기에 더해 고도의 스트레스와 심적 고충이 초래하는 불충분한 수면 등도 원인임을 볼 때 이 같은 해석은 얼마든지 가능해진다.

부정맥 환자들은 대체로 참을성이 적고, 몹시 서두르며, 적개심과 냉소를 잘 드러내는 경향이다. 또 매사에 강박적이고, 자기중심적이며, 남에게 인정받으려는 욕구가 지나치다. 꼼꼼한 성격이어서 작은 일에도 시시비비를 잘 따진다. 다른 심장병 환자들도 이런 성향이다. 이를 두고 서양의학에서는 'A유형 행동 증후군'이라 부르기도 한다. 성격이 질병을 만드는 셈이다.

그러므로 부정맥 환자들은 질병에서 벗어나기 위해 부드럽고 무던해지려는 노력을 많이 기울여야 한다. 자기 파괴적이고 자학적인 감정 상태에서 벗어나 심리적, 정신적으로 심장을 열어야 한다. 종종 만성적 스트레스의 원인이 되는, 불편한 주위와의 관계 회복을 위해서도 노력해야 한다.

물론 선천적 심기능 이상으로 인한 경우는 외과적 수술 등을 통해 문제를 해결할 수밖에 없다. 하지만 부정맥 증상이 나타났다고 해서 무턱대고 약물이나 수술에만 매달리는 자세는 바람직하지 않다. 오히려 이완을 통한 각종 심상법 적용이 부정맥 치료에 해답일 수 있다.

─〈 마음수술법 〉────────────────●

① 심신을 충분히 이완한다. 내 몸을 하늘에 맡기듯이 내려놓고, 교만한 마음과 똑똑한 판단력도 다 놓아 버린다. 의식조차 가물가물 꺼 버리듯 하여 심신을 온통 내려놓는다. 이렇게 하는 것은 병든 내 영육을 '하늘병원'에 입원시키는 것과 같다.

부정맥은 태초에 하늘이 부여한 심장의 자동 조절 기능이 고장 난 것이다. 따라서 하늘병원에 내 몸을 맡겨 아픈 부분을 드러내 보이는 것이 가장 합리적인 치유 방편이 될 수 있다. 이렇게 자신을 온전히 내려놓고 긴장을 충분히 풀기만 해도 자동 조절 기능이 시나브로 돌아오는 수가 있다.

② 심신을 최대한 내려놓은 상태에서 가물가물한 의식으로 문제 부위를 찾아낸다. 두근거리거나 덜컹거려 불쾌한 느낌이 감도는 심장 부위가 첫 번째 치유 목표 지점이다.

그로 인해 현기증이나 호흡곤란이 초래된다면 그런 증상이 오가는 신체 부위도 목표 지점으로 설정한다. 심계항진 등으로 전신에 피로감이 엄습해 왔다면 마음으로 온몸을 보쌈하듯 말아 치유 타깃으로 삼는다.

③ 각종 심상법을 동원해 평화로우면서 진지한 자세로 목표 지점에 다가 간다. 이는 목표 지점의 무질서와 부조화를 해소해 자동 조절 기능의 회복을 돕기 위한 방편이다.

먼저 '진동'의 심상을 심장 부위에 부여한다. 심장이 조화로운 진동 에너지 물결을 타면 불쾌하고 불안정하던 심장의 박동과 리듬이 점차 기분 좋고 부드러운 율동으로 전환된다. 이렇게 되면 태초에 부여됐던 자동 조절 기능이 회복된 것을 스스로 느끼게 된다.

'신성'의 심상도 훌륭한 치유 효과를 가져다준다. 깊고 간절한 마음으로 '신성' 에너지를 초빙해 몸에 차오르게 한다. 그렇게 그득하게 올라온 에너지를 심장 쪽으로 밀고 가, 무질서하던 심장으로 하여금 그 성스런 에너지에 푹 젖게 만든다. 한동안 그런 자세를 지속하다 보면 심장에서 무질서와 혼돈이 밀려나고, 그 자리에 코스모스적 질서를 동반한 자동 조절 기능이 자리 잡게 된다.

'약손' 심상을 묵직하게 등장시켜 그 영험한 힘으로 병증을 몰아내고 심장 기능을 정상화하는 것도 권장할 만하다.

'은혜의 단비' 심상은 신성의 심상과 유사한 방식으로 진행될 수 있다. 편안히 누운 자세로 왼쪽 가슴에 사랑과 은혜의 단비가 촉촉이 스며드는 것을 상상하면 그것이 그대로 현실의 느낌으로 나타날 수 있다. 하늘병원 의사의 능력이 작동하는 것과 같다.

④ 심장 외 다른 목표 부위에도 함께 심상법을 적용해 마음수술 효과를 극대화한다. 어지럼증이나 호흡곤란, 피로 등이 심장의 전기 자극과 전달 방해를 촉진할 수 있으므로 '전신진동' 등을 통해 신체의 균형을 되찾아 주는 것이 중요하다.

---

* 부정맥은 전조증상 없이 갑자기 덮치는 경우가 많다. 이럴 때를 대비해 자신에게 맞는 심상법을 터득해 두었다가 순발력 있게 대처하면 병원을 찾지 않고도 위기를 모면할 수 있다. 내게 내장된 치유 소프트웨어를 작동시켜 내 몸을 살리는 것이다.

협심증, 심근경색증

인체의 각 장기는 심장의 펌프질에 의해 혈액을 전달받는다. 이를 통해 산소와 영양분을 얻어 제 기능을 다하게 된다. 심장 역시 본래의 기능을 원활히 하기 위해 혈액을 공급받아야 한다. 심장에 혈액을 공급해 심장을 먹여 살리는 혈관이 관상동맥이다.

협심증과 심근경색은 이러한 관상동맥이 좁아지거나 막혀서 발생한다. 이 둘을 흔히 관상동맥 심장질환이라고 부른다. 관상동맥은 3개의 줄기가 가지들을 드리운 채 심장을 왕관(王冠)처럼 덮어쓰고 있다. 이렇게 임금님 관을 닮았다 하여 관상(冠狀)동맥이란 이름이 붙었다.

이러한 관상동맥이 좁아지거나 막히는 이유는 여러 가지다. 먼저 동맥경화증이나 고지혈증, 혈전증, 혈관의 수축이나 오그라듦 등에 의해 3개의 관상동맥 중 어딘가에 협착이 발생할 수 있다. 만성적인 스트레스나 노화로 인한 신체의 퇴화, 고혈압, 당뇨, 비만, 흡연, 운동 부족 등이 이 같은 증상을 촉진한다.

협착이 발생하면 심장근육에 충분한 혈액이 공급되지 못해 가슴에 통증이 생긴다. 이를 협심증이라 한다. 통증은 가슴의 정중앙이나 약간 왼쪽 부근에 호소하는 경우가 대부분이다. 가슴을 쥐어짜는 듯한 느낌이나 불편한 압박감으로 다가온다. 이때 호흡곤란이 뒤따르기도 하며, 통증이 왼쪽 어깨나 왼쪽 팔, 등, 목, 턱 등으로 번지기도 한다. 계단 오르기, 달리기 등 운동을 할 때나 감정적 스트레스에 사로잡혔을 때 통증이 시작되는 경우가 많다.

관상동맥은 또 협착을 지나 폐색되기도 한다. 급성으로 생긴 혈전이나 혈관의 빠른 수축 등에 의해 70% 이상이 막히면 산소와 영양 공급이 급격하게 줄어 심장근육이나 세포가 괴사한다. 이런 증상을 심근경색증이라 한다. 심근경색증이 닥치면 협심증보다 더한 통증이 수반된다. 가슴이 터지거나, 찢어지는 듯한 느낌이다. '육체가 느낄 수 있는 최고의 통증'이라고 말하는 환자도 있다. 상당한 메스꺼움이 동반되기도 한다.

흉통의 지속 시간은 협심증의 경우 5분 내외이며, 심근경색증은 대개 30분 이상 된다. 협심증은 휴식을 취하면 다소 완화될 수도 있지만, 심근경색증은 그렇지 않다. 휴식이 아무 소용없는 경우가 많으며, 주로 급성으로 닥쳐 병원 응급실에 도착하기 전 급사하기도 한다. 협심증도 방치하면 심근경색증으로 진행돼 환자를 파탄에 이르게 할 수 있으므로 결코 만만히 봐서는 안 된다.

현대의학에서는 이들 관상동맥 심장질환을 물질인 육체의 문제로 보고 물리적 수단으로 치료하는 기술을 진보시켜 왔다. 협착되거나 폐색이 일어난 관상동맥을 풍선이나 스텐트를 삽입해 넓히기도 하고, 신체 다른 부위의 건강한 혈관을 떼어 고장 난 혈관 자리에 대체하는 수술을 시행하기도 한다. 각종 약물을 이용한 치료법도 발달했다. 하지만 이러한 치료에도 불구하고 이 질환은 반복되거나 악화하는 경우가 많아 환자들을 불안에 떨게 만든다.

최근 들어서는 이 질환을 '육체'가 아닌 '마음'의 문제로 보고 마음의 긍정적인 작용을 통해 치유하려는 움직임이 활발해지고 있다. 사실 심장병은 한자의 '마음 심(心)' 자에서도 상징되듯이 마음의 병이라 해도 과언이 아니다. 만성 스트레스가 고혈압과 동맥경화를 촉진하고, 관상동맥 폐색의 원인이 된다는 연구 결과가 많이 쏟아져 나왔다.

이는 마음이 오랫동안 상해 있으면 가슴, 곧 심장에 병이 생긴다는 증거다. 이는 결과적으로 정서적, 영적 건강이 심장의 건강에 중요하다는 믿음으로 이어진다.

이런 흐름을 반영하듯 요즘 미국에서는 마음으로 치유하는 '심장질환 반전 프로그램'이 확산 추세다. 이는 명상을 포함해 라이프스타일을 포괄적으로 바꿔 약물이나 수술에 의존하지 않고도 심장질환에서 벗어날 수 있게 도와주는 프로그램이다. 클린턴 전 대통령 자문의이며 심장병 전문의인 딘 오니쉬 박사가 개발한 것으로, 막힌 관상동맥이 풀리는 데 상당히 기여하는 것으로 호평받고 있다. 이는 권위 있는 여러 의학지에 발표되었고, 뉴욕타임스가 그 성과에 대해 찬사를 아끼지 않았다. 또 「치유와 마음 Healing and the Mind」이란 다큐멘터리로 제작 방영돼 큰 반향을 불러일으키기도 했다.

오니쉬 박사의 프로그램은 이 책의 방법과 다소 차이 나지만, 마음으로 병을 고치게 한다는 점에서는 일맥상통한다. 결국 마음에서 일어나는 것은 그대로 현실이 된다. 내 심장을 쓰러뜨리는 것도 나이고, 탱탱하게 살려 내는 것도 자신이다. 사랑과 지혜와 자비의 마음으로 간절히 작업하면 고혈압과 동맥경화증이 완화되고 콜레스테롤이 정상화돼 관상동맥의 협착과 폐색이 풀릴 수 있다. 이렇게 마음을 열면 닫힌 심장이 열려 병원에 끌려다니지 않고도 건강한 여생을 보낼 수 있다.

─〈 마음수술법 〉──────────────────●

① 온몸을 충분히 이완한다. 만성 스트레스가 물러가지 않는 상황이라면 이 수술법을 시행하는 시간만큼이라도 스트레스를 과감히 차단한다.

그리고 자신을 철저히 내려놓는다. 내면으로 깊숙이 들어간다.

② 심장의 통증 부위를 찾아낸다. 통증이 가장 많이 몰린 가슴 부위가 1차적인 마음수술 목표 지점이다. 가슴 외의 다른 부위 통증도 찾아낸다. 관상동맥 질환으로 파생된 어깨, 팔, 목 등도 2차적인 목표 지점으로 삼는다.

③ 메스꺼움이나 호흡곤란 증세가 뒤따른다면 이들도 목표로 삼는다.

④ 혈압이 높아 어딘가 개운치 않을 경우, 이 같이 개운치 않은 부위와 압력도 마음 작업 대상으로 여긴다.

⑤ 경건하고 겸허한 마음으로 '신성'을 받아들인다. 평화와 감사와 기쁨에 충만하여 초빙한다. 그리고 그 '신성'을 내 안에서 밀밀하게 출렁이게 한다.

⑥ 충만하게 길어 올린 신성의 힘으로 ②의 통증을 찬찬히 밀어낸다. 교감신경이 약화하고 부교감신경이 증진된 상태에서 통증이 사라질 때까지 이 작업을 계속한다.

⑦ 충만한 신성의 힘으로 ③과 ④의 현상도 달래듯이 밀어낸다.

⑧ '약손'이나 '뜨뜻한 느낌' '은혜의 단비'의 심상 역시 ②, ③, ④의 목표에 적용해 효과를 나타낼 수 있다.

⑨ 이상의 심상화 작업에 '진동'의 심상을 혼용하면 효과를 극대화할 수 있다. 혹은 '진동요법' 자체만으로도 심장에서 긍정의 에너지가 폭발적으로 솟구치게 하여 명쾌한 치유 결과를 얻을 수 있다. '진동'은 심장의 무질서와 부조화를 질서와 조화로 전환해 총체적이고 전인적인 치유를 달성시키는 혁신적 수단이다.

* 심장병은 인생살이를 하면서 감정적 상처를 많이 겪었던 이들이 주로 걸린다. 이들은 상처로부터 스스로를 보호하기 위해 심장에 벽을 쌓는다. 눈에 보이지 않는, 정서적인 벽이다. 처음에는 생명을 보호하던 이 벽이 스트레스가 만성화하면서 해로운 벽으로 바뀐다. 이로 인해 심장은 눈에 안 보이는 감옥에 갇히고 관상동맥은 짓눌리게 된다.

따라서 마음의 감옥 문을 열고, 짓눌린 관상동맥을 해방시켜야 한다. 마음수술법은 심장의 탁기를 걷어 내고 관상동맥을 억눌림으로부터 풀어 주어 치유를 촉진시키는 효율적인 수단이다.

* 심장을 대상으로 마음수술법을 시행하다 보면 통증 부위에서 무언가가 고무줄처럼 탱탱하게 잡아당겼다 놓아 버리는 듯한 반응이 올 수 있다. 이 같은 반응을 몇 번 거치면 관상동맥을 막고 있던 혈전이 녹아 없어진다. 때로는 꾸르륵거리는 느낌이 지나가면서 혈관이 뚫려 통증이 시원스럽게 빠지기도 한다. 환자에 따라 각양각색의 반응들이 나타난다. 마음수술법을 통해 심장을 되도록 자주 감옥에서 벗어나게 하는 것이 협심증, 심근경색증 치유의 지름길이다. 이런 작업을 지속적으로 되풀이하면 손상되었던 관상동맥이 탱탱하게 되살아나 의사도 놀라게 된다.

뇌졸중

흔히 중풍(中風)으로 불리는 뇌졸중은 뇌혈관이 막히거나 터져 발생한다. 뇌혈관이 막혀 나타나는 것은 뇌경색으로 일컫는 허혈성뇌졸중, 뇌혈관이 터져 초래되는 것은 출혈성뇌졸중이다. 허혈성뇌졸중이 전체의 80% 정도이며, 출혈성뇌졸중은 20% 정도를 차지한다.

허혈성이든 출혈성이든 뇌졸중은 무섭다. 사람을 한순간에 쓰러뜨려 종종 몸을 마비시키고, 나아가 인생을 굴절시키기 때문이다. 그런데 이러한 뇌졸중 역시 찬찬히 살펴보면 원인이 상당 부분 마음에 닿아 있음을 알 수 있다. 왜 그런지 살펴보자.

먼저 뇌혈관이 막혀 발생하는 허혈성뇌졸중은 혈전이나 동맥경화가 주요인이다. 혈전은 혈관 속에서 혈액 성분이 응고해 생기는 끈적끈적한 물질이다. 건강한 사람은 혈관 내에서 혈전이 잘 생기지 않는다. 다만 몸에 상처가 났을 때 지혈을 돕기 위해 혈액 응고가 나타나는 정도다. 하지만 스트레스로 인해 혈관 내피에 손상이 초래됐거나 혈관 내에 염증이 따라다닐 경우 관련 부위에서 혈전이 발생할 수 있다. 이 혈전이 점점 커져 뇌혈관을 막거나, 다른 데서 생겨난 혈전이 뇌혈관을 따라 이동하다가 일정 부위를 막으면 허혈성뇌졸중 발작이 일어난다.

동맥경화의 주요 원인 역시 스트레스다. 스트레스가 만성으로 치달으면 아드레날린과 노르아드레날린의 분비가 계속되고 코르티솔이 과다 분비된다. 이로 인해 혈관 내피세포가 손상을 입어 동맥의 벽이 굳어진다. 이는 혈류가 흐르는 통로를 좁히는 결과를 초래한다. 이렇게 변화한 혈관은 정상혈관에 비해 같은 강도의 스트레스에도 더 많이 수축된다. 이는 만성 스트레스로 경화된 동맥이 다시 만성 스트레스로 폐색되어 허혈성뇌졸중을 초래하는 악순환으로 이어진다.

뇌혈류 흐름이 중단되면 뇌세포가 혈액을 공급받지 못해 뇌 조직이 죽는다. 이를 뇌경색이라 부른다. 일단 뇌경색 상태가 되면 신체는 돌이키기 힘든 상태에 내던져진다. 따라서 평소 만성 스트레스를 잘 관리해 허혈성뇌졸중의 포로가 되지 않도록 주의할 필요가 있다.

뇌혈관이 터져 발생하는 출혈성뇌졸중은 고혈압이 가장 중요한 위험요소다. 고혈압은 원인이 다양하지만 심리적 원인도 무시하지 못한다. 따라서 내 몸을 짓누르는 비가시적인 압력을 제거하는 일이 급선무다. 이를 위해 만성 스트레스를 훌훌 털어 버리기 위해 노력해야 한다. 특히 노인이 과로나 스트레스 상태에서 출혈성뇌졸중에 빠지는 경우가 많으므로 육체적, 정신적 안정을 기하는 일이 중요하다.

뇌혈관이 터지면 혈액이 뇌 속에 고여 뇌 조직이 압박을 받는다. 또 혈액을 공급받아야 할 부위가 제대로 공급받지 못해 뇌신경이 손상된다. 손상된 뇌혈관이 계속 제 기능을 하지 못하면서 추가적인 뇌 손상을 부를 수도 있다.

뇌졸중으로 뇌신경, 뇌 조직이 파괴되면 그 영향이 신체 곳곳에 미친다. 가장 대표적인 것은 반신불수다. 한쪽 뇌혈관에 병변이 생겨 뇌가 그 영향을 입으면 운동신경이 제 기능을 못해 반대편 팔, 다리에 마비가 발생한다. 안면신경이 마비되면 마비된 반대편으로 입이 비스듬히 올라가고, 마비된 쪽의 눈꺼풀은 잘 안 감기게 된다. 얼굴, 몸통, 팔다리의 감각 이상은 흔한 증상이고 두통, 구토, 현기증, 언어장애 등도 종종 뒤따른다. 음식물을 제대로 삼키지 못하기도 한다. 심한 경우 의식을 잃고 사망하는 수도 있다.

그러므로 후유증을 막아 불행에 빠지지 않기 위해 뇌졸중 예방에 관심을 가져야 한다. 금연, 금주, 적절한 운동 등 생활습관 개선과 함께 다음의 이완 심리요법 활용을 일상화하면 뇌졸중의 덫에 걸리지 않게 된다. 이는 발병 후 고장 난 신체 기능을 정상화하는 데도 상당히 도움을 줄 수 있다.

─〈 **마음수술법** 〉──────────────●

① 심신을 충분히 이완한다. 뇌졸중은 오래된 '마음의 병'이 혈관 폐색이나 파열로 나타난 병이라 할 수 있으므로 몸과 마음을 충분히 이완하는 습관만 들여도 예방에 상당히 도움 된다.

② 몽롱하게 이완된 의식으로, 역시 이완된 신체 전체를 탐색한다.

③ 신체 곳곳에 탁기(濁氣)나 사기(邪氣) 형태로 뭉쳐 있는 스트레스 에너

지를 찾아낸다.

④ ③에 '뜨뜻한 느낌'이나 '진동' 등의 심상을 걸어 달래듯 천천히 밀어 낸다.

⑤ 두통, 구역질, 현기증, 시야 장애 등 뇌졸중 전조증상이 나타날 경우, 이들 증상을 몰아내야 할 대상으로 목표화 한다.

⑥ ⑤의 증상에도 각종 심상을 출현시켜 묵직하게 키운 뒤 그 힘으로 증상을 밀어낸다. 증상이 완전히 사라질 때까지 이 작업을 계속한다.

⑦ 뇌졸중의 주요 원인인 고혈압을 해결하기 위해 평소 고혈압으로 인한 신체 불편을 완화한다. 결리는 어깨, 뻣뻣한 뒷덜미, 두근거리는 가슴 등은 고혈압과 관계 있을 수 있다. 이들 증상도 '진동'이나 '신성' 등의 심상을 여러 날에 걸쳐 반복적으로 적용해 뿌리 뽑는다.

⑧ 뇌졸중은 혈전과 동맥경화 등으로 인한 뇌혈관 폐색, 파열 등이 원인이므로 이의 예방을 위해 평소 뇌 속 심상화 작업에 정성을 기울인다. 뇌 진동 등을 통해 뇌 안에 조화의 에너지가 가득 들어차게 하고, 그 힘으로 뇌가 꿈틀거리게 하면, 혈행과 호르몬과 신경전달물질들의 운행과 분비가 정상화되어 뇌혈관이 탱탱해진다. 이와 함께 전신진동을 생활화해 온몸을 늘 개운하게 만들면 뇌졸중이 결코 달려들지 못한다.

⑨ 뇌졸중으로 후유증이 남았을 경우 망가진 뇌신경 회복에 주력한다. 이를 위해 뇌 진동에 온 정성을 기울일 필요가 있다. 날마다 뇌 진동을 되풀이하면 후유증으로 둔감해진 신경전달물질 수용체의 감수성이 향상되고, 절단된 신경세포 가지의 재생이 활발해진다. 혈행도 원활해져 산소와 영양소 공급이 늘어나며 죽은 신경세포가 새로운 세포로 교체된다. 호르몬 분비도 균형을 되찾아 전반적으로 뇌 조직이 되살아난

다. 이는 인내심을 갖고 여러 달에 걸쳐 시행해야 효과를 볼 수 있다. 뇌신경이 회복되면 마비되었던 팔다리와 안면근육이 차츰 정상으로 돌아오게 된다. 쉽지 않지만, 그렇다고 불가능한 일도 아니다. 간절한 정성이 모든 것을 가능케 한다.

간장
질환

간경변증

간세포가 장기간에 걸쳐 지속적으로 손상돼 간이 굳어지고 크고 작은 결절들이 생겨난 상태다. 간세포 손상의 원인은 B형 및 C형 만성 바이러스성 간염, 알코올성 간염, 비알코올성 지방간, 일부 유전질환 및 자가 면역성 간질환, 혈색소 침착증 및 철분 과다 등이다.

간은 음식을 통해 몸에 들어온 단백질, 당, 비타민, 지방 등의 영양분을 처리한다. 또 지방과 지용성 비타민 흡수를 돕는 담즙을 생산하며, 우리 몸에 들어온 독소 제거와 혈액 재활용 기능을 한다. 그런데 간경변증이 발생하면 이러한 간의 고유 기능이 제대로 작동하지 못한다.

그로 인해 우리 몸에 여러 가지 증상들이 나타난다. 초기에는 식욕

부진, 메스꺼움, 구토, 피로, 거미 모양의 붉은 반점 등이 생긴다. 더 심해지면 눈과 피부가 노랗게 변하는 황달, 발과 다리가 손으로 눌렀을 때 움푹 들어가는 부종 등이 나타난다. 또 손바닥이 검붉게 변하거나, 복수가 차며 압통이 있고, 남성은 호르몬 이상으로 가슴이 비대해지거나 고환이 위축된다. 증세가 더 악화하면 문맥고혈압, 신부전, 간암 등의 합병증을 유발하기도 한다.

현대의학은 일단 간경변증이 나타난 경우 간의 기능이나 구조를 정상 상태로 되돌릴 수 없다고 판단한다. 다만 항바이러스 치료와 금주, 적절한 영양 공급 등으로 간경변의 진행을 막거나 증상을 다소 호전시킬 수는 있다고 본다.

마음수술법은 바이러스를 원천적으로 퇴치할 수는 없지만 바이러스의 기세를 약화하고 신체 면역 기능을 높여 증세를 완화하는 데 상당 부분 기여할 수 있다.

─〈 **마음수술법** 〉─────────────────●

① 스트레스는 간 기능을 약화하는 직접적인 원인이다. 따라서 스트레스를 내보내 간허(肝虛) 상태가 되지 않게 하기 위해서라도 평소 심신 이완에 관심을 가져야 한다.

심신을 충분히 이완해 간을 스트레스로부터 해방시킨다. 이것만으로도 간을 포함해 신체 전체의 면역력 향상에 다소 도움이 될 수 있다.

② '뜨뜻한 느낌'이나 '진동'의 심상을 일으켜 전신에 확산시킨다. 새싹들이 촉촉이 내리는 봄비를 환호하며 맞이하듯, 전신의 세포들이 심상의 물결에 잔잔히 젖어 들게 만든다.

③ 식욕부진, 메스꺼움, 구토, 피로 등의 증상을 마음 치유의 타깃으로 설정한다. 복부의 압통이나 부종으로 인한 하지의 불편감 등도 목표로 확보한다. 간이 자리 잡은 상복부를 마음수술의 종착지로 삼는다.

④ 전신 심상의 상태에서 이상 증세가 나타난 목표 지점으로 다가간다. 그곳에서 심상을 더욱 심화해 묵직한 느낌이나 뜨거운 느낌, 강한 진동 등이 올라오게 한다. 그런 심상을 한동안 더 온양하다가 그 힘으로 좋지 않은 느낌들을 밀어낸다. 이때 '고무래' 같은 심상을 보태 함께 밀어내면 더 효과적이다.

⑤ 위의 심상 작업을 되풀이하면 활동성이던 바이러스가 힘을 잃고 비활동성으로 바뀌는가 하면, 비활동성인 바이러스는 기세가 더욱 약화해 간이 편안한 느낌을 받는다. 또한 여러 가지 이상 증세가 빠져나가 면역 환경이 개선되면서 간의 죽은 세포가 점점 새로운 세포로 대체된다. 이를 한 세월 반복하면 간 기능이 웬만큼 회복될 수 있다.

담석증, 담낭용종

담석증은 담낭(쓸개) 안에 형성돼 있던 담석이 담즙 분비 경로를 따라 이동해 염증이나 폐쇄를 일으키는 증상이다. 특히 담석이 담즙 이동 경로를 막으면 담낭 안에 담즙이 적체돼 압력이 증가하고 이로 인해 통증도 뒤따르게 된다.

담석은 콜레스테롤 담석과 색소성 담석 두 종류가 있다. 콜레스테롤 담석은 담즙 속에 콜레스테롤이 너무 많이 침전되는 것이 원인이다. 담낭의 운동성이 떨어지거나 담즙 내에 작은 결정들이 생기는 것도 콜레스테롤 담석 형성을 촉진한다. 유전적 소인이 있거나, 나이 들어 신체 기능이 퇴화한 경우, 고지방 식사, 비만 등이 콜레스테롤 담석의 위험 요인이다. 색소성 담석은 간경변증, 췌장염, 만성 용혈성 질환 등이 위험 요인으로 알려져 있다.

담석증이 있더라도 통증이 없으면 그리 염려할 필요는 없다. 이 경우 시간이 흐르면서 저절로 치유되기도 한다. 그러나 통증이 있는 경우 환자는 종종 곤란에 빠진다. 명치나 오른쪽 상복부에서 갑자기 발생한 통증은 경우에 따라 몇 시간씩 강도 높게 지속돼 환자를 고통 속에 몰아넣는다. 이때 구토나 메스꺼움이 동반되기도 한다. 통증은 오른쪽 날개뼈 아래나 어깨 쪽으로 번지기도 한다. 따라서 작은 돌조각이라고 하여 결코 가볍게 여길 일이 아니다.

담낭용종은 담석증과 달리 통증이 뒤따르는 경우가 거의 없다. 드물게 복통이 나타나는 경우가 있는데, 이때는 단순 용종이 아니라 악성으로 변화한 것일 가능성이 있다.

담낭용종은 대부분 콜레스테롤 용종으로, 지름이 10㎜ 이하이며, 여러 개가 모여 있는 경우가 많다. 이것이 10㎜ 이상으로 자라면 악성일 가능성이 커지므로 수술로 담낭 전체를 잘라 내야 한다. 담석증도 담낭 전체를 잘라 내는 수술로 치료하기도 한다. 이렇게 되면 그야말로 '쓸개 빠진 인간'이 되고 만다.

따라서 쓸개를 아예 제거하는 수모를 겪기 전에 마음수술법으로 담석을 달래어 빼내거나, 용종의 크기를 줄여 담낭을 보전하는 것이 지혜로운 일일 것이다. 그보다 더 바람직한 일은 평소 마음 치유를 습관화해 돌이나 용종의 발생을 원천적으로 차단하는 것이다.

① 심신을 잠에 취했을 때처럼 충분히 이완한다.

② '뜨뜻한 느낌'이나 '진동' 등의 심상을 전신으로 확산해 몸 전체를 더욱 노곤하게 이완한다. 심상이 전신을 지배하도록 해, 그 느낌에 푹 젖어든다. 이 같은 전신 심상을 생활화하면 신체 퇴화로 인해 막힌 부분이 점점 뚫리고 뭉친 부분이 풀리게 된다. 이로 인해 전반적으로 건강한 체내 생태계가 조성된다.

③ '마음의 눈'으로 담낭을 포함한 간장 부위에 다가가 그곳에 심상을 집중적으로 적용한다. '약손'이나 '진동' 등의 심상으로 그곳을 주물러 주는 것이 좋다. 처음에는 느낌이 안 느껴져도 이를 되풀이하다 보면 어떤 기감이 걸린다. 그러면 이를 묵직하게 확대한다. 정성을 계속 보태다 보면 어떤 손길이 담낭을 잡았다 놓았다 하는 기이한 현상이 벌어질 수도 있다. 이러한 반응은 환자의 상태에 따라 제각기 달리 나타난다. 침을 맞을 때처럼 예리하게 찌르는 듯한 반응이 스칠 수도 있다.

④ 담석증으로 인한 통증이 문제일 경우 그 통증 부위를 대상으로 심상을 적용한다. 심상의 힘을 키워 그 힘으로 복부 통증과 메스꺼움, 구토 등을 밀어낸다. 오른쪽 어깨뼈 위아래에 연관통이 붙어 있을 경우 그곳에 다가가 달래거나 녹이듯이 하여 몰아낸다.

⑤ ③과 ④를 여러 날 계속하다 보면 담낭의 운동성이 증대돼 담관을 막고 있던 담석이 자연스럽게 배출되기도 하고, 용종의 크기가 줄어 증세가 호전될 수도 있다. 일상적으로 운동하듯이 이를 습관화하면 담석증과 담낭용종의 치유, 예방에 큰 도움이 된다.

근골격계
질환

목·허리디스크

척주(脊柱)는 우리 몸의 기둥 역할을 한다. 모두 26개의 척추(脊椎)뼈가 긴 S자 형태로 미끈하게 연결돼 있다. 목 쪽의 경추, 가슴 쪽의 흉추, 허리 부근의 요추, 그리고 엉덩이 부근의 천추 등 4부분으로 구성된다. 각각의 척추뼈 사이에는 디스크라는 추간판이 들어가 있다.

그리고 척추뼈 내부에는 관 모양의 빈 곳이 있는데, 이를 척추관이라 한다. 이 척추관을 따라 뇌에서 내려오는 척수가 지나간다. 척수는 중추신경의 일부분으로, 뇌와 말초신경을 연결해 준다. 이 척수는 척추뼈 사이마다 한 쌍씩의 척수신경을 내밀고 있다.

목·허리디스크는 어떤 이유로 디스크가 탈출해 척수신경을 압박하면서 통증이 유발되는 질환이다. 전체 척추 가운데 요추 부근의 디스크 탈출(허리디스크)이 90% 이상을 차지하며, 경추 부위 디스크 탈출(목디스크)은 8%로 그 다음이다. 따라서 척추에 발생하는 대부분의 디스크는 목·허리디스크인 셈이다.

디스크는 편평한 판 모양의 물렁뼈로, 척추의 움직임과 충격을 흡수하는 작용을 한다. 디스크 외부를 섬유테가 감싸고 있으며, 그 안에 수핵이 있다. 섬유테는 수핵을 양파처럼 둥글게 감싼, 질긴 섬유조직이다. 수핵은 젤리처럼 말랑말랑한데, 80%가 물이며 나머지는 콜라겐 성분이다. 이러한 구조 덕분에 디스크의 완충작용이 가능해진다.

이러한 디스크는 나이 들어 퇴행하거나 과부하, 잘못된 자세 등으로 한쪽이 밀려날 수 있다. 이 현상이 더 심해지면 아예 섬유테가 찢어지기도 한다. 섬유테의 파열 부위로 내부의 수핵이 밀려 나온다. 이 같은 현상을 전체적으로 디스크 탈출이라 한다. 탈출한 디스크는 척수신경 가운데 목 또는 허리 부분의 신경을 자극하거나 압박해 환자가 통증을 호소하게 된다.

목디스크는 탈출한 디스크가 주로 제4, 5, 6, 7번 경추와 제1번 흉추 사이로 나온 목신경을 건드릴 때 발생한다. 이로 인해 이 신경이 지배하는 어깨와 팔, 손 여기저기에 통증이 초래된다. 통증은 전기에 감전된 것처럼 강렬하게 다가오기도 하고 욱신거리거나 마비된 느낌, 저리거나 우둔한 느낌 등으로 뻗치기도 한다. 디스크 탈출의 범위와 정도에 따라 통증의 강도와 부위가 달라진다.

또 경추가 일자로 쭉 펴져 일자목이 되면 두통, 이명, 현기증, 어지럼증 등도 발생한다. 일자목이 혈관을 눌러 뇌 쪽 혈액순환이 장애를 입으면서 산소와 영양소가 원활히 공급되지 못하기 때문이다. 특히 이명은 산소와 영양소 공급 차단으로 인한 청각신경 퇴화가 원인이 되기도 하는데, 목디스크가 이 청각신경을 눌러 발생할 수도 있다.

허리디스크는 제4, 5번 요추와 제5번 요추~제1번 천추 사이의 디스크 탈출이 주요인이다. 한쪽으로 밀려난 디스크나 탈출한 수핵이 허리신경을 건드리면 허리와 엉덩이 및 다리 쪽으로 여러 가지 개운치 않은 증상이 나타난다. 우선 허리와 엉덩이가 무지근해지고 우둔해지며, 때로 날카로운 통증이 덮쳐 몸을 일으킬 수 없다. 걷는 것도 힘들다. 다리 쪽으로 찌릿찌릿한 통증이 뻗치는가 하면, 양다리의 감각이 다르게 느껴지기도 한다. 다리가 무겁거나 힘이 빠지기도 해 일상생활이 불편해진다.

나이 들면서 신체가 퇴화하는 것은 어쩔 수 없는 현상이다. 문제는 점진적인 퇴행 상태에서 외부 충격이나 과부하가 더해지는 때이다. 이런 상황에서는 디스크 탈출로 인한 통증을 피하기 어렵다. 특히 바르지 않은 자세로 오래 앉아 있거나, 컴퓨터 화면을 향해 목을 쭉 내미는 습관, 체형에 맞지 않는 베개 사용으로 목과 어깨를 압박하는 수면 습관 등이 문제다. 이는 장기적으로 디스크의 혈액순환을 방해할 뿐 아니라 척추 주변 인대와 근육에 스트레스를 가해 디스크 탈출 위험을 높이므로 개선해야 한다.

허리를 갑자기 심하게 사용하거나 오랫동안 무리해서 사용하는 것도 주의를 요한다. 운동 부족으로 허리나 목 근육이 약해지면 척추에 염증이 생겨 디스크가 손상을 입을 수 있으므로 적절한 운동으로 치료와 예방에 힘써야 한다. 비만으로 인한 과부하가 원인이라면 체중

감량에 힘을 쏟아야 한다. 이밖에 디스크가 왔을 때는 적절한 휴식과 안정을 통해 대응해야 한다. 이 같은 방법을 취하면 상당수 환자들에게서 증세가 저절로 호전된다.

안타까운 것은 이런 모든 노력에도 불구하고 목·허리 디스크로 고생하는 사람들이 적지 않다는 점이다. 중증 환자들은 통증으로 생활이 마비될 뿐 아니라 막대한 치료비로 가세가 기울기도 한다. 이런 이들을 위해 다음의 심리 요법을 활용할 것을 권한다. 이는 갑자기 디스크가 덮쳤을 때 병원에 가지 않고 집에서 쉽게 해결할 수 있는 방법이기도 하다.

─〈 마음수술법 〉──────────────●

① 편안한 자세로 누워 온몸을 충분히 이완한다. 목, 어깨, 허리 등 전신의 관절을 다 풀고 몸을 늘어뜨린다. 수면 직전과 유사한 상태로 뇌파를 떨어뜨린다.

때로는 스트레칭 자세로 엎드려 이완하는 것도 좋다. 충분한 이완만으로도 신경과 근육의 긴장이 풀리고 혈액순환이 촉진돼 증상이 완화될 수 있다.

② 몽롱한 의식으로 척추뼈를 더듬는다. 경추에서부터 흉추, 요추, 천추에 이르기까지 위아래로 탐조등을 비추듯 해 통증 부위를 찾아낸다.

③ 통증 부위에 '뜨뜻한 느낌'을 부여한다. 어떤 온기(溫氣)가 스멀스멀 생겨나 척추를 감싸게 하는 것이다. 이런 느낌을 묵직하게 키우고 또 키운다.

④ 그런 묵직한 기운의 힘으로 천천히 통증을 밀어낸다. 또 그 기운이 척추를 따라 오르내리게 한다. 이런 작업을 통증이 밀려날 때까지 정성껏 반복한다.

한동안 이 작업을 계속하면 각종 신경전달물질과 호르몬의 분비가 정상화되고, 혈액도 선순환되는 것을 느낄 수 있다. 이렇게 되면 신경의 염증과 부종이 가라앉고, 손상된 연부조직의 상처가 아문다. 병증 부위의 신경세포가 재생되고, 인대와 근육도 강화돼 디스크 문제가 정상화될 수 있다.

⑤ '진동'을 일으켜 척추를 따라 오르내리게도 해 본다. 진동 에너지를 통증 부위로 몰고 가 확대한다. 이런 진동이 통증을 덩어리째 감싸 묵직해지게 한 뒤, 그 힘으로 통증을 밀어낸다.

⑥ 때로는 진동이 소용돌이치듯 척추를 따라 거세게 오르내리게 할 수도 있다. 이렇게 하면 척추 관련 모든 질환이 제압된다. 척추 고장으로 파생된 신체의 다른 질환들도 개선된다.

⑦ '약손'의 심상을 부여해도 '뜨뜻한 느낌'이나 '진동'과 비슷한 치유 효과를 얻을 수 있다.

⑧ 몸 안에 '신성'을 받아들이고 확대해 그 힘으로 척추의 비정상적 상태를 바로잡는다. 확대되어 힘이 세진 '신성'의 에너지가 밀려들면 척추의 염증과 상처가 쉽게 치유된다. 면역력이 대폭 증대돼 노화로 인한 퇴행도 멈칫하며, 디스크가 옹골차져 쉽게 탈출하지 못한다.

⑨ 위의 각종 심상 적용을 긴 척주로부터 더 나아가, 디스크로 통증이 발생한 어깨, 팔, 다리 등에까지 확장한다. 머리와 가슴, 복부 등을 포함한 신체 전 영역으로 확대하면 더욱 좋다. 온몸을 한 덩어리로 하여 한바탕 심상법을 실행하고 나면, 척추의 병증과 그로 인한 다른 신체 부위의 통증이 한꺼번에 빠져나간다.

* 누운 자세로 위의 각종 심상법(心象法)을 실천하다 보면 갑자기 목이 꺾여 머리가 번쩍 들렸다가 툭 떨어지는 현상이 발생할 수 있다. 허리가 역(逆) 브이(V)자로 꺾여 식은땀을 흘리기도 한다. 이는 오랫동안 잘못된 '작용'으로 발생한 척추질환에 대해 대자연의 '반작용'이 가해지는 것이므로 두려워할 필요 없다. 디스크가 단번에 호전될 수 있는 현상이므로 오히려 반길 일이다.

* 엎드려 스트레칭 자세로 심상법을 적용하다 보면 척추뼈와 척추뼈 사이로 신경전달물질과 호르몬, 혈액 등이 휙휙 스쳐 지나가는 것을 느낄 수 있다. 이는 내 몸을 막거나 누르고 있던 탁기가 빠져나가고 신체 기능이 정상화되는 과정에서 다가오는 느낌이다.

한동안 그런 작업을 계속하다가 '이제 충분하겠다' 싶을 때 작업을 중단하고 척추를 꽈배기 틀듯 틀어 본다. 그러면 밀려 나와 있던 디스크가 우두둑거리는 소리와 함께 제자리를 잡아 들어가기도 한다. 이는 마치 자동차에 윤활유를 쳐 녹 등의 이물질이 제거되면서 자동차가 미끈하게 나아가게 된 것과 같다.

양·한방 병원 어디서건 큰 치료비를 들이고도 이처럼 놀라운 치유 효과를 거두기는 힘들다. 근원적인 목·허리디스크 치유법이다.

오십견, 석회화건염, 회전근개파열

우리 몸에서 가장 복잡한 부위 중 하나가 어깨다. 어깨는 각종 뼈와 관절, 인대, 각종 근육과 힘줄, 각종 신경과 혈관, 연부조직과 피부 등으로 구성돼 있다. 이들은 목, 팔, 가슴 및 등판과 긴밀하게 연결돼 있다. 이처럼 해부학적으로 복잡한데다 평생 팔 움직임을 다양한 각도에서 뒷받침하다 보니 염증과 통증이 뒤따를 때가 많다. 이렇게 해서 나타나는 것이 오십견, 석회화건염, 회전근개파열 등의 어깨질환이다.

오십견은 관절낭이 굳어져 동통과 함께 어깨관절을 움직이기 어려워지는 질환이다. 석회화건염은 어깨 힘줄 조직에 석회가 침착해 날카로운 통증이 밀려드는 증상이다. 회전근개 파열은 어깨에 있는 4개의 힘줄 중 한 개 이상이 늘어나거나 찢어져 나타난다. 3가지 질환 모두 팔을 들어올리기 힘들며 만성 통증이 따라다니는 것이 특징이다.

어깨를 중심으로 등판, 목의 일부, 팔까지 경색되고 아파서 잠을 잘 못 자는 등 생활에 큰 불편이 뒤따른다.

어깨의 경직이나 통증을 유발하는 질환은 이밖에도 목 디스크, 중추신경 장애, 파킨슨병, 관절염, 어깨충돌증후군 등 종류가 매우 많다. 한마디로 어깨는 통증의 집합소 같은 곳이다. 오십견, 석회화건염 및 회전근개질환은 그중 어깨를 괴롭히는 대표적 질환군이라 할 수 있다.

오십견, 석회화건염 및 회전근개질환은 원인이 불분명한 경우가 많다. 외상과 자세 불량 등 원인이 분명한 경우를 제외하고는 한의학적으로 노화로 인한 신체 퇴화가 어깨 부위에서 병변을 드러내는 것으로 판단된다. 특히 나이 들어 찾아오는 혈액순환 정체, 림프액 등 노폐물 적체, 호르몬과 신경전달물질 불균형 등은 어깨의 면역 환경을 저해해 이들 질환의 포로가 되게 만든다. 따라서 수술적 치료를 필요로 하는 경우 외에는 스트레칭과 불량 자세 교정 등으로 직접적 원인을 제거하면서 마음 치유를 일상화하면 병원에 가지 않고도 어깨통증의 고통에서 웬만큼 벗어날 수 있다.

─〈 **마음수술법** 〉────────────────●

① 신체를 충분히 이완한다. 전신을 풀어 주면서 특히 통증 있는 어깨 부위를 중점적으로 이완한다. 어깨를 중심으로 목, 팔, 등판, 척추, 가슴까지 한꺼번에 풀어 헤치듯이 한다. 그리고 의식을 잠에 취한 상태와 유사하게 꺼트린다.

② '뜨뜻한 느낌', '약손', '진동' 등의 심상을 일으켜 이를 전신으로 확산시킨다. 전신이 심상의 물결에 녹녹히 젖어 들게 만든다.

③ 전신 심상 상태에서 몸 여기저기 걸린 애매한 느낌과 탁기를 찾아내 이를 마음으로 밀어낸다. 강력한 마음으로 거부하듯 밀어내면 그런 부정적 느낌이 서서히 빠져나가고 몸이 개운해진다. 이때 부교감신경의 우위 상태에서 마음의 작업을 해야 한다.

④ 전신 심상 상태에서 어깨 쪽으로 의식을 몰고 간다. 그곳에서 어깨의 경직 현상, 통증, 아린 느낌, 압박감 등을 밀어낸다. 어깨는 매우 복잡한 영역이므로 때로 '약침' 같은 심상을 밀고 들어가 찌르듯이 작업하는 것도 좋다. 이런 작업을 지성껏 계속하면 어느 순간 어깨의 막힌 곳이 뚫리고 뭉친 부분이 풀리는 것을 느낄 수 있다. 노폐물이 배출되고, 혈액순환이 정상화했으며, 호르몬과 신경전달물질의 분비 및 이동이 균형을 되찾았다는 증거다.

⑤ 위의 마음 작업을 습관화하면 어깨관절과 근육, 인대, 힘줄, 신경망 등이 말초혈관으로부터 혈액과 호르몬 등을 정상적으로 공급받아 결과적으로 어깨의 통증과 경직 현상이 해소되고 팔이 올라가게 된다. 어깨 질환을 총체적으로 호전시킬 수 있는 방법이다.

퇴행성관절염

관절이 온전치 않아 엉덩이를 방바닥에 질질 끌며 걸레질하는 중년 여성들을 볼 수 있다. 무릎이 아파 계단 오르내릴 때 크게 불편을 겪는 노인들도 많다. 퇴행성관절염이 초래하는 전형적 현상들이다.

퇴행성관절염은 무릎이나 발목, 손가락, 엉덩이, 척추 등의 관절 부위에 발생한다. 관절을 보호하고 있는 연골이 퇴행성 변화를 겪거나 이런저런 원인으로 손상되는 게 직접적 원인이다. 이로 인해 관절을 구성하는 뼈와 인대 등에 손상이 생겨 염증과 통증이 발생한다.

연골이 망가지는 대표적 원인은 노화다. 사람은 늙어가면서 충분한 영양이 공급되지 않아 연골의 탄력이 떨어지고 마모도 심해진다. 이로 인해 뼈와 뼈가 서로 닿아 통증이 증대되고, 관절 주위의 인대와 근육도 제 역할을 못하는 악순환이 이어진다. 무릎관절염의 경우 55세 이상의 약 80%, 75세 이상은 대부분의 사람에게 나타난다는 보고도 있는 것을 보면 노화와 퇴행성관절염은 뗄 수 없는 관계임을 알 수 있다.

비만도 연골 손상의 주요 원인이다. 무릎관절의 경우 증가하는 체중이 3배의 압력으로 가해진다. 등산을 하거나 계단을 오를 때는 최대 7배의 하중이 무릎에 실린다. 따라서 과체중은 무릎과 엉덩이, 척추 등의 관절에 만성적인 퇴행을 불러올 수 있다.

직업적으로 반복되는 작업이나 오랫동안 계속된 잘못된 자세도 원인이 될 수 있다. 관절을 이루는 근육, 인대, 힘줄 등에 무리가 따라 관절의 퇴행을 촉진할 수 있다. 또 외부로부터의 충격 등에 의한 외상이나 관절의 골절, 관절 주변 인대의 손상, 세균성 및 결핵성 관절염 등도 퇴행성관절염을 일으키는 흔한 원인으로 지목된다.

퇴행성관절염은 전신에 통증을 초래하는 류머티스관절염과 달리 해당 관절 부위에서 통증이 발생한다. 그러나 이 같은 국소적 통증도 환자를 매우 힘들게 만들 수 있다. 처음에는 해당 관절을 사용할 때만 다소 불편을 느끼다가 병이 진행되면 관절 주위의 시큰거리는 느낌, 저리고 묵직한 압통 등으로 당황하게 된다. 관절이 석회를 바른 것처럼 굳어져 펴기 힘들고, 통증이 지속돼 밤에 잠을 자기도 어려워진다.

지하철 계단 앞에서는 절망감이 덮친다. 이런 생활이 계속되면 엉덩이 끌며 걸레질하는 여성처럼 바닥에 주저앉는 인생이 된다.

현재 퇴행성관절염을 치료하는 데 쓰이는 약물이 여러 종류 개발돼 있으나 부작용이 우려돼 의사들조차 적극적으로 권하지 못하는 실정이다. 약의 종류에 따라 혈액응고, 심혈관계 부작용, 변비 등을 일으켜 논란이 많다. 대표적인 관절염 치료제인 스테로이드제는 효과가 일시적이고, 습관성이 되기 쉬우며, 연골의 변성을 촉진하기도 해 사용에 주의가 요망된다.

또 관절경을 이용해 관절 내부를 세척하고 유리체와 관절막을 없애 증상을 완화할 수 있지만 완전한 치료를 달성하기 어렵고 수술 효과의 지속 여부도 일정치 않다. 최종적으로는 인공관절을 삽입하는 수술을 하기도 하는데, 이 역시 재수술을 해야 하는 경우도 발생할 수 있다.

퇴행성관절염은 관절 연골의 퇴행성 변화로 발생하므로 이를 정지시킬 수 있는 확실한 방법은 아직 없다는 게 현대의학의 입장이다. 그러나 결코 그렇지만은 않다. 마음의 작업으로 연골의 퇴행을 막을 수 있으며, 경우에 따라 이를 상당 부분 정상 상태로 복귀시킬 수도 있다.

마음 치유에 앞서 비만인 사람은 어떻게 해서든 체중을 줄여야 한다. 또 평소 꾸준한 유산소 운동 등을 통해 관절 주위 인대와 근육을 적절히 강화해 줄 필요가 있다. 나쁜 자세를 교정하는 등 잘못된 생활습관도 바로잡아야 한다. 그런 가운데 다음의 마음수술법을 실천하면 연골이 퇴행을 멈추거나, 투명하고 탄력 있던 정상의 연골로 되돌아간다. 또한 연골을 둘러싸고 있던 근육과 인대의 건강이 증진돼 퇴행성관절염의 고통에서 벗어날 수 있다.

① 심신을 충분히 이완한다. 똘똘한 의식을 약화해 긴장감을 해소하고, 몸 전체를 깊은 잠에서 깨어났을 때처럼 노곤하게 만든다. 특히 증상이 있는 관절 부위를 더욱 깊이 이완한다.

② 전신에 심상을 적용한다. '뜨뜻한 느낌'을 일으켜 이를 온몸에 확산시킨다. 뜨뜻한 느낌이 척추를 따라 오르내리게 하고, 복부 깊은 곳과 사타구니와 사지로도 뻗치게 한다. 그 느낌이 몸속 여기저기를 휘젓고 다니게 하면 막혔던 곳이 뚫리며 어떤 쾌감이 잔잔한 시냇물처럼 전신을 오르내린다. '전신진동'이나 '약손' '신성' 등의 심상도 비슷한 결과를 가져다준다.

③ 전신 심상의 여세를 몰아 증상이 있는 관절 부위로 다가간다. 그곳에 부분적으로 '뜨뜻한 느낌' '진동' 등의 심상을 접목해 자극한다. 교감신경의 기능이 저하된 상태에서 부교감신경의 향상된 힘으로 자극한다. 이는 심상이 자율적으로 작동해 관절 부위에 밀밀히 스미거나 그곳을 휘젓게 하고, 자신의 '흐릿한 의식'은 이를 뒤에서 지원하는 방식이다. 골똘히 집중하지만, 결코 집착하지는 않는 방임 상태에서 이런 부분 심상을 진행한다.

④ 부분 심상에 정성을 들이고 또 들이다 보면 그 자리에서 특이한 변화가 일어난다. 예를 들어 양쪽 무릎에 온 정성을 다해 부분 심상을 적용하다 보면, 어떤 굉장한 힘이 그곳에 달라붙어 치유를 시작하는 것을 경험할 수 있다. 그 힘은 무릎을 압박하거나 잡아 흔들듯이 다가오기도 하고, 초토화하듯이 덮치기도 한다. 때로는 바늘 여러 개가 마구 찌르듯이 달라붙기도 한다. 강한 전류가 흐르는 듯한 느낌이 그곳을 지

배할 때도 있다. 이 같은 현상은 환자의 상태에 따라 강도가 세거나 온건하게 다가올 수 있다. 어찌됐든 크고 작은 힘이 병증 부위를 지배해 증상이 호전될 때까지 신비스럽게 작업을 계속한다.

⑤ 부분 심상이 강하게 다가왔을 때는 다소 숨이 차오를 수도 있다. 그렇지만 이때의 숨은 아주 기분 좋게 차오르는 숨이다. 그러므로 환자는 행복하게 심호흡하면서 부분 심상의 작업을 계속 마음으로 뒷받침하면 된다.

⑥ 부분 심상 작업이 정점을 찍고 점점 약화하는 과정에서 치유가 어지간히 이뤄진 느낌이 들 때, 심상 작업을 중단하고 현실로 돌아온다. 그런 다음 관절 부위를 이리저리 돌리고 꺾어 풀어 준다. 그러면 뿌드득거리는 소리가 나기도 하면서 마지막까지 남아 있던 탁기가 빠져나간다. 시큰거리거나, 저리거나, 무겁거나, 뻣뻣하던 증상들이 사라지고 관절이 부들부들해진다. 이런 변화가 일어나면 그동안 엉덩이를 질질 끌며 걸레질해야 했던 중년 여성도 벌떡 일어나 걸을 수 있게 된다. 예수가 앉은뱅이를 일어나 걷게 한 『신약성서』 속의 기적과도 같은 일이 이렇듯 우리의 현실에서도 일어날 수 있다.

⑦ 퇴행성관절염은 '퇴행'이란 단어에서도 알 수 있듯이 신체 노화 현상과 관련이 많다. 생명의 근원이 고갈되면서 콩팥과 췌장 기능이 약화하고, 소화력과 해독 기능도 저하되는 것이 문제. 특히 신장은 우리 몸의 뼈와 연골 형성에 중요한 역할을 하는 장기다. 그러므로 틈틈이 전신 심상과 관절염 부위에 대한 부분 심상을 되풀이하면서 신장을 대상으로 한 복부 심상에도 정성을 기울일 필요가 있다. 예를 들어 무릎이나 발목, 척추 등의 관절이 퇴행했을 때 그 부위와 정력을 관장하는

신장, 사타구니 등을 묶어 심상 작업을 하면 치유 효과가 한층 더 높아질 수 있다.

비뇨생식기계
질환

전립샘비대증

신체가 늙어가면서 남성에게 거의 숙명적으로 달라붙는 것이 전립샘비대증이다. 노화로 남성호르몬 분비가 불균형을 이루는 것도 이 질환의 원인이다. 40대 이후 서서히 시작돼 50대는 50%, 60대는 60% 정도 나타나고, 70세를 넘어서면 거의 모든 남성이 걸릴 만큼 흔한 증상이다.

전립샘은 남성 생식기관의 하나로 요도를 둘러싸고 있다. 밤톨 정도 크기로, 정액의 일부가 이곳에서 생성된다. 이 전립샘이 나이 들어 점점 비대해지면 요도를 압박하고, 이로 인해 방광에 고여 있던 소변이 배출 장애를 나타낸다.

즉 소변이 자주 마렵거나, 뜸을 들여야 나오거나, 아랫배에 힘을 주어야 소변을 볼 수 있다. 소변 줄기가 시원하게 뻗치지 않고 맥없이 내려오다가 중간중간 끊기기도 한다. 소변을 다 보고 난 뒤 방울방울 떨어지는가 하면, 잔뇨감이 남아 한동안 변기 앞을 못 떠나기도 한다. 소변이 갑자기 절박하게 터져 나오기도 하며, 밤에 자다가 여러 번 일어나 소변보는 증상도 따른다. 이런 증상을 통틀어 전립샘비대증이라 부른다.

특히 밤마다 소변 탓에 화장실을 두세 차례 드나들어야 하는 전립샘비대증 환자의 고통을 정상인은 잘 이해하지 못한다. 수면이 무겁게 몸을 누르는데도 아랫도리를 찌르는 요의 때문에 괴롭게 일어나야 한다. 그런데 막상 비칠거리며 화장실을 찾으면 소변은 질금거리며 약간만 나올 뿐이다. 밤사이 이런 소동을 몇 차례 벌이고 나면 숙면을 취하지 못해 피로가 그대로 몸에 걸려 있다. 이튿날 정상적인 활동을 하기 어려워진다.

어느 때는 소변 줄기가 가늘다 못해 끊겨 여자처럼 엉덩이를 드러낸 채 변기에 앉아 용변을 봐야 한다. 남자의 자존심이 짓밟히는 순간이다. 더 심해지면 갑작스런 요의를 참지 못해 소변을 그냥 팬티에 지리기도 한다. 병상의 노인들 중에서 이런 사례를 가끔 보게 된다. 그래서 노인들에게 기저귀를 채우기도 한다.

아무튼 증세가 악화하면 남성의 성징이 다 사라진 것으로 볼 수밖에 없다. 동물에 비유하면 수탉의 늠름한 볏이 말라비틀어지고, 사슴의 우람한 뿔이 부러진 것과 다름없다.

병원에서는 이 증세를 완화하기 위해 알파 교감신경 차단제, 남성

호르몬 전환효소 억제제 등의 약물을 투여한다. 비대해진 전립샘을 절제술이나 레이저 수술로 제거하기도 한다. 일부 침구사들은 대침을 놓아 전립샘 크기를 줄이기도 한다.

그런데 이 같은 극단적 방법 외에 매우 부드럽고 편안한 방법이 있다는 사실을 의사나 침구사들은 잘 모른다. 바로 이완 심상법이다. 물론 이 방법은 터득하기까지 시간이 걸리고 배우기 쉽지 않지만, 정성을 다해 요령을 알게 되면 전립샘비대증 치유에 효과적이다. 레이저나 대침을 사용하는 것 이상으로 뛰어난 결과를 거둘 수도 있다. 물론 치유 과정에서 통증이나 부작용은 전혀 뒤따르지 않는다.

전립샘비대증은 비대해진 전립샘 크기를 줄이는 것만으로는 완전한 치유를 달성하기 어렵다. 노화와의 싸움에서 이겨야 하므로 치유가 결코 쉽지 않다. 그러나 이완 심상법을 효율적으로 구사하면 노화를 한동안 정지시킬 수 있을 뿐 아니라, 치유를 통해 젊음을 일부 돌려받을 수도 있다. 그러므로 다음의 방법을 잘 적용해 세월의 수레바퀴를 거꾸로 돌려보기를 권한다.

─〈 마음수술법 〉────────────────●

① 심신을 충분히 이완한다. 몸 전체가 물 먹은 솜처럼 눅신눅신하고, 의식이 꺼지기 직전의 전등불처럼 희미해지게 만든다. 전신 마취된 사람처럼 몸과 마음을 완전히 풀어 헤쳐야 한다.

② 몽롱한 의식으로 하복부와 사타구니, 양쪽 허벅지, 허리 등을 더듬는다. 비대한 전립샘으로 인해 생겨난 불편한 느낌(탁기)이 그곳 어딘가에 응어리져 있다. 그것을 밀어내야 할 목표로 삼는다. 소변보기 전후

의 개운치 않은 느낌(탁기)도 몰아내야 할 목표로 설정한다.

③ '뜨뜻한 느낌'을 목표 부위로 밀고 들어간다. 거기에서 그 느낌을 키우고 또 키운다. '뜨뜻한 느낌'이 탁기 덩어리를 묵직하게 점령하고 에워싸게 한다.

④ 한동안 ③의 상태를 유지하다가 온 정성을 다해 탁기 덩어리를 몸 밖으로 밀어낸다. 눈덩이를 굴려 밀듯이, 혹은 고무래로 노폐물을 밀어내듯이 나름의 상상력을 일으켜 적용한다.

⑤ '약침'의 심상을 일으켜 하복부의 전립샘 부위에 내리꽂는다. 이런 심상은 처음엔 잘 일으켜지지 않지만, 간절한 마음으로 초빙하면 상상이 실제 현실이 된다. 대침으로 직접 찌르는 것 이상으로 찌릿찌릿한 느낌이 관통하면서 비대한 전립샘이 야금야금 녹아내린다. 이 같은 '약침' 심상은 전립샘암이나 고환암을 녹일 때도 같은 방법으로 적용할 수 있다.

⑥ '진동'의 심상을 하복부와 사타구니, 양쪽 허벅지, 옆구리, 요추 등에 풀어 놓는 것도 효과를 높일 수 있다. 그들 부위가 '진동' 모드에 젖어들면 꿈틀거리거나 파르르 떨리며 형언키 어려운 쾌감이 감돈다. '진동' 에너지가 치유의 조화로운 에너지를 불러들이고, 반대로 탁기는 야금야금 밀어내 신체를 정상화한다. 이 같은 작업을 틈틈이 반복하면 비대한 전립샘이 작아져 요도가 압박에서 벗어나게 된다.

⑦ 취향에 따라 '약손' 심상을 적용해도 유사하게 긍정적인 효과를 얻을 수 있다.

⑧ '전신진동'을 일으켜 운용하는 것을 생활화한다. 노화 진행을 한동안 정지시키거나, 젊음을 되찾기 위해서는 하복부 등에 부분적으로 부여

하는 심상법만으로는 부족하다. 머리부터 발끝까지 '전신진동'을 타게 하여 막힌 경락을 죄다 열고, 꼬이거나 뒤틀린 곳은 풀어 줘야 한다. 그리고 힘없이 풀어진 부위는 탱탱하게 조여 줘야 한다. '진동' 에너지가 전신을 타고 다니게 방임하면 이 모든 것이 자연스럽게 달성된다. 그럼으로써 신경계와 근골격계와 장기의 부조화가 사라지고 온몸에서 힘이 불끈 솟는다. 남성의 몸을 실질적으로 지배하는 남성호르몬 등 호르몬과 신경전달물질의 분비 및 이동이 정상화하면서 젊음이 돌아오는 것이다. 자연히 전립샘비대증은 멀리 밀려나게 된다.

⑨ '신성'의 심상을 적용해 운용하는 것도 위력적인 결과를 가져다줄 수 있다.

---

* 위와 같은 치유법은 결코 쉽지 않다. 고도의 심상법은 체득하기 까다로울 뿐 아니라, 설령 체득했다 하더라도 지속적으로 정성스럽게 적용해야 한다. 따라서 환자는 이중으로 된 고도의 심리적 관문을 통과하는 것 같은 심정이다. 하지만 그런 어려움을 거치기 때문에 전인적이고 총체적인 치유가 가능해진다. 부작용이 없고, 비용도 수반되지 않는 것은 보너스 효과다.
* 이완 심상법과 함께 토마토, 마늘을 포함한 싱싱한 채소, 과일을 즐기고 충분한 휴식을 취하며, 규칙적인 생활을 하는 등 생활습관을 바르게 하는 것도 중요하다. 노화를 촉진하고 호르몬 불균형을 유도하는 내장지방을 줄이는 노력도 게을리하지 말아야 한다.

요실금

의도하지 않았는데도 소변이 저절로 새 나와 난감하게 만드는 증상이다. 나이 든 이들에게 빈발한다. 또 남성보다 여성에게 많은데, 여성은 10명 중 4명이 이 질환을 경험한다. 소변이 갑자기 팬티를 적셔 사회활동이 불편해지면서 말 못할 고민에 빠지기도 한다. 방광과 요도괄약근의 기능 이상이 원인이다.

신체가 노화 등 여러 가지 이유로 약해지면 장기들이 힘을 잃고 축 처진다. 특히 골반과 가까운 신장, 방광, 자궁 등에 찬 기운이 몰려들며 하복부가 냉해진다. 골반 근육도 약화해 탄력과 수축력이 떨어지고 어혈 등 노폐물이 제대로 배출되지 못하는 등 방광 주위의 생태 환경이 악화한다. 특히 여성은 임신과 출산을 반복하면서 골반근육과 방광기능이 약해진 경우가 많다. 여기다 자궁근종이나 자궁암, 체지방 증가 등으로 하복부 환경이 나빠져 있을 수도 있다.

이런 상황에서 다른 내외적 요인으로 복압이 증가하면 방광이 그 압력을 견디지 못하거나 요도괄약근이 약해져 소변이 새 나오게 된다. 지속적인 스트레스 등으로 방광이 과민 반응해도 자신의 의지와 상관없이 소변이 유출된다.

콩팥에서 생성된 소변은 요관을 따라 내려와 방광에 고인다. 요도괄약근은 방광이 소변으로 충분히 채워질 때까지 계속 수축해 소변이 새 나가지 않게 한다. 정상적인 사람은 방광에 소변이 충분히 고인 것이 느껴질 때 뇌에서 척수신경을 통해 방광과 요도에 전기적 신호를 보낸다. 이를 통해 방광이 수축하고 요도괄약근이 이완돼 소변이 배출된다.

그러나 뇌나 척수 손상 환자, 파킨슨병 환자 등은 뇌에서 척수신경을 거쳐 정상적인 전기신호를 내려 보내지 못한다. 이로 인해 방광이 멋대로 수축하면서 요실금으로 이어지기도 한다. 이렇듯 요실금의 원인은 복잡하고 다양하다. 그렇기 때문에 치료 또한 쉽지 않다. 하지만 마음수술법을 터득하면 병원에 끌려다니지 않고도 요실금을 상당 부분 통제할 수 있다. 틈틈이 골반 근육 강화 운동과 체지방 줄이는 노력을 기울이면서 다음의 방법을 병행하면 소기의 성과를 거둘 수 있다.

─〈 마음수술법 〉─

① 조용한 장소에 눕거나, 스트레칭 자세로 엎드려 심신을 편안히 한다. 몸과 마음을 충분히 이완한다. 느낌이 개운치 않거나, 통증이 있거나, 경직된 근육과 관절을 이리저리 풀어 준다. 긴장감을 내려놓고 마음의 심연으로 내려간다. 정신이 몽롱하고 육체가 잠에 취한 듯 노곤해질 때까지 이완 작업을 계속한다.

② 전신 심상을 적용한다. 온몸에 '뜨뜻한 느낌'이나 '진동' 등을 전류처럼 확산시킨다. 어떤 심상이든 자신에게 맞는 것을 선택적으로 활용하면 된다. 그런 심상이 몸 안팎을 두루두루 훑고 다닐 정도로 고도의 심리요법을 구사한다. 한동안 이렇게 하고 나면 신체의 선순환을 가로막고 있던 탁기가 빠져나가고 전신이 개운해진다.

③ 병적 변화가 나타난 방광과 생태 환경이 악화한 하복부의 기능을 증진한다. 이를 위해 하복부와 서혜부, 회음부, 허리 등에 부분 심상을 집중한다. 이들 부위를 한 덩어리로 묶어 심상을 적용하는 것도 괜찮다. 심상의 에너지를 앞세워 그 부위를 꾹꾹 눌러 주듯이 한다. 혹은 그 부위를 탱탱하게 조여 주기도 한다. 이때 부교감신경 우위의, 매우 안정되고 평안한 마음으로 일을 진행한다. 가급적이면 심상이 그들 부위로 저절로 다가가 작업하게 하고, 자신은 뒤에서 마음으로 응원하는 방식이 좋다.

한동안 이 작업을 지속하다 보면 통증 등 좋지 않은 느낌이 점점 밀려

나고, 그 자리에 어떤 행복한 느낌과 쾌감이 들어찬다. 이런 긍정적 느낌을 묵직하게 확대하면 종내에는 방광 등 장기와 골반이 탄력을 회복하는 등 하복부 면역 환경이 정상화해 증세가 기막히게 호전된다.

④ 방광에 어떤 내외부 압력이나 스트레스가 가해지는 느낌일 경우 재빨리 심신을 이완해 전신 심상과 부분 심상을 적용함으로써 원인을 제거한다. 그러면 방광과 요도괄약근이 정상 기능을 회복한다.

⑤ 뇌나 척수신경의 손상으로 인한 요실금은 뇌, 척수에 부분 심상을 충실하게 적용한다. 이를 통해 고장 난 뇌신경, 척수신경 기능을 되살려 요실금 증상을 완화할 수 있다.

⑥ 자궁근종 등 다른 질병이 원인일 경우 역시 마음수술법으로 그 질병을 해결함으로써 2차적으로 요실금 증세를 가라앉힐 수 있다.

⑧ 전신 심상이나 부분 심상을 적용하는 과정에서 자신도 모르게 교감신경이 항진되는 수가 있다. 이로 인해 나타나는 흥분과 긴장은 치유에 방해가 되므로 재차 심신 이완을 통해 해소한다. 병이 치유될 때까지 심신 이완과 전신 심상, 부분 심상을 되풀이하는 것이 좋다.

내분비계
질환

파킨슨병

파킨슨병은 전설의 복서 무하마드 알리와 교황 요한 바오로 2세가 앓았다고 하여 세간에 제법 알려진 질병이다. 알리는 세계헤비급챔피언 타이틀을 3차례나 거머쥐고 통산 19차례나 방어에 성공한 핵주먹이다. 요한 바오로 2세는 교황 재직 당시에도 산악스키를 즐길 정도로 건강미를 과시했다. 그들이 파킨슨병 앞에 무릎 꿇었으니 이 병의 위세를 알 만하다.

파킨슨병은 중간뇌(중뇌)의 흑질에 분포하는 신경세포가 점차 소실해 발생한다. 중간뇌는 사람 뇌의 깊숙한 곳에 달걀노른자처럼 자리해 있다. 이곳 흑질의 신경세포에서는 우리 몸의 운동과 관련해 중요한 역할을 하는 도파민이 분비된다. 그런데 어떤 이유로 이들 신경세포의 숫자가 감소하고, 그로 인해 도파민 분비량도 줄어 문제가 발생한다.

이 병에 걸리면 손발 떨림, 근육경직, 느린 행동 등의 증상이 나타난다. 손발 떨림은 좌우 한쪽 손이나 발에서 시작해 어깨나 머리로 확산되기도 한다. 누워 있어도 떨리며, 잠잘 때만 제외하고 종일 그 증상이 따라다닌다. 근육경직은 자기도 모르게 근육이 뻣뻣해져 힘을 빼려 해도 잘 안 빠지는 양태로 나타난다. 느린 행동은 슬로비디오 장면이나 나무늘보의 움직임을 보는 것과 유사하다. 그래서 양말을 신더라도 그 양말을 손으로 잡아 발에 씌우기까지 한참이나 걸린다. 표정에도 변화가 거의 없고, 눈도 잘 깜박이지 않는다.

파킨슨병 환자는 걷다가 평형감각을 잃고 자주 넘어지며 무엇에 부딪혀 다치기 일쑤다. 어깨 근육이 굳어 팔을 흔들지 않는가 하면, 발을 질질 끌면서 걷기도 한다. 등이 굽어 구부정한 자세에 턱을 조금 앞으로 내민 모습을 보이기도 한다. 고관절과 무릎도 굽어 전체적으로 전방으로 쏠린 것처럼 비친다. 농촌이나 공원에서 새우등 자세로 지팡이 짚고 손을 떨며 신발을 질질 끄는 노인은 전형적인 파킨슨병 환자의 모습이다.

이 병은 손발 냉증을 초래하기도 하며, 땀 배출의 균형을 깨뜨려 가슴 위로 땀이 많이 나는 증상을 부르기도 한다. 장운동이 약해져 변비를 유발하는가 하면, 기립성저혈압과 현기증의 원인이 되기도 한다. 우울증과 수면장애가 동반되는 경우도 많다. 전반적으로 삶의 질을 크게 떨어뜨리는, 만성 퇴행성 신경계 질환이다. 중증이 되면 직장생활이 불가능해져 경제적으로 곤란을 겪는다. 발병 후 제대로 치료하지 않으면 10년 내에 사망할 확률이 높다고 한다.

도파민은 운동과 관련된 뇌의 명령을 전신 신경으로 전달해 최종적으로 몸을 움직이게 돕는 신경전달물질이다. 명령 전달은 도파민(뇌 선조체의 작용 활성화) → 뇌 선조체(운동 명령 출발) → 시상(명령 전달) → 대뇌피질(명령 전달) → 척수(전신 신경으로 명령 전달) → 근육(최종 명령 도착)의 과정을 거친다. 자연스런 운동 메커니즘이다.

도파민의 분비량 감소 원인인 흑질 신경세포 소실은 유전이나 체질, 환경 변화 등 여러 가지다. 노화가 진행되면서 신경세포가 자연 감소해 도파민 분비량이 줄기도 한다. 따라서 도파민이 충분히 분비되게 하는 것이 치료의 관건이다. 또 운동 명령 전달 과정에서 착오가 발생하지 않도록 선조체와 시상, 대뇌피질, 척수 및 전신 신경망을 잘 정비하는 일도 중요하다.

현대의학에서는 도파민 분비를 촉진하는 각종 약을 복용케 하지만, 그런다고 해서 병이 완치되지는 않는다. 다소 개선되거나 악화를 막는 정도다. 뇌심부자극술과 열응고술 등의 수술로 증상을 완화하기도 하지만, 부작용의 위험도 있다.

마음수술법을 활용하면 뇌심부자극술 이상으로 중간뇌의 흑질을 강하게 자극해 파킨슨병의 치유 효과를 높일 수 있다. 이는 부작용이 없을 뿐만 아니라, 환자가 굉장한 행복감을 느끼고, 굳었던 팔다리가 마술에 걸린 듯 풀리는 경이로운 결과를 가져다준다.

─〈 마음수술법 〉────────────●

① 온몸을 충분히 이완한다.

② 백회를 통해 뇌 안 깊숙한 곳으로 '신성'의 기운이 들어오는 것을 상

상한다. 우주의 조화로운 에너지가 그곳에 밀밀하게 밀려들도록 유도
한다.

③ 뇌 속 깊은 곳으로 '뜨뜻한 느낌'이 꾸역꾸역 모여들게 유도하는 것도
좋다.

④ 뇌 속 깊은 곳으로 '약손'이 들어오는 심상을 적용하는 방법도 괜찮다.

⑤ ②, ③ 혹은 ④의 상황에 '진동'의 심상을 보탠다. 즉 '신성' 에너지와
'진동' '뜨뜻한 느낌'과 '진동' 혹은 '약손'과 '진동'이 한데 어우러져 작
동되게 한다.

⑥ ⑤와 같은 방식으로 한동안 지극정성을 기울이면 뇌가 꿈틀거리는 반
응이 일어날 수 있다. 어느 때는 불수의근(不隨意筋)인 뇌 근육이 밀가
루반죽 주무를 때처럼 꾸물대기도 한다.

⑦ ⑥의 상황에 이르면 도파민이 획획 분비되는 것을 환자 스스로 느낄
수 있다. 굉장한 쾌감이 온몸에 흐른다. 막혀서 잘 흐르지 못하던 혈행
도 흐름이 정상화되면서 파킨슨 증상이 크게 개선된다. 이러한 마음의
작업을 한동안 계속하면 흑질의 신경세포가 복구돼 파킨슨병이 원천
적으로 사라질 수 있다.

⑧ 파킨슨병은 흑질의 신경세포 손상 외에 운동 명령 전달 계통의 손상도
원인이 될 수 있다. 따라서 '신성'이나 '진동' 등의 심상을 전신으로 확
산해 운용하면서 손상된 부위를 복구할 필요가 있다. 그 과정에서 때
로는 시상이나 척수 신경의 일정 부위에서 강력한 진동 반응이 일어날
수 있다. 그 반응을 소중하게 키워 진드근히 운용하면 손상 부위가 복
구돼 운동 명령이 원활히 전달된다.

⑨ '신성'이나 '진동'의 심상을 전신으로 확산하면 굳어진 근육이 부드럽

게 풀리고, 개개풀려 떨림을 유발하던 부위는 탱탱하게 조여져 아주
개운한 느낌을 가질 수 있다.

당뇨병

당뇨병은 인슐린 분비가 부족하거나, 인슐린이 정상적인 기능을 하
지 못하는 것이 원인이다. 이는 유전적 소인 있는 사람에게 발생하기
쉬운 전신성 질환이다. 왜 그런지 살펴보자.

어릴 때 발생해 '소아 당뇨병'으로 불리는 제1형 당뇨병은 인슐린
분비를 담당하는 췌장의 베타 세포가 자가 면역 반응에 의해 파괴되
는 것이 특징이다. 이로 인해 인슐린 분비량이 절대적으로 부족해지
고, 환자는 정기적으로 인슐린 주사를 맞아야 한다. 이처럼 소아 때부
터 인슐린 분비량이 지나치게 감소하는 이유를 유전 외에는 달리 설
명할 방도가 마땅치 않다.

제2형 당뇨병은 베타 세포의 기능 저하로 인슐린 분비량이 상대적
으로 줄어드는 것이 원인이다. 이런 상황에서 말초의 세포가 포도당
을 받아들여 혈당을 떨어뜨리는 기능이 제대로 작동되지 않는다. 이
를 인슐린 저항성이라 한다. 제2형 당뇨병은 가족력 있는 사람의 위험
률이 2.4배 정도 증가하는 것으로 알려져, 역시 유전과의 상관관계를
유추할 수 있게 한다.

당뇨병에는 이외에도 종류가 많다. 주목할 만한 사실은 그들 가운
데 말단비대증, 쿠싱증후군, 글루카곤 분비선종 등 각종 내분비 질환
관련 당뇨병이 많다는 사실이다. 이들 질환의 원인인 호르몬은 대체

로 인슐린과 길항관계에 있다. 따라서 해당 호르몬이 과잉 분비되면서 상대적으로 인슐린 분비를 막아 문제가 발생한다. 이 같은 호르몬의 과잉 분비 역시 유전인자가 큰 요인으로 지목된다.

물론 당뇨병은 유전적 소인이 있다고 해서 모두 증상이 발현되는 것은 아니다. 서구화에 따른 고열량, 고지방, 고단백의 식단과 비만, 운동 부족, 스트레스, 노화 등도 이 질병의 발생을 촉진한다. 하지만 비만증이 심하거나 운동을 하지 않는 사람이 당뇨병에 걸리지 않는가 하면, 여러 환경 요인을 멀리 해도 당뇨병에 사로잡히는 예들이 있음을 볼 때 아무래도 유전으로부터 자유롭지 못한 것만큼은 분명해 보인다.

당뇨병은 우리 몸의 만성 고혈당 상태와 이로 인한 대사 장애를 특징으로 한다. 우리가 먹은 탄수화물은 몸 안에서 포도당으로 분해되어 혈액으로 녹아 들어간다. 이 포도당은 인슐린의 도움으로 각각의 세포로 운반돼 에너지로 사용된다. 그런데 당뇨병 환자는 포도당이 세포로 잘 흡수되지 않고 혈액 속에 그대로 머물러 고혈당 상태를 만든다. 또 소변을 따라 그대로 배출되고 만다.

이로 인해 밥을 많이 먹어도 체중이 줄어들며, 물을 많이 마시거나 소변을 자주 보는 등의 이상 증세가 이어진다. 시력이 혼탁해지는 것도 흔히 나타나는 비정상적 현상이다.

고혈당이 만성화하면 끈적끈적한 혈액으로 전신의 혈관이 손상을 입고, 이로 인해 갖가지 합병증이 초래된다. 신장 기능 이상, 시력 이상, 족부궤양, 말초신경염 등이 나타날 수 있다. 자율신경계의 기능이 떨어져 각종 소화기계 질환을 비롯해 비뇨생식기계와 심혈관계 영역에서 다양한 질환을 유발한다. 심하면 아예 시력을 잃기도 하며, 족부

궤양 악화로 하지를 절단해야 하는 불행도 닥친다. 뇌졸중이나 심근경색증의 원인이 되어 환자를 사망에 이르게 할 수도 있다. 급성 합병증도 의식 소실과 사망의 원인이 될 수 있다. 시간이 흐를수록 전신을 점점 더 어렵게 만드는 만성 소모성 질환이다.

당뇨병으로 온몸의 세포들이 제 기능을 잃고 크고 작은 혈관들이 오랫동안 손상됐다면 이를 정상화한다는 게 결코 쉬울 수는 없다. 더욱이 그것이 유전적 현상이나 노화에 기인한 것이라면 하느님이 아니고서는 되돌리기 힘들 것이다.

마음수술법은 환자를 정상으로 회복시킬 수는 없지만, 적어도 증상을 상당 부분 억제할 수는 있다. 이를 통해 당뇨병의 합병증들도 웬만큼 완화할 수 있다.

─〈 마음수술법 〉──────────────────────●

① 심신을 충분히 이완한다. 당뇨병은 원인이 췌장에서 출발해 전신의 혈관과 세포에 악영향을 끼친 증상이므로, 전신을 제대로 이완하는 것을 치유의 출발점으로 삼아야 한다. 의식도 가물가물하게 꺼트려 긴장감을 일소한다. 몸과 마음을 아주 느슨하고 평안하게 만든다.

② 전신을 치유 목표로 삼는 가운데 장애를 일으킨 췌장을 주요 목표 지점으로 설정한다.

③ 전신 심상을 유도한다. '진동'이나 '신성' 등의 심상이 당뇨병 대상으로 적합하다. 전신 이완 상태에서 몸의 일정 지점을 '마음의 눈'으로 바라보며 심상을 접목한다. 부교감신경 우위 상태에서 고도의 주의집중을 바탕으로 접목하면, 그곳에 어떤 양상으로든 심상이 출현한다.

그러면 이를 전신으로 확대한다.

이렇게 전신 심상을 전개하다가 그 심상의 힘으로 불편하거나, 피로가 몰린 부위를 자극한다. 온 정성을 다해 꾹꾹 누르거나, 그런 이상 부위를 한데 묶어 탱탱하게 조이듯 자극한다. 이때도 교감신경이 아닌, 부교감신경 우위 상태에서 자극해야 한다. 문제 부위를 찾아다니며 탄력 있게 수렴해 주거나 지성껏 꾹꾹 누르는 마음을 반복하면 전신이 냉온 찜질이라도 한 것처럼 개운하게 풀린다.

④ 심상을 도구 삼아 신체의 주요 부위들을 자극한다. 중추신경과 양쪽 가슴, 복부, 그리고 사타구니 등을 별도로 자극한다. 이때도 물론 부교감신경 우위의, 매우 안정되고 평안한 마음으로 해야 한다. 특히 복부의 췌장 부위를 최대한 정성껏 자극한다. 한동안 이 자세를 견지하다 보면 어떤 손길 같은 기운이 등장해 췌장을 쿡쿡 눌러 주는 특이 현상이 일어날 수도 있다. 췌장의 베타 세포를 건드려 인슐린 분비를 촉진하는 현상이다. 이는 과학으로 이해할 수 없는 신비한 움직임이다.

⑤ 위의 심상 작업을 반복하다 보면 인슐린을 비롯한 각종 호르몬 분비가 균형을 이루고 고혈당이 완화돼 크고 작은 혈관들이 탄력을 회복하며, 끈적거리던 혈액이 싱싱한 혈액으로 바뀐다. 세포들도 활력을 얻어 포도당을 에너지로 저장하면서 몸에서 힘이 올라온다. 이에 따라 그동안 따라다니던 각종 합병증도 점차 완화된다.

---

* 인슐린은 조상으로부터 유전적으로 물려받는 생명 에너지이다. 사람에 따라 이를 충분히 물려받기도 하고, 너무 적게 받기도 한다. 너무 적게 받은 이는 일찍 고갈돼 '소아 당뇨병'에 걸리게 된다.

그런데 충분히 물려받았는데도 젊어서 일찍 고갈되는 사람이 있다. 이는 인슐린을 앞당겨 소진했기 때문이다. 비만인데도 운동을 적게 하고 연일 고열량, 고지방, 고단백 음식을 과식하는 경우가 대표적이다. 이 경우 우리 몸은 인슐린을 계속 과다 분비하다가 고갈돼 결국 당뇨병에 걸리게 된다.

냉장고 음식을 선호하는 이도 당뇨병에 걸리기 쉽다. 우리가 먹는 음식은 아궁이에 들어가는 땔감과 같다. 아궁이에 젖거나 언 장작을 넣으면 불이 잘 붙지 않는다. 그래서 밑불을 많이 넣어야 한다. 이 밑불에 해당하는 것이 인슐린이다.

냉장고의 축축하게 언 음식을 먹게 되면 그만큼 인슐린 분비량이 증가해 인슐린이 일찍 고갈되고 만다. 또 활성산소가 증가한다. 축축한 장작을 땔 때 굴뚝에 검은 연기가 많이 올라오는 것과 같다. 따라서 인슐린의 조기 고갈을 막기 위해 냉장고 사용을 최대한 자제하는 것이 좋다.

갑상선기능항진증, 저하증, 결절

갑상선은 가장 큰 내분비기관으로, 우리 몸의 대사를 조절하는 갑상선호르몬을 만들어 혈액 내로 방출한다. 다른 호르몬들이 대부분 신체 특정 부위에 작용하는 것과 달리, 갑상선호르몬은 거의 모든 조직에 작용한다. 이를 통해 각종 영양소를 태워 에너지를 생산하며, 뇌의 발달에도 중요한 역할을 한다. 이렇게 갑상선호르몬의 생성, 분비에 관여하는 갑상선에 각종 이상이 발생할 수 있다. 갑상선기능항진증, 갑상선기능저하증, 갑상선결절 등이 대표적이다.

갑상선기능항진증은 갑상선호르몬이 혈액 내로 과다 방출돼 나타나는 증상이다. 이를 초래하는 대표적 원인은 그레이브스씨병이다. 그레이브스씨병은 면역 기능 이상으로 갑상선호르몬 분비가 자극되는 것이 원인이다. 이로 인해 갑상선호르몬이 과잉 분비되게 된다. 정상인은 뇌하수체가 갑상선자극호르몬을 조절해 갑상선호르몬의 과잉, 과소 문제를 자동 해결하지만 그레이브스씨병 환자는 자가 면역

항체의 활동으로 과잉 문제를 해결하지 못한다. 이외에 뇌하수체선종이 있는 경우도 갑상선 자극 호르몬이 과다 분비되고, 이로 인해 갑상선 호르몬이 과다 방출돼 항진증이 발생할 수 있다.

갑상선기능항진증에 걸리면 우리 몸이 에너지를 필요 이상으로 만들어 더위를 잘 못 참고 땀을 많이 흘리며, 식욕이 왕성한데도 체중이 감소할 수 있다. 자율신경이 흥분해 맥박과 심장이 빨리 뛰며, 이로 인해 가슴이 아프거나 숨이 찬 것을 느낄 수 있다. 온몸에서 피로감이 몰려오거나, 근력 약화로 근육 마비 현상이 나타날 수도 있다. 목 앞부분의 갑상선이 부푼 모습을 보이며, 일부 환자는 놀란 듯이 눈이 돌출되기도 한다.

갑상선기능저하증은 갑상선호르몬이 제대로 생성되지 않아 우리 몸의 대사가 저하된 상태를 말한다. 갑상선호르몬이 잘 만들어지지 않는 것은 갑상선 자체에 문제가 있거나, 갑상선호르몬을 만들도록 하는 신호에 문제가 있는 경우 등 두 가지다. 전자는 하시모토갑상선염이 가장 흔한 원인이다. 이 경우 자가면역성 만성 갑상선염으로 갑상선 자체에서 갑상선호르몬 생산이 감소한다. 후자는 뇌하수체기능저하증으로 갑상선자극호르몬이 분비되지 않는 것이 원인이다. 또는 시상하부의 장애로 갑상선방출호르몬이 분비되지 않고, 이로 인해 갑상선자극호르몬 분비가 막히는 것도 원인이다. 그 결과 갑상선호르몬이 나오지 못하게 된다.

체내에 갑상선호르몬이 부족해 갑상선기능저하증에 걸리면 무기력증과 함께 전신 피로감이 만성적으로 따라다닌다. 추위를 많이 타며, 체중이 증가하고, 심장박동은 느려지게 된다. 근육의 경련과 강직 현상, 변비, 탈모, 피부와 모발 건조증, 목이 쉬는 증상, 우울증 등도 종종 동반된다.

갑상선결절은 갑상선 세포가 지나치게 증식해 만들어진 혹이다. 주로 음식물을 통해 섭취하는 요오드의 결핍이 갑상선 세포의 증식을 초래한다. 이밖에 콜로이드 액체 성분 축적, 림프구성 갑상선염 등도 원인이다. 이 결절은 서서히 자라나 별다른 증상을 일으키지 않으며, 남성보다 여성에게 3~4배 더 잘 발생한다. 간혹 결절이 빠르게 성장해 식도나 기도를 압박하고, 이로 인해 음식을 삼키기 곤란하거나, 목이 쉬거나, 호흡곤란이 따를 수도 있다. 이는 악성으로 변한 경우이므로 집중적으로 대응해 문제를 해결해야 한다.

─〈 마음수술법 〉─────────●

① 심신을 충분히 이완한다. 갑상선질환은 갑상선 부위만이 아니라 몸 곳곳에 부정적 영향을 끼치므로 전신을 대상으로 마음수술법을 적용한다. 온몸을 풀어 헤치고 의식도 잠에 취한 것처럼 약화시킨다.

② '뜨뜻한 느낌' 등의 심상을 몸 한쪽에서 일으켜 전신으로 확대한다. 신체가 이러한 심상이 접목된 것을 느껴야 한다. 그렇지 못할 경우 자동차의 공회전처럼 아무 소용이 없다. 몸 안팎으로 심상이 전류처럼, 혹은 시냇물의 잔잔한 일렁임처럼 흐르도록 해야 한다. 쉽지 않은 일이지만, 온 정성을 다해 유도하면 가능해진다.

③ 전신 심상의 바탕 위에 부분 심상을 적용한다. 목표는 신체 이상 부위와 이상한 증상이다.

갑상선기능항진증의 경우 가슴이 아프거나 숨이 찬 증상, 전신 피로감, 근육 마비 현상 등이 목표다. 이들 증상이 나타난 부위로 다가가 심상을 묵직하게 일으키고, 그 심상의 힘으로 이상 증상들을 주의 집중해서 밀어낸다.

갑상선기능저하증의 경우 무기력증과 전신 피로감, 근육 경련, 근육 강직 등이 목표다. 이들 증상 발현 부위로 다가가 거기에 심상을 집중적으로 확대하고, 그 심상의 힘으로 문제의 증상들을 정성껏 달래어 밀어내거나 풀어낸다.

갑상선결절은 '얼음덩어리'라 생각하고 얼음을 녹이는 듯한 마음가짐으로 심상을 적용하면 결절이 점점 약화하게 된다. 이는 암 덩어리를 녹이는 것과 유사한 방법이다(암 부분 참조).

④ 전신 심상의 바탕 위에 부분 심상의 방법으로 시상하부, 뇌하수체 및 갑상선을 적절히 자극한다. 이들 부위가 다른 질병으로 장애 상태이거나 전기 신호를 제대로 전달하지 못할 경우 갑상선방출호르몬, 갑상선자극호르몬, 갑상선호르몬 등의 분비 및 수용에 문제가 초래될 수 있다. 이는 결과적으로 갑상선호르몬의 과다 혹은 과소 분비를 유발해 갑상선기능항진증과 갑상선기증저하증의 원인이 된다.

시상하부, 뇌하수체 등이 자리한 뇌의 깊숙한 부위와 갑상선 부위에 부분 심상의 흐뭇한 자극을 부여해 그 느낌을 한동안 유지한다. 그러면 그곳의 무질서와 부조화가 해소되면서 과다 분비되던 호르몬은 분비가 줄고, 과소 분비되던 것은 분비가 증가하게 된다. 이를 통해 호르몬들이 전반적으로 균형을 회복하면서 병의 기세가 수그러든다.

⑤ 위의 심상 작업을 날마다 습관화하면 갑상선질환이 근본적으로 치유된다.

＊ 갑상선과 뇌하수체 및 시상하부는 그 기능이 쌍방향으로 연결돼 있다. 시상하부의 갑상 선방출호르몬은 뇌하수체를 자극해 갑상선자극호르몬을 방출시킨다. 이 갑상선자극호르 몬은 다시 갑상선을 자극해 갑상선호르몬을 분비시킨다. 이렇게 나온 갑상선호르몬은 온 몸의 혈관으로 들어가 대사 작용에 관여하지만, 일부는 다시 시상하부와 뇌하수체에 이 르러 이들의 기능을 제어하게 된다. 이를 통해 갑상선호르몬이 적절히 분비되도록 자동 조절하는 것이다.

심상의 비가시적인 에너지 작용은 어떤 이유로 비정상 상태이던 갑상선, 뇌하수체 및 시 상하부의 기능을 정상화해 호르몬의 과잉, 과소 문제를 해결하는 놀라운 힘이 있다.

신경계
질환

알츠하이머병, 경도인지장애

알츠하이머병은 가장 흔한 퇴행성 질환이며, 치매의 일종이다. 치매에는 알츠하이머 형을 비롯해 혈관성 치매, 전두측두엽 치매, 파킨슨 치매, 루이소체 치매 등이 있다. 이밖에 약물, 음주, 영양결핍, 우울증 등 회복 가능한 원인에 의한 치매도 있다. 전체의 70% 정도가 알츠하이머 형일 정도로 알츠하이머병이 치매의 대부분을 차지한다.

인간은 나이 들면서 신체 기능이 점진적으로 약화한다. 체력과 운동 능력이 떨어지고, 감각기관의 기능이 저하되며, 잠자는 시간이 줄어드는 등의 변화가 나타난다. 이 과정에서 뇌는 뇌세포 감소로 기억력을 관장하는 해마 등의 용적이 줄고, 뇌 내부 공간인 뇌실이 확장되며, 세월의 흔적을 상징하는 노인반(신경반)과 신경섬유 뭉치가 생겨난다. 이와 함께 도파민, 세로토닌, 아드레날린, 아세틸콜린 등 신경전달물질과 호르몬의 활동이 감소한다. 뇌가 전반적으로 활력을 잃고 서서히 퇴행하는 것이다.

이로 인해 나타나는 현상은 다양하다. 가장 두드러진 것은 인지기능 변화다. 젊었을 때와 달리 기억력이 약해지고, 말할 때 단어가 혀끝에 맴도는 등 언어 능력도 저하된다. 시공간 파악 능력과 판단력, 일상생활 수행 능력도 점진적으로 약화한다.

알츠하이머병은 '착한 노화'라 할 수 있는 정상 노화와 달리 인지기능이 정상 노화 상태 이하로 크게 하락해 사회생활과 일상생활을 유지하기 어려워지는 '나쁜 노화'를 일컫는다.

알츠하이머병은 인지기능의 현저한 저하와 함께 초조감, 우울증, 망상, 환각, 공격성 증가, 불면증, 성격 변화 등의 정신행동 증상도 흔히 동반한다. 더 심해지면 신체 여기저기가 경직되고 걸음걸이가 이상해지는 등 신경학적 장애를 호소하기도 한다. 말기에 이르면 대소변을 가리지 못하거나 욕창이 생기는 등 여러 가지 육체적 합병증까지 나타난다.

알츠하이버병 환자의 뇌 조직을 현미경으로 들여다보면 노인반과 신경섬유 뭉치가 두드러지게 관찰된다. 이는 뇌의 퇴행이 심화했음을 말해 준다. 대표적 뇌 병리 현상인 노인반은 베타 아밀레이드 침착과 관련 있다. 베타 아밀레이드가 지나치게 많이 만들어져 뇌에 침착하면서 뇌 세포에 나쁜 영향을 미치고, 이로 인해 노인반이 형성되는 것으로 알려진다. 신경섬유다발은 타우 단백질의 과인산화 등과 관련 있다. 타우 단백질은 뇌 세포의 형태 유지에 중요한 역할을 하는데, 이 것이 과인산화하거나 염증 반응, 산화적 손상 등을 일으키면 뇌 세포 가 손상돼 신경섬유 다발이 생겨나게 된다.

환자의 뇌 조직은 육안으로 관찰하더라도 그 크기가 전반적으로 줄 어든 것을 알 수 있다. 이는 뇌세포와 뇌신경세포 등의 소실로 인한 것 이다. 알츠하이머병 초기에는 기억력을 주관하는 해마와 뇌후각내피 질 부위가 축소되지만 증세가 심화하면서 전두엽, 측두엽, 두정엽 등 을 포함해 뇌 전체의 용적이 줄어들게 된다. 이와 반대로 뇌 내부의 공 간인 뇌실 용적은 확대돼 뇌 전체가 돌이킬 수 없는 퇴행 상태에 내던 져진다.

현대의학의 기술로는 아직까지 알츠하이머병을 근본적으로 치료 하지 못한다. 다만 병의 진행을 6개월~2년 정도 늦추는 약물은 개발 돼 있다. 그러므로 환자들은 병원 치료에서 희망을 건지기 어렵다. 그 러나 마음수술법을 원용하면 희망이 생긴다. 뇌의 노화를 역행시키거 나, 적어도 노화 진행을 막을 수 있기 때문이다. 마음수술법은 뇌에 젊 음을 돌려주는 물질을 증가시키고, 반대로 노폐물을 원활히 배출해 뇌 건강을 획기적으로 높여 준다.

경도인지장애는 기억력 등의 인지기능이 같은 나이, 교육 수준의 다른 이들에 비해 다소 떨어진 상태지만 일상생활을 영위하는 데는 별다른 지장이 없는 정도의 증상이다. 이는 정상 노화와 알츠하이머 등 치매의 중간 단계로 볼 수 있다. 따라서 증세를 완화해 정상 노화 수준이나 다소 더 젊은 뇌로 돌려놓기란 별로 어렵지 않다. 마음 치유 가 이를 가능케 한다.

① 심신을 충분히 이완한다. 머리, 목, 어깨, 가슴, 복부 및 팔다리의 근육과 관절에 걸린 긴장감을 몰아내고 뇌파를 크게 떨어뜨려 매우 안정된 상태에 접어든다. 어떤 깊은 심연으로 내려가고 또 내려가 몸 전체가 물 먹은 솜처럼 둔해지게 하고, 의식도 희미하게 꺼 버린다.

② '전신진동'을 일으켜 온몸이 행복한 에너지 물결에 휘감기게 만든다. '전신진동'이 머리에서 몸통을 거쳐 다리까지 잔잔한 시냇물처럼 오르내리면 몸 곳곳에서 형언할 수 없는 쾌감이 느껴진다. 막혔던 경혈이 모두 열리고 경락이 억눌림에서 해방돼 혈액과 신경전달물질, 호르몬의 흐름이 정상화하고 노폐물 배출이 원활해진다. 이렇게 전신진동을 통해 온몸의 흐름을 선순환시키는 생활을 반복하면 몸이 거뜬해져, 어느 날부터 세월이 정지하거나 거꾸로 흐르는 듯한 느낌을 갖게 된다. '약손'이나 '신성' 등 다른 심상법 적용도 '전신진동'과 유사한 효과를 불러올 수 있다.

③ 전신 심상의 여세를 몰아 뇌 안에 부분 심상을 집중한다. 이는 전신 심상 상태에서 뇌 안에 심상의 방점을 찍는 것이다. 예를 들어 온몸으로 '전신진동'의 물결을 타다가 홀연 뇌 속으로 그러한 '진동'의 물결을 꾸역꾸역 밀고 들어간다. 혹은 백회를 통해 뇌 속 깊은 부분으로 '진동' 에너지가 밀밀히 들어차게 할 수도 있다. 그런 다음 '진동' 에너지가 불수의근인 뇌 조직을 주물럭거리도록 내버려 둔다. 이렇게 하면 어느 순간 뇌 조직이 자율적으로 꿈틀거린다. 경험 없는 사람에게는 거짓말같이 들리겠지만, 이는 사실이다. 뇌 조직이 꿈틀대지 않으면 어떤 쾌감이 그 부위를 지르고 지나다니기라도 한다.

④ 여러 날에 걸쳐 ②의 바탕 위에 ③의 부분 심상을 집중적으로 계속 적

용한다. 그러다 보면 뇌 안에서 매우 긍정적인 변화가 일어난다. 머릿속이 청명한 하늘처럼 맑아지고, 시야가 확 트이며, 어떤 환희심이 솟아난다. 이는 젊음을 부르는 신경전달물질과 호르몬의 분비 및 수용이 정상화하고, 혈액 흐름이 원활해져 산소와 영양소가 잘 공급되며, 반대로 뇌세포 파괴를 촉진하는 나쁜 물질들이 배출되었기 때문이다. 자동차에 비유하면 윤활유와 휘발유가 충분히 공급돼 미끄럽게 나아가게 된 것과 같다.

⑤ ②의 토대 위에 ③을 한 세월 계속하면 정력이 샘솟고 얼굴에서 윤기가 분출한다. 젊음이 돌아오게 되는 것이다. 이렇게 되면 알츠하이머병은 몸에서 자연히 멀어진다. 경도인지장애는 더욱 쉽게 물러간다.

섬유근육통

질병은 대개 통증을 수반하지만 섬유근육통처럼 심각한 통증을 유발하는 것도 찾아보기 어렵다. 이 병은 만성적으로 따라다니는 전신 통증이 가장 흔한 증상이다. 머리부터 발끝까지 곳곳이 지끈거리며 아프다. 어느 때는 이마나 어깨에 대못을 박은 것 같은 통증이 덮친다. 칼로 깊이 찌르듯 하는가 하면, 얼얼하거나 심하게 뒤트는 듯한 증상이 달려들기도 한다.

더 심한 경우 피부가 햇볕에 닿거나 바람만 스쳐도 고통스럽다. 어떤 환자는 몸에 석유를 붓고 불을 붙인 상태에서 예리한 칼날로 저미는 듯한 극심한 통증이 느껴진다고 하소연한다. 그러다 보니 오래 사는 것은 바라시도 않고 한두 달만이라도 안 아팠으면 좋겠다는 소망을 일으키기도 한다. 하지만 그런 바람은 현실이 되지 않는다. 결국 통증을 못 견뎌 자살하는 환자도 나타난다.

이 질병에 걸리면 몸이 경직되는 것도 예사다. 특히 아침에 일어나면 근육과 관절이 뻣뻣해져 있어 움직이기 어렵다. 하루 종일 피로가 몰려오며, 자고 일어나도 피곤함이 가시지 않는다. 이밖에 두통, 우울증, 불안감, 팔다리 감각 이상, 생리통, 복통, 안구 건조 등 이런저런 증상들이 복합적으로 나타나 환자를 괴롭힌다.

사정이 이러한데도 병원에서 환자들을 대상으로 실시하는 근골격계 검사나 신경학적 검사는 결과가 거의 정상으로 나온다. 이런 의학적 판단 앞에 환자는 또 한 번 절망의 나락으로 굴러 떨어지고 만다.

현대의학은 섬유근육통의 원인을 아직 정확하게 밝혀내지 못하고 있다. 필자가 생각하기에 이는 신체 호르몬과 신경전달물질의 불균형이 주된 원인으로 보인다. 다시 말해 제때 분비돼야 할 호르몬과 신경전달물질이 제때 분비되지 못할 때, 혹은 이들이 분비되어선 안 될 상황에 분비되거나 과다하게 분비될 때 증세가 촉발된다고 본다. 이들 호르몬과 신경전달물질이 정상적 경로를 벗어나 이동하거나, 이동이 원활하지 못한 것도 원인으로 판단된다.

현재까지의 의학적 연구를 통해 섬유근육통 환자에게서 중추신경계의 세로토닌 대사 감소, 스트레스에 대응하는 부신피질호르몬의 분비 반응 감소, 뇌척수액의 통증물질 증가 등이 관찰되었다. 또 성장호르몬의 분비 감소와 자율신경계의 기능 부전 등도 확인되었다. 이러한 연구 편린들은 이 질병이 신경 및 내분비계의 이상에서 비롯되고 있음을 부분적으로나마 입증한다고 볼 수 있다.

병원에서는 섬유근육통 환자에게 항우울제와 세로토닌 재흡수 억제제 등을 처방하지만 이 같은 약물치료가 아직까지는 명쾌한 방법으로 자리 잡지 못했다. 대학병원에서 치료받았는데도 오히려 통증이 심해져 절망하는 환자들도 적지 않다. 부분적이고 미시적인 현대의학의 기술로는 이 질병을 원천적으로 해결할 수 없다. 장님 코끼리 다리 만지기 식이다. 질병을 통찰력 있게 바라보고 대처하는, 총체적이며 전인적인 기법으로 치유를 유도해야 한다.

섬유근육통 환자에게는 통증과 피로를 완화할 수 있는 운동치료가 권장된다. 걷기, 자전거 타기, 수영 등의 유산소 운동이 좋다. 이는 신체의 대사 활동을 도와 염증 물질 등 노폐물 배출을 촉진하고 막힌 곳을 뚫어 주는 효과가 있다. 이를 통해 호르몬과 신경전달물질의 불균형을 일부 해소할 수 있다.

섬유근육통 환자는 스트레스 민감도가 높은 경향이다. 감정적 상처가 오랫동안 환자 자신을 짓눌러 온 경우도 있다. 계속되는 통증을 견디다 보니 부정적인 생각에 갇혀 지내는 경우도 많다. 적절한 운동과 함께 다음의 방법을 터득해 날마다 실천하면 스트레스가 잘 해소되고, 긍정적인 세계가 열리며, 신체가 통증을 뛰어넘어 건강해지는 놀라운 현상이 나타나게 된다.

─〈 마음수술법 〉────────────────●

① 심신을 충분히 이완한다. 온몸 관절 마디마디와 경직된 근육을 온통 풀어 헤친다. 특히 통증이 느껴지는 부위에 이완을 집중해 그곳에서 무언가가 움푹 빠져나가듯이 풀어 놓는다.

② 온몸에서 통증이 느껴지는 경우가 일반적이므로 전신을 목표로 하면서 아픈 곳을 부분 부분 어루만지는 방법을 구사한다. 이 질병은 매우 무거운 증세를 동반하므로 심상법을 깊숙한 곳까지 밀고 들어가 적용해야 한다. 이를 위해 '전신진동'을 몰아오는 것이 가장 효과적이다.

잠결과도 같은 비몽사몽간에 머리부터 시작해 목, 어깨, 가슴, 복부, 사타구니 및 다리의 깊숙한 부위까지 '진동'을 물결처럼 몰고 다닌다. 그렇게 전신을 훑고 다니다가 병증이 느껴지는 자리마다 묵직한 '진동'을 풀어 놓으면 통증이 서서히 완화된다. 이런 작업을 지극정성으로 여러 날 계속하다 보면 오랫동안 붙어 다니던 극도의 피로감과 아픈 증세가 빠져나간다. 막힌 곳들이 잘 뚫려 호르몬과 신경전달물질의 분비 및 이동이 정상화되었다는 방증이다.

③ 섬유근육통 환자의 압통점은 최대 18개다. 환자에 따라 압통점 숫자에 차이가 난다. 이들 압통점을 네트워크화 하여 동시다발적으로 진동을 건다. 이런 심상법 적용을 지속하다 보면 압통점들이 짚단 허물어지듯 힘을 잃는다. 이 같은 작업은 신체 깊숙한 곳까지 신중하게 밀고 들어가 진행해야 한다.

④ ②와 ③을 실시한 뒤 진동을 풀고 현실로 돌아와 한바탕 스트레칭하거나 전신을 꽈배기 비틀듯 이리저리 비틀어 준다. 그러면 관절 마디마다 뿌드득, 뿌지직 소리와 함께 탁기가 빠져나가고 몸에서 양생(養生)의 힘이 올라온다.

⑤ '진동'은 일상적으로 밀려드는 스트레스와 부정적 생각을 일소하는 데도 많은 도움을 준다.

목 부위든 어깨든, 머릿속이든 스트레스로 불편치 않을 때 그곳을 타

깃으로 해 '진동'을 걸면 스트레스가 잘 밀려 나갈 뿐 아니라 활기차고
긍정적인 느낌이 많이 밀려온다.

⑥ '뜨뜻한 느낌'이나 '은혜의 단비' 혹은 '신성'의 심상도 권장할 만하다.
이들 역시 전신을 대상으로 구사해야 한다. 몸 안팎이 신성한 기운에
휩싸이게 하거나 은혜의 단비에 촉촉이 젖게 만들면 불안정하고 불균형
한 에너지가 밀려나고, 그 자리를 조화와 코스모스적 질서가 대신하게
된다. 그러면 생체 활력이 되살아나면서 건강이 성큼 다가서게 된다.

복합부위통증증후군

'임상의학적 상태가 지옥과 같다'고 표현되는 질환이다. 통증의 강
도가 다른 어떤 질병에도 비견되기 어려울 만큼 심각하다. 화끈거리
거나 욱신욱신 쑤시는 것은 기본이고, 바늘로 찌르거나, 전기에 감전
된 듯한 통증이 오기도 한다. 불에 타거나, 예리한 칼로 저미거나, 사
정없이 쥐어짜는 듯한 통증이 닥치기도 한다.

이처럼 극심한 증상은 처음 한 곳에서 시작되었다가 중증이 되면서
주로 사지(四肢) 여기저기서 나타난다. 어깨, 엉덩이, 머리 등에 발생
하기도 하는데 심지어 온몸에서 통증을 느끼는 환자도 있다. 어느 때
는 바람에 스치거나, 물에 닿거나, 움직이기만 해도 통증이 덮친다. 통
증의 근본 원인이었던 손상이 해결되거나 사라졌는데도 통증이 지속
되는 황당한 경우마저 있다.

증상이 오래 계속돼 근육이 감소하고 관절이 경직되면 팔다리가 기능
을 잃어 단순한 부속물로 전락하고, 일상생활이 매우 곤란해진다. 복합부

위통증증후군 환자의 80%가 이전 활동으로 돌아가지 못한다는 보고도 있다. 견디기 힘든 통증으로 밤을 하얗게 새우거나, 우울증이 동반돼 이 중삼중의 고충을 겪기도 한다. 미국 존스홉킨스 의대 설문조사 결과 이 증후군 환자의 47%가 자살을 생각하며, 그중 15%는 실제 행동에 옮기는 것으로 나타났다. 환자의 고통 강도를 가늠할 수 있게 하는 조사 결과다.

물론 이 질환은 초기에 잘 대처하면 통증이 그리 심각하지 않을 수도 있다. 시간이 흐르면서 자연 치유되는 경우도 많다. 하지만 종종 치료가 늦어져 통증 부위가 급속도로 퍼져나가고 악화되는 환자들이 있어 안타까움을 더한다. 또 통증 못지않게 고통스러운 것이 치료비다. 아직 법정 장애로 제대로 인정받지 못해 고가의 치료비를 떠안아야 한다. 완치가 안 돼 만성으로 치달을 경우 병원에서도 뚜렷한 대책을 제시하지 못한다.

하지만 이완 심상법을 잘 터득해 적용하면 통증을 완화할 수 있어 아직 희망은 있다. 환자가 이 방법을 매우 적극적으로 활용하면 통증을 일소하여 정상 생활로 복귀할 수도 있다. 비용이 수반되지 않는 것도 이완 심상법의 장점이다.

복합부위통증증후군의 통증은 한 마디로 신경계통 이상으로 인한 것이라 할 수 있다. 신경계통 질환이야말로 마음의 작용으로 다스리기 좋은 대상이다. 마음이 강한 치유의 소망을 담아 긍정적 방향으로 움직이면 신경전달물질과 호르몬의 분비 및 수용이 균형을 되찾고, 그로 인해 고장 난 신경망의 복구가 빨라진다. 이렇게 하여 통증의 원인인 신경 시냅스가 정상화되면 환자가 건강을 되찾는 것도 불가능하지만은 않다.

이 증후군은 2가지 유형이 있다. 1형은 외과적인 신경손상 없이 각종 통증 등 이상 증세가 뒤따르는 것이다. 병원에서는 이를 교감신경이 반사적으로 위축돼 발생하는 것으로 보고 있다. 이는 직접적 신경 손상은 아니어도 신경계통의 기능적 이상으로 인한 질환임을 말해 준다. 2형은 각종 외상, 골절상, 화상, 수술 등에 의한 신경의 직접적 손상으로 인한 것이다. 대상포진 후의 신경통, 환상통, 뇌졸중 후 마비, 심혈관계 질환, 척수 손상 등도 2형의 유발요인이다. 이들 질환이 특정 부위의 신경계통에 영향을 미쳐 증상을 유발하는 것으로 유추된다.

하지만 현대의학은 아직 그 발생기전을 명확히 밝혀내지 못하고 있다. 그러다 보니 치료법도 확실치 않다. 약물치료법으로 소염진통제, 항우울제, 세포막안정제, 가바작용제, 캡사이신 등을 사용한다. 이처럼 약제가 다양하다는 것 자체가 치료법이 불확실함을 말해 준다. 심지어 마약성 진통제를 주사하는데도 통증이 줄지 않아 환자와 의사를 당황케 하기도 한다.

무시무시한 수술법도 동원된다. 교감신경 절제, 말초신경 차단, 경막외신경 차단 등의 신경차단요법을 시행하거나 수술을 통해 척수신경자극기, 지주막하강내 약물지속주입기 등을 이식하기도 한다. 이런 방법을 동원해도 통증 조절이 잘 안되는 경우가 있다.

다음의 마음수술법은 무지막지한 수술, 시술이나 약물치료법을 쓰지 않고도 통증을 줄이거나 없애 환자의 건강을 크게 증진할 수 있는 방법이다. 치유의 성패는 환자가 얼마나 이완과 집중을 잘하느냐에 달려 있다.

─〈 마음수술법 〉──────────────●

① 편안한 자리에 눕거나 스트레칭한 자세로 심신을 충분히 이완한다. 혹자는 통증이 계속되는데 어떻게 심신을 내려놓느냐고 반문할지 모른

다. 사정이 그렇더라도 환자 나름으로 내려놓는 방법을 터득할 수 있다. 간절함과 함께 하면 고통 속에서도 요령이 생긴다.

긴장 상태의 근육과 관절 마디마디를 온통 풀어 헤친다. 무엇엔가 깊이 함몰되듯 마음을 내려놓는다. 마음이 한없이 깊은 어떤 나락으로 침잠하듯 하염없이 내려간다. 그 바닥 어딘가에 내 영혼이 무언가에 흠뻑 취해 몽롱한 상태로 누워 있다. 모든 것을 하늘에 온전히 맡겼다.

② 그렇게 깊이 이완한 상태에서 내 몸에 달라붙은 통증을 과녁으로 삼는다. 통증은 팔다리 어느 한쪽에 박혀 있을 수도 있고, 여기저기서 유발될 수도 있다. 온몸으로 퍼져 육체 전체가 고통의 바다일 수도 있다. 그런 통증을 한 묶음으로 묶어 암암리에 밀어내야 할 대상으로 설정한다.

③ 마음으로 통증을 밀어낸다. 처음에는 통증 부위에 말을 걸듯 다가간다. '왜 여기 이렇게 붙어 있냐. 제발 빠져나가 다오.' 이런 부탁의 말을 마음속으로 중얼거리는 것이 좋다. 그러면서 지긋지긋한 통증을 달래듯이 서서히 밀어낸다. 시작 단계에서는 가벼운 터치로 건드리다가 나중에는 온 정성과 힘을 다해 밀쳐 버린다.

이때 '약손'이나 '진동' 혹은 '뜨뜻한 느낌'의 심상을 동원하면 효과적이다. 이를테면 '약손'이 그 영험하고 신묘한 능력으로 통증을 밀치는 상상을 간절히 가져다 붙인다. 그러면 그런 권능 앞에 통증으로 출현한 몸속 탁기는 맥없이 밀려 나간다.

통증 밀어내기는 교감신경의 기능을 낮추고 부교감신경의 기능을 대폭 증진한 상태에서 해야 한다. 크게 활성화된 부교감신경의 기능은, '약손' 등의 심상이 억지 없이 너무 자연스럽게, 그리고 매우 힘차고 조화롭게 움직이도록 뒷받침한다. 이렇게 방임하듯 하여 '약손' 스스로 작동하게 할 때 밀어내기의 힘이 극대화된다.

④ 한동안 통증 밀어내기 작업을 계속하다가 통증 부위를 한바탕 다시 이완한다. 이는 당초 힘을 잃었던 교감신경 기능이 밀어내기 작업 과정에서 살그머니 고개 드는 경우가 있기 때문이다. 재차 이완을 통해 통증 부위를 마음에서 움푹 꺼지게 하면 교감신경의 기능이 툭 꺾인다. 온몸이 통증 덩어리인 상황에서는 이런 방식으로 전신이 움푹 꺼져 들게 만든다. 이렇게 해 놓고 밀어내기 작업을 계속한다.

⑤ 통증 밀어내기와 움푹 꺼트리기 작업을 되풀이한다. 최종적으로 통증이 밀려 나갈 때까지 계속하면 어느덧 지긋지긋하던 통증이 썰물처럼 빠져나간다.

⑥ 최종적으로 이완을 풀고 현실로 돌아와 몸을 꽈배기 틀 듯 하거나 한바탕 스트레칭 한다. 이 과정에서 잔존한 탁기를 떨쳐 내듯 목, 어깨 근육과 마디마디 관절을 풀어 준다. 이렇게 하면 뿌드득, 부지직 소리와 함께 마지막까지 남아 있던 통증 현상이 씻겨 나간다.

⑦ 자리를 털고 일어나면 풍파가 한바탕 지나가고 몸이 신생(新生)한 것 같은 느낌이 든다.

---

* 외상 등에 의한 직접적 신경 손상 외에 감정적 스트레스가 오랫동안 농축되어 복합부위 통증증후군을 유발하는 경우가 있다. 깊은 마음의 상처가 신경계통의 오작동을 일으켜 통증으로 이어지는 것이다. 이럴 때는 트라우마를 제거하는 심리요법이 큰 효과를 발휘한다. 마음수술법은 내 안에 딱 고정돼 있던 '갈등'과 '집착'을 녹여 트라우마를 제거하고, 그렇게 함으로써 무서운 통증을 해결하는 출중한 수단이다.

암

현대의학이 고도의 의료기술을 자랑하지만 아직도 암은 극복이 까다로운 난제로 남아 있다. 의료계에서는 '암 선고가 죽음이던 시대는 끝났다'고 주장하기도 하지만, 현실은 녹록치 않다. 암과 사투 끝에 비참하게 생을 마감하는 이들이 적지 않다. 가정경제가 파탄 나 가족이 함께 불행의 늪에 빠지는 경우도 허다하다. 암은 여전히 인간에게 공포의 대상이다.

암이 완전 정복되지 않는 이유에 대해서는 누구도 명쾌하게 설명하지 못한다. 현대의학이 알려고 다가가면 다가갈수록 베일에 감춰진 부분이 계속 드러나, 혹자는 '암이야말로 신의 영역'이라고 말하기도 한다. 더욱이 이런 표현이 세계 최고 의료기관의 암 전문의 입에서 종종 튀어나온다면 말문이 막히게 된다. 고도화된 의료기술을 비웃기라도 하듯 끊임없이 마각을 드러내 육체를 무너뜨리는 녀석의 횡포 앞에 의료인들은 고개를 절레절레 흔든다.

이런 상황에서는 현대의학도 암 대처와 관련한 관점을 바꿀 필요가 있다. 현대의학은 물리적 문제인 육체의 질병은 일정한 물리적 처치로 해결해야 한다는 기본 입장을 바꾸지 않는다. 그러나 암은 육체란 물리적 문제로만 국한시킬 수는 없다. 암에는 무시할 수 없는 심리 요인이 있다. 과거의 고통 등 정신적 갈등과 농축된 스트레스가 면역력을 약화해 암을 유발하는 것이다. 서구 심신의학계가 근래 이와 관련한 증거들을 속속 제시하고 있어 그나마 다행이다.

심신의학이 밝혀낸, 암 발생에서 몸과 마음의 상관관계는 이렇다. 인간이 심리적 스트레스를 받으면 우울증이나 절망감이 생겨나고, 이것이 대뇌변연계에 영향을 미친다. 그러면 대뇌변연계의 시상하부와 뇌하수체 활동에 부정적 결과가 초래된다. 이것이 다시 항암 메커니즘을 포함한 면역체계를 억압하고 내분비계를 자극해 호르몬의 불균형을 야기한다. 이로 인해 비정상세포가 증가하고, 정상적 방어력이 약화해 암이 증식되는 것이다.

물론 암의 원인은 심리적인 것 외에도 일일이 헤아리기 어려울 만큼 많다. 유전적 요소와 잘못된 식생활, 화학물질, 방사선, 자외선, 우주선(宇宙線), 암 유발 바이러스 등으로 인한 만성 염증과 손상 등이 대체적인 원인이다. 이들 물리적 원인으로 발생한 암에 대해서는 물리적 접근법이 정답일 수 있다.

그러나 마음의 왜곡으로 인한 악성종양은 근본 원인 해소 없이 물리적 방법만으로는 완치에 한계가 따를 수밖에 없다. 마음수술이 근본적으로 필요한 이유가 여기에 있다.

마음수술은 물리적 원인으로 발생한 암에 대해서도 큰 효과를 가져다줄 수 있다. 의식은 그 사람의 생각 정보가 담긴 파동이다. 양자 역학의 관점에서 살펴보면 육체 역시 파동의 응집체이다. 따라서 내 생각이 육체에 닿아 그 육체를 변화시킬 수 있다. 또 치유의 생각을 일으키면 뇌가 바로 반응해 그에 적합한 화학물질을 내보내도록 육체에 명령한다. 그 결과 육체가 치유될 수 있는 것이다.

암의 마음수술에 앞서서는 환자 스스로가 마음을 잘 다잡아야 한다. '암의 종착역은 죽음'이라거나, '말기 암 앞에는 희망이 없다'는 등의 부정적 사고는 치유의 싹을 짓밟는다. 환자들은 암 선고를 받는 순간 어떤 거대한 바윗덩이가 인생을 덮친 듯한 두려움에 휩싸인다. 혹은 어떤 악당이 따라붙어 인생을 궤멸하기 시작한 것 같은 공포감에 휘말리기도 한다.

물론 이러한 부정적 감정은 암이 흔히 몰고 오는 파괴적 결과 때문이다. 암세포는 무절제하게 증식해 장기를 파괴하고, 종종 다른 장기에 전이돼 생명을 위협한다. 그로 인해 고통받다가 비참한 말로를 맞은 사람들의 이야기는 선행 학습 효과를 나타내 환자의 가슴을 짓누른다.

그러나 서구 세포생물학이 내린 암 세포에 대한 해석은 너무나 뜻밖이다. 세포생물학은 '암은 결코 질기고 강력한 녀석이 아니며, 사실 암 세포는 나약하고 불안정하다'는 관점을 제시한다. 암 세포야말로 바보 세포이며, 얼치기란 얘기다. 놀랍지 않은가.

미국의 방사선 종양학자이며 암의 심리치료 전문가인 칼 사이먼튼도 이와 비슷한 생각을 견지한다. 그는 저서 『다시 건강해지기 Getting Well Again』에 '암은 부정확한 유전정보를 지닌 세포에서 출현한다. 따라서 의도된 기능을 수행할 수가 없다'고 적고 있다. 물론 부정확한 유전구조의 불안전한 세포 덩어리가 급속히 성장해 문제를 일으키지만, 본래 약하고 불완전하기 때문에 환자가 강한 심리요법으로 공략하면 충분히 약화시킬 수 있다는 것이다. 실제 그는 이런 방법으로 많은 암 환자를 치유의 길로 이끌기도 했다.

필자가 상담한 암 환자들 가운데도 마음의 작용만으로 극적인 치유 효과를 나타낸 이들이 있다. 병원에서 포기한 이들이 마음수술만으로 소생하는 것을 볼 때 세포생물학의 암 세포에 대한 관점에 동의하게 된다. 악성종양은 정녕 마음으로 잡는 것이 신체 수술이나 화학요법 등으로 해결하는 것보다 쉬울 수 있다. 비용도 전혀 들지 않고 부작용도 없으니 꿩 먹고 알 먹기 식이다.

암을 마음으로 잡기 위해서는 모든 것을 철저히 다 내려놓는 자세가 매우 중요하다. 몸을 제 마음으로 꽉 붙들지 말고, 하늘에 내맡기란 얘기다. 그런 점에서 미국 최고의 암 전문병원, 엠 디 앤더슨(MD Anderson)의 세계적인 종양학자인 김의신 교수의 다음과 같은 말은 자못 의미심장하다.

"우리 병원에서 치료를 포기했는데 기적적으로 살아난 환자들이 꽤 있다. 그들의 공통점은 자신을 완전히 내려놓고, 경우에 따라 신에게 모든 걸 맡긴 것이다. 한 환자는 임종을 위해 호스피스 병동으로 갔는데, 의학적으로는 바로 죽을 사람이 석 달이 지나도록 죽지 않았다. 검사해 보니 암이 없어진 것은 아니었고, 다만 활동을 멈추고 있었다. 과학적으로 도저히 설명이 안 되는 현상이었다. 또 난소암 4기로 암 수치가 800(정상인의 수치는 40~60)이던 여성은 그 수치가 점점 떨어져 정상이 됐고, 지금껏 18년째 잘 살고 있다."

그의 이 같은 말은 암세포의 경우 내 몸을 철저히 내맡기기만 해도 힘을 잃게 된다는 얘기다. 이는 그 순간부터 암을 꼼짝 못하게 만드는 대식세포, 자연 살상 세포의 활동이 두드러진다는 논리와 같다. 이들이 활성화하면 암은 자연히 기세를 펴지 못하게 된다.

─〈 마음수술법 〉──────────────●

① 심신을 충분히 이완한다. 몸을 절대자에게 맡기듯이 하고, 집착을 온전히 내려놓는다. 내 몸을 '하늘병원'에 맡긴 것 같은 마음 자세를 갖는다. 의식이 현실을 떠나 몽롱해지고, 육체는 잠에 깊이 취한 상태처럼 먹먹해져야 한다. 심신을 이렇게 만들지 못하면 마음수술이 먹혀들지 않는다.

② 암을 나약한 녀석으로 생각한다. 내 몸을 덮친 바위 같은 것으로 여기면 결코 안 된다. 실제로 암세포는 연약하다. 바보같이 얼뜬 녀석이다.

③ 암을 얼음덩어리로 생각한다. 녹여 없애면 되는, 별것 아닌 대상으로 시각화한다.

④ '뜨뜻한 느낌'의 심상을 암 부위에 접목한다. 그 기운이 얼음덩이를 녹이는 상상을 골똘히 한다. 실제로 암 부위에 뜨뜻한 느낌이 접속될 때까지 이런 심상화 작업을 지속한다.

⑤ '약손'이 암 부위에 다가가 그 영험한 힘으로 얼음덩이를 녹이고 약화

하는 심상을 지극 정성으로 접목하는 것도 좋다. 이 역시 병증 부위에서 어떤 느낌이 일어날 때까지 계속한다.

⑥ '약침' 심상도 적용해 본다. 이는 고환암이나 폐암처럼 깊숙이 숨어 있는 암을 공략할 때 유효하다. 날카로운 각도로 찌르듯 시각화해 적용한다. 암 부위에 찌릿찌릿한 느낌이 도달할 때까지 계속한다.

⑦ '은혜의 단비' 심상도 활용해 본다. 은혜로운 비가 촉촉이 내려 치유하는 상상이다. 이는 유방암처럼 심리적 위로가 절대적으로 필요한 경우에 더 효과적이다. 암 부위, 혹은 그 부근에 어떤 좋은 느낌이 도착할 때까지 실시한다.

⑧ '신성'의 기운을 초빙해 그 기운이 암 부위를 진한 물안개처럼 감싸는 심상도 적용한다. 신성한 에너지가 얼음덩이를 녹이는 상상도 좋다. 실제 내 몸이 그것을 느낄 때까지 반복적으로 실시한다.

⑨ 척수신경을 따라 오르내리며 ④~⑧의 심상을 적용한다. 특히 통증이나 애매한 증상이 붙어 있는 척추 자리에서 심상 작업을 강화한다.

⑩ ④~⑨의 심상을 적용하다가 그러한 심상이 '진동'을 타게 한다. 예를 들면 '약손' 심상이 그냥 무덤덤하게 작업하는 게 아니라 파르르 떨며 작업하게 하는 것이다. 그렇게 하면 진동이 현실화하며 약손의 영험한 역량이 배가된다. 다른 심상들도 비슷한 방식으로 진동하게 한다.

⑪ 단순한 '진동'도 효과는 위력적일 수 있다. 얼음덩이를 녹이고 동토(凍土)를 해토(解土)하는 데는 진동의 힘이 압권이다. 몸 안에서 자율적으로 일어나는 진동은 막힌 것을 뚫고, 뭉친 것을 푸는 힘이 있다. 그 과정에서 암 덩어리를 해체해 녹일 수 있다.

⑫ 암이 다른 부위로 전이돼 복잡한 양상을 나타낼 경우 본래 암과 전이

된 부분의 암을 한데 묶어 동시다발적으로 심상법을 적용한다.

⑬ 모든 심상은 암 자체뿐 아니라, 암의 뿌리 및 가지에 해당하는 부위에
도 접목해야 한다. 이를 위해 마음으로 전신을 스캔한다. 그 과정에서
통증이나 어떤 개운치 않은 느낌이 있는 부위를 샅샅이 찾아낸다. 그
부위가 암의 뿌리나 가지일 수 있다. 그곳은 척수신경일 수도 있고 관
절 부위일 수도 있다. 그런 부위를 심상의 힘으로 녹이고 위무해 치유
효과를 높인다.

⑭ 틈틈이 '전신 심상'을 일으킨다. 몸통 가득 '신성'의 기운을 밀밀하게
키우거나, 머리부터 발끝까지 잔잔한 '진동' 에너지가 시냇물처럼 흐
르게 한다. 이렇게 하면 꼬이거나 뒤틀린 에너지가 유연하게 풀리고,
벙벙하게 늘어져 있던 부분은 탱탱하게 조여져 온몸이 개운해진다. 이
를 심도 있게 구사하면 몸이 새털처럼 가벼워지기도 한다. 이는 암 퇴
치를 위한 최고의 마음수술 방편이 될 수 있다.

⑮ 위의 방법들을 암 덩어리가 녹아 없어질 때까지 며칠씩, 혹은 몇 달간
반복적으로 실행한다. 이완 심상법을 이처럼 습관적으로 반복하면 암
도 무릎을 꿇을 수 있다.

위암

위암은 가족력이 있을 때 2~3배 증가하는 것으로 알려져 있다. 만
성 스트레스가 위염을 일으키고, 이것이 위궤양으로 진행됐다가, 다
시 여러 환경 요인과 결부돼 위암으로 발전하는 경우가 많다. 헬리코
박터 파일로리 감염, 짠 음식, 단백질 가공식품, 상한 음식, 흡연 등이

위암 위험요인으로 지목된다.

한방에서는 체액의 수액과 혈액이 잘 돌지 못하고 독성물질도 배출되지 못해 쌓이면서 면역력이 약화하는 것이 문제라고 본다. 면역력 약화가 암세포 성장을 촉진해 위암을 키우게 된다는 것이다. 한국과 일본에서 가장 많은 암이다.

위장은 음식물을 섞고 잘게 부숴 죽처럼 만드는 기능을 한다. 또한 이를 십이지장으로 내려 보내기 전에 몇 시간 동안 저장하면서 위액을 분비해 세균을 소독하는 역할도 한다. 이와 함께 위 점막층을 통한 여러 가지 분비 기능과 흡수 기능도 일부 수행한다.

그런데 위암이 발생하면 위의 이런 기능에 지장이 초래되고, 그에 따라 각종 이상 증세가 나타난다. 상복부 불쾌감이나, 소화불량, 통증 등은 기본이다. 암이 발생한 위치에 따라 다르지만 입맛이 없어지고, 음식물을 삼키기 곤란하거나, 종종 구역질이 따라다니고, 전신이 쇠약해지기도 한다. 명치 주위의 동통이나 팽만감, 의욕 상실, 체중 감소, 출혈로 인한 토혈이나 흑색변 등이 나타날 수도 있다.

* 심상을 일으켜 이들 증상을 밀어내는 행위를 반복하면 증세가 완화될 수 있다. 예를 들면 온몸에 '전신진동'을 일으키고 그 여세를 위장으로 몰고 가 그 힘으로 각종 부정적 증상들을 진드근히 밀어내면 된다. '제발, 나가 다오!' 하는 간절한 마음을 바탕으로 달래듯이 온 정성으로 밀쳐내면 통증, 구역질, 팽만감 등이 서서히 빠져나간다. 위 중심으로 막혔던 것이 뻥 뚫린 것 같은 느낌이 다가선다. 그 후 지속적으로 이를 반복해 이상 증상들을 계속 몰아낸다. 그러면 암 세포가 힘을 잃고 건강이 서서히 돌아오게 된다.
* 암의 마음수술법을 적용하면서 '위축성위염, 장상피화생'의 마음수술법을 준용하면 암의 위세가 꺾일 수 있다. 어느 때는 위장 안에서 격렬한 진동이 일어나다가 암 덩어리가 핏덩어리 형태로 토해져 나오기도 한다. 세상 사람들은 기적이라고 하겠지만, 이는 현실적으로 얼마든지 가능하다. 관건은 당사자가 정성을 얼마나 깊이 들였느냐에 달려 있다.

폐암

폐암의 85%는 흡연이 원인으로 알려져 있다. 흡연은 폐암 발생 위
험을 13배나 높인다고 한다. 흡연 외에 석면, 라돈, 크롬, 니켈, 방사
선 등도 위험요인이며 폐섬유증과 유전적 요인도 폐암 발생 가능성을
높인다. 한방에서는 대체로 담음(痰飮)과 염증, 가래 등이 오랫동안 노
폐물로 쌓여 악성종양 세포의 성장 환경을 조성하는 것을 큰 문제로
본다.

폐암 환자는 흔히 기침이나 객담, 객혈을 하며 가슴통증이나 호흡
곤란을 호소하기도 한다. 폐암 덩어리가 인근 조직이나 기관을 침범
하면 그곳에서도 증상이 나타난다. 어깨 쪽을 건드리면 어깨통증이
올 수 있고, 식도를 압박하면 음식을 삼키기 곤란해진다. 발성 관련 신
경을 누르면 쉰 목소리를 내게 되고, 큰 혈관을 압박하면 혈액순환 장
애로 머리와 팔이 심하게 부을 수 있다. 뇌에 잘 전이되는데, 이 경우
두통이나 메스꺼움이 뒤따르기도 한다.

* 폐의 황폐화한 면역 환경을 개선하는 데 치유의 초점이 맞춰져야 한다. 이를 위해 금연은
필수이며, 기타 오염된 공기를 피해야 한다. 폐에 집적된 담음과 만성염증 등의 노폐물을
해소하기 위해 적절한 심상을 일으켜 적용한다.
전신에 '뜨뜻한 느낌'이나 '진동'의 심상을 일으키고 그 힘으로 폐 속 깊숙이 들어가 노폐

물을 밀어낸다. 이때 '고무래' 같은 심상을 일으켜 함께 적용하면 더 효과적이다. 고무래로 노폐물을 밀어 내보내는 상상에 집중하면 실제로 노폐물이 기도를 따라 객담 등의 형태로 빠져나온다. 이를 한 세월 계속하면 폐의 면역 환경이 크게 개선돼 암세포가 힘을 잃는다. 이 같은 마음의 작업은 화학요법이나 방사선요법 이상의 효과를 나타내며 부작용도 전혀 없다.

심상법을 여러 가지 증세를 밀어내는 데도 사용한다. 메스꺼움이나 두통이 동반된다면 이완과 주의집중을 통해 이를 지성껏 밀어낸다. 그러한 부정적 느낌을 한 덩어리로 묶어 마음으로 강력하게 밀쳐내면 된다. 호흡곤란이나 어깨통증 등도 마찬가지다. 물론 증세가 완전히 빠져나가기 위해서는 시간이 많이 걸린다. 그곳을 침범한 폐암 덩어리가 축소돼야 가능하기 때문이다. 하지만 폐를 대상으로 한 깊이 있는 심상법과 증세 완화를 위한 심상법을 함께 지속적으로 구사하면 폐암의 기세가 수그러들면서 증상이 전체적으로 호전된다.

* 암의 마음수술법을 적용하면서 '폐부종, 폐결절'의 마음수술법을 준용하면 폐암 정복이 불가능하지만은 않다. 이때 '약침' 심상을 잘 활용하면 폐암이란 얼음 덩어리를 찔러 녹이는 데 상당히 도움 될 수 있다. 정성을 얼마나 심도 있게 들였느냐가 치유의 성패를 가름한다.

유방암

유방암의 원인은 아직 정확히 밝혀지지 않았다. 다만 현재까지의 연구 결과로는 출산이나 모유 수유 경험이 없어 여성호르몬인 에스트로겐에 노출된 기간이 길수록 유방암 발생 위험이 높은 것으로 나타났다. 이는 여성이 아이를 낳아 그 아이에게 젖을 물리는 역할을 제대로 하지 않은 데 대한 자연의 반격 성격이 강하다. 초경이 빠르거나 폐경이 늦어 생리를 오래 한 여성도 발생 위험이 높다고 한다.

유전적 요인도 유방암의 원인이 될 수 있다. 또 감정적 스트레스가 신경계에 부정적 영향을 미쳐 유방암을 일으킨다는 보고도 있다. 유방암에 걸린 여성은 부정적 감정을 드러내지 않고 끊임없이 좋은 모습을 보이고자 애쓰는 경우가 많다. 좋은 인상을 만들어야 한다는 강한 욕구 때문에 감정의 배출이 차단된다. 그렇게 차단된 감정의 응어리가 유방에 악성 종양으로 돋아나는 것으로 추측되기도 한다.

* 마음의 작업을 통해 감정적 스트레스를 풀어내고 긴장감을 낮추는 노력을 많이 기울여야 한다. 마음의 응어리가 알게 모르게 육체에 악영향을 미쳐 가슴에 원치 않는 혹으로 박힌 것은 아닌지 되돌아볼 필요가 있다. 만일 그것이 원인으로 의심된다면 이완 심상을 통해 응어리의 분출구를 마련해 주어 응어리를 지극정성으로 배출시켜야 한다.

* 유방암은 덩어리가 만져지거나 유두 분비, 궤양, 함몰, 겨드랑이 종괴 등의 증상으로 확인하게 된다. 통증은 거의 느껴지지 않는다. 그러나 통증이 없더라도 다소 정상적이지 않은 느낌은 건져진다. 유방 자체가 아니더라도 신경계통 등 관련 부위에서 애매모호한 느낌이 확인될 수도 있다. 심신이완을 충분히 해서 '마음의 눈'으로 부정적 느낌 감도는 곳을 모두 찾아내야 한다. 그러고는 심상을 일으켜 그곳을 상대로 말을 걸듯 자극해야 한다. 부교감신경 우위 상태에서 자극해 맺힌 것은 풀어 주고, 막힌 곳을 뚫어 줘야 한다.

* 심상을 적용할 때는 그러한 심상이 육체에 스며들어 육체가 그것을 직접적으로 느낄 수 있도록 해야 한다. 예를 들어 '은혜의 단비' 심상을 적용한다면 그러한 단비가 육체에 스며들어 작용하는 것을 실제로 느껴야 한다. '약침' 심상을 적용한다면 그러한 약침이 예리하게 찌르고 들어오는 것을 육체로 확인할 수 있어야 한다. 혹이 나타난 유방 자체가 아니어도 괜찮다. 애매한 느낌이 감도는 부위가 혹의 뿌리 부분에 해당할 수 있으므로 거기서 심상의 자극을 느끼면 된다. 그런 자극을 통해 치유 에너지가 부여되면 유방의 멍울이나 종괴가 차츰 풀릴 수 있다. 이를 반복하면 결국은 암 덩어리가 녹아내리는 기적이 나타난다.

* 환자 스스로 제 몸에 대한 치유 예술가가 돼야 한다. 이상하고 애매모호한 느낌의 진원지를 모두 찾아내 지혜롭게 대처함으로써 전인적인 치유를 달성해야 한다. 유방암이라고 해서 꼭 유방 자체의 종양 제거에만 집착해서는 안 된다. 피아니스트가 건반을 두드려 조화로운 음악을 연주하듯이 심상의 힘으로 문제 부위를 전반적으로 건드려 조화로운 치유를 유도해야 한다. 그렇게 할 때 완치라는 최종 결과가 달성되게 된다.

뇌종양

뇌종양은 종류가 30가지나 된다. 뇌혈관을 비롯해 뇌신경, 뇌막 등에서 발생해 두개골 내에 성장하는 신생물이다. 뇌 자체에서 생겨나는 것도 있고 폐암, 유방암, 소화기계암 등이 뇌에 전이돼 발생하기도 한다.

뇌종양이 모두 악성인 것은 아니다. 악성신경교종, 뇌전이암 등은 악성이지만 뇌수막종, 청신경초종, 뇌하수체종양, 양성신경교종 등은 양성이다. 그러나 악성이든, 양성이든 위험한 데다 마음수술법이 동일하므로 여기서는 하나로 묶어 설명하고자 한다.

뇌종양의 원인은 아직 불분명한데 유전적 요소가 상당히 작용하는 것으로 추측된다. 증상은 종양이 커지면서 뇌압이 상승해 두통과 구토가 따르는 것이 대표적이다. 종양이 주위 신경을 압박해 팔다리 마비 증상이 나타날 수 있으며, 뇌피질을 자극해 뇌전증 발작이 일어나기도 한다. 종양이 뇌를 밀어내면 안면신경마비나 시력장애가 나타날 수도 있다. 따라서 병원에서는 두개골을 열고 제거하는 등 무지막지한 수술 방법을 동원하게 된다.

* 마음수술법은 물리적 방법을 전혀 병행하지 않는데도 외과수술이나 방사선요법 이상의 치유 효과를 거둘 수 있다.
* 심신을 충분히 이완한 상태에서 전신 심상을 일으켜 온몸이 그 심상의 물결에 젖게 만든다. 그러고는 그 심상의 힘으로 여러 가지 뇌종양 증세들을 포위해 밀어낸다. 구역질이나 두통 증세를 보자기로 둘둘 말듯이 심상 에너지로 감싸 밀쳐 낸다. 온 정성으로 '제발, 나가 다오!' 하는 염원과 함께 손사래 치듯 하여 밀어내면 어느 순간 증세가 약화하기 시작한다. 팔다리 마비 증상도 같은 방법으로 대응할 수 있다. 한 세월 지속하면 증상이 상당히 빠져나간다. 이것만으로도 종양의 기세가 꺾인 것을 간접적으로 확인할 수 있다.
* '마음의 눈'으로 잘 더듬어 종양의 위치를 찾아낸다. 그러고는 거기에다 '약침' 심상을 강렬하게 적용한다. 마음의 '약침'이 찌르고 들어가면 종양 부위에 상당한 자극이 가해지면서 종양이 조금씩 약화할 수 있다. 이 작업을 연일 지성으로 반복하면 종양의 기세는 점점 더 약해질 수밖에 없다.
* 뇌 전체를 대상으로 심상 작업을 한다. '진동'이나 '약손' 심상을 일으켜 그 위력으로 뇌를 주물럭거려 본다. 처음에는 반응이 잘 나타나지 않지만 마음의 작업을 끈질기게 반복하

면 실제로 뇌가 밀가루를 반죽할 때처럼 주물럭거려지는 것을 느끼게 된다. 이는 뇌가 스스로 일으키는 자율적인 반응이다. 이런 방법으로 불수의근인 뇌를 움직일 수 있다. 그러면 그동안 쌓여 있던 만성 염증과 각종 대사산물들이 빠져나가고, 혈행이 원활해지며, 호르몬과 신경전달물질의 작용도 균형을 되찾는다. 이렇게 되면 뇌의 면역 환경이 크게 개선돼 종양의 기세가 위축된다. 이 같은 작업을 한 세월 능동적으로 지속하면 종양이 사라지는 일도 발생한다.

* 폐암 등이 전이돼 생긴 뇌종양은 관련 암을 함께 해결하는 마음수술법을 최대한 정성껏 적용해야 한다. 해당 부위 암과 뇌종양을 한데 묶어 동시다발로 마음 작업을 하면 소기의 성과를 달성할 수 있다.
* 암의 마음수술법 외에 '두통' '알츠하이머' '뇌전증' '뇌졸중' 등의 마음수술법을 함께 활용하면 치유 효과를 극대화할 수 있다.

전립샘암

전립샘암은 육식 등 고지방 음식을 즐기며 상대적으로 채소, 과일을 적게 먹는 이들에게 발생률이 다소 높다. 가족력이 있는 것으로도 알려져 있다. 특히 노화와 관련 있어 50세 이후 급격히 증가하며, 환자의 60~70%는 65세 이상 노인들이다. 80세 이상 남성을 상대로 부검을 실시하면 70~90%에서 잠복 전립샘암이 발견된다고 한다. 또 전체 남성의 절반이 50세까지 전립샘암 전 단계의 병변을 갖게 된다고 한다. 이렇게 볼 때 전립샘암은 전립샘염, 전립샘비대증 등과 함께 노화 과정에서 거의 숙명적으로 따라붙는 병증으로 이해할 수도 있다.

전립샘암은 초기일 경우 거의 증세가 없다. 병이 웬만큼 진행되면 전립샘비대증처럼 소변 줄기가 가늘어지거나, 밤에 여러 번 소변을 보는 등의 증상이 따른다. 소변을 보고 나서도 시원하지 않거나 절박뇨, 빈뇨 등이 따라다닐 수 있다. 소변이 막히는 요폐나 혈뇨, 발기부전 등의 증세를 동반할 수도 있다. 뼈로 전이된 경우 골반, 늑골, 척추

그리고 다른 관련 부위에 통증이 나타날 수 있다. 척추로 전이된 암은 척수신경을 압박해 다리의 약화, 감각 소실, 방광 및 대장 운동 마비 등을 유발할 수도 있다.

전립샘은 신장, 방광 등과 연결돼 이들 장기의 건강이 전립샘 건강과 밀접한 관계에 놓여 있다. 따라서 전립샘 관련 질환은 전립샘 자체만 대상으로 하기보다 신장, 방광을 복합적으로 고려해 대처하는 것이 바람직하다. 또 이들을 둘러싼 골반과 주변부인 늑골, 척추, 대장, 회음부 등의 면역 환경을 개선하는 방향으로 대처하는 것이 합리적이다.

* 하복부와 골반, 척추, 회음부 및 허벅지 안쪽을 뭉뚱그려 치유의 목표 부위로 설정하고 이곳에 이완 심상법을 적용한다. 전신 심상을 일으킨 뒤 여세를 몰아 목표 부위로 들어간다. 목표 부위에 묵직한 심상을 일으켜 그 느낌을 한동안 유지한다. 또한 그 심상의 힘으로 통증 등을 밀어낸다. 이 과정을 반복하면 전립샘을 비롯한 관련 장기와 주변부의 면역 환경이 개선돼 암의 기세를 약화시킬 수 있다. 소변도 시원하게 볼 수 있게 된다.
* 복부 체지방을 줄여 적정체중을 유지해야 한다. 토마토, 수박 등의 과일과 신선 채소, 잡곡밥을 즐겨먹고 고지방 육류와 가공육 섭취를 최대한 피한다.
* 암의 마음수술법과 함께 '전립샘비대증'의 마음수술법을 준용하면 전립샘암 해결에 크게 도움 된다. 물론 암 덩어리가 소실되기까지는 시일이 상당히 걸린다.

췌장암

췌장암은 5년 생존율이 5% 정도밖에 되지 않는다. 이는 초기 증상이 거의 없어 발견 자체가 늦어지는 것이 주요 원인이다. 암 세포의 성장 속도가 빠르고, 원격 전이가 잘되는 것도 생존율을 낮추는 원인이다. '한 번 걸리면 살아남기 어려운 암'이란 절망감에 지레 무너지는 것도 생존율 저하의 원인이 되는 것으로 알려진다.

췌장암은 황달, 소화불량, 식욕 감퇴, 체중 감소, 복통 등을 특징으로 한다. 눈동자와 얼굴빛이 누르스름해지면 췌장암이 상당히 진행됐을 가능성이 크다. 암 덩어리가 커지면서 담도를 막으면 담즙이 십이지장으로 분비되지 못해 소화불량과 식욕감퇴 현상이 생길 수 있다. 특히 다이어트를 하지 않는데도 체중이 쑥쑥 빠지면 당뇨병과 함께 췌장암을 의심해 봐야 한다. 복부를 중심으로 하여 등 쪽으로 계속해서 통증이 뻗친다면 역시 췌장암이 닥쳤을 가능성이 있다. 식사 후에 나타나는 복부 통증, 구토, 메스꺼움 등도 췌장암을 의심케 하는 증상일 수 있다. 일부 환자에게서는 어지럼증, 허약, 오한, 근육 경련, 설사 등이 동반되기도 한다.

* 췌장이 자리 잡은 상복부를 치유 목표 지점으로 삼는다. 췌장과 연결된 십이지장, 십이지장으로 담즙을 흘려보내는 담도 등과 함께 췌장의 기능을 회복시키는 데 치유의 초점이 맞춰져야 한다.
* 병이 몰고 온 각종 이상 증세를 밀어내는 데 힘써야 한다. 심상의 힘으로 소화불량 증세를 가라앉히고, 식욕을 증진시켜야 한다. 복부에 '진동'이나 '뜨뜻한 느낌' 등의 심상을 적용해 묵직하게 일으키면 이를 달성할 수 있다. 그러한 심상의 힘으로 메스꺼움이나 어지럼증, 통증 등도 한꺼번에 밀어낸다.
* 췌장암 환자에게는 '약손' 심상이 효과를 잘 발휘한다. 어떤 영험한 약손이 복부 깊숙이 들어가 췌장을 주무르는 상상을 절실히 일으키면 그러한 상상이 현실화할 수 있다. 복부 안에서 무엇인가가 꿈틀거리게 되는 것이다. 강한 전류가 흐르는 것 같은 쾌감이 지나가기도 한다. 이런 느낌을 점점 더 키워 유지하면 그 위세에 눌려 암세포가 위축된다. 이를 오랫동안 되풀이하면 암 덩어리도 점차 줄어들 수 있다. 이렇게 되면 췌장의 소화액 및 인슐린 분비 기능이 점차 되살아나고 담즙의 흐름도 정상화해 환자는 기력을 회복한다.
* 암의 마음수술법과 함께 '당뇨병' 및 '췌장염'의 마음수술법을 준용하면 췌장암 치유에 크게 도움 된다. 이 같은 이완 심상법은 췌장을 둘러싼 면역계, 신경계 및 내분비계에 긍정적 영향을 미쳐 전신의 순환을 개선하고 면역세포를 활성화해 종양의 괴사를 유도하게 된다.

대장암

대장암은 한마디로 대장의 면역 환경이 크게 훼손돼 나타나는 악성 종양이다. 면역 환경 훼손의 원인은 다양하다. 동물성지방의 과도한 섭취와 이로 인한 독성 대사산물 생성, 햇빛을 통한 비타민D 흡수 부족, 섬유질 및 칼슘 섭취 부족, 운동 부족으로 인한 장의 연동운동 저하, 발암물질 발생을 촉진하는 굽거나 튀긴 음식 섭취, 스트레스 등으로 인한 염증성 장 질환 등이다. 궤양성대장염, 대장용종, 과민성대장 증후군 등도 면역 환경을 악화해 대장암 발생을 촉진할 수 있다. 따라서 내분비 물질과 신경전달물질, 혈액 등의 선순환을 통해 대장의 면역기능을 대폭 끌어올리는 것이 치유의 핵심이다.

대장암에 걸리면 식욕부진, 복통, 혈변이나 점액변, 설사나 변비, 변을 보고도 시원하지 않은 느낌, 복부 팽만감 등이 따라다닌다. 이는 대장 관련 다른 질환의 증상과 유사한 경우가 많다. 병 치유를 위해 이러한 증세들을 밀어내는 일이 시급하다.

* 독성 대사산물을 만드는 붉은색 육류의 섭취를 최소화한다. 굽거나 튀긴 음식, 화학첨가물이 많이 들어간 음식 등을 피한다. 대신 섬유질 풍부한 통곡물과 신선채소 및 칼슘 섭취를 늘린다. 일광욕을 통해 체내 비타민D가 부족하지 않게 신경 쓴다.
* 적당한 운동을 통해 장의 연동운동을 돕고, 배설 기능을 향상시킨다.
* 스트레스 해소를 통해 염증성 장 질환 등을 예방하고, 이를 통해 대장의 면역력을 높인다. 이완을 습관화하면 스트레스 해소에 제격이다.
* 전신에 심상을 일으켜 전신의 기혈 순환을 원활히 한다. 그런 다음 대장 쪽에 심상을 집중한다. 복부를 한 덩어리로 하여 '진동'이나 '약손' 등의 심상을 묵직하게 키운다. 그러한 느낌을 지닌 채 그 힘으로 여러 가지 증상을 밀어낸다. 그러면 복부 팽만감 등이 가스 형태로 빠져나가고 변이 정상화하면서 식욕이 돌게 된다.
* 틈틈이 복부 가득 긍정의 심상이 묵직하게 차오르게 하고 이를 습관화하면 대장의 면역

력이 상승해 암세포의 기세가 꺾인다. 이를 한 세월 지속하면 암 덩어리가 와해되는 기적이 일어날 수 있다.

* 암의 마음수술법과 함께 '과민성대장증후군'의 마음수술법을 잘 활용하면 대장암 치유에 많은 도움이 된다.

여성
질환

자궁내막증

자궁내막증은 특이한 질환이다. 자궁내막 조직이 희한하게도 자궁 이외의 조직에 생겨나서 증식한다. 성숙한 여성은 주기적으로 생리를 하는데, 이때 생리혈은 자궁내막이 벗겨져서 흘러나온다. 이 생리혈은 대부분 질을 통해 배출되지만 일부는 자궁 안쪽의 난관(나팔관)을 거쳐 난소나 복강 내로 들어간다. 이렇게 역류한 생리혈은 대부분 복강 내에서 자연 소멸한다.

그런데 일부 여성은 생리혈이 사라지지 않고 이 피에 포함된 자궁내막 조직이 난소나 복강 내에서 증식한다. 주로 이렇게 해서 병변을 드러내는 게 자궁내막증이다.

이 질환은 가임기 여성의 10~15%에서 발생될 만큼 환자가 많다. 그런데 거의 모든 가임 여성에게 생리혈 역행이 일어나는데도 일부에서만 이 질병이 생기는 것으로 보아 면역학적 요인이 중요한 인자로 판단된다. 즉, 생리혈을 따라 복강 내에 들어온 자궁내막 조직을 파괴해 배출하는 면역 기능의 저하가 원인으로 보인다. 면역기능 약화는 자궁 주변의 복강 내 순환장애로 어혈과 림프액 등이 노폐물 형태로 쌓인 것이 주요인이다. 이로 인해 복강으로 역류한 생리혈과 내막조직이 제거되지 않고 염증 반응을 일으키게 된다. 이 염증 반응이 반복되면서 복강 내 유착현상이 나타나 병을 키우게 된다.

한편 유전도 이 질환의 한 원인이 되는 것으로 판단된다. 일촌간인 여자 가족 가운데 자궁내막증 환자가 있을 경우 이 병의 발생 가능성이 7배나 높아진다는 연구 결과가 있음을 볼 때 이를 부인할 수 없다. 이와 함께 여성호르몬인 난포호르몬의 과다 분비나 생리불순 등도 원인으로 알려진다.

이 병은 생리통을 주요 증상으로 한다. 생리 2~3일 전부터 시작해 생리 후 여러 날이 지나도록 생리통이 지속된다. 가벼운 경우부터 심한 통증까지 다양하게 나타나는데, 중증일 경우 허리가 끊어지거나 밑이 빠질 것처럼 느껴지기도 한다. 만성 골반통이 3개월 이상 지속돼 환자를 지쳐 떨어지게 만들기도 한다. 성교할 때나 배변 시 통증과 복통 등도 따라다닌다.

이 증상은 복강 내뿐 아니라 위장관이나 폐, 신경계 등 다양한 부위에서도 나타날 수 있다. 이로 인해 기흉, 요통, 혈뇨, 호흡곤란, 장폐쇄, 장기 유착 등을 동반해 환자를 위험에 빠뜨릴 수도 있다.

자궁내막증 치료는 자궁 부근의 면역 환경 개선에 초점이 맞춰져야 한다. 이를 위해 복강 내 노폐물을 배출하고 자궁 주변부의 생태 환경을 정상화해야 한다. 그러기 위해서는 자궁 주변부의 혈액 선순환과 호르몬 균형이 달성돼야 한다. 마음수술법으로 이 같은 목표 달성이 가능하다.

화학적 약물이나 수술을 통한 치료는 치료 후 5년 내 재발률이 40%에 이르러 환자를 골머리 앓게 만든다. 따라서 차라리 마음수술법으로 병증을 퇴치하는 것이 훨씬 편리하고 효과적일 수 있다.

─〈 마음수술법 〉─

① 조용한 방에 눕거나 소파에 깊숙이 몸을 묻고 심신을 편안히 한다. 온몸을 깊이 이완하고 의식도 꺼 버린다. 전신이 물 먹은 솜처럼 먹먹해질 때까지 심신 이완 작업을 계속한다.

② 면역 환경이 악화된 자궁, 복강 내와 통증이 발현되는 골반, 서혜부, 회음부, 허리, 허벅지 등을 마음수술 목표 지점으로 설정한다.

③ 전신 심상을 적용한다. 온몸에 '뜨뜻한 느낌'이나 '진동' 등을 전류처럼 확산시킨다. 어떤 심상이든 자신에게 맞는 것을 선택적으로 활용하면 된다. 그런 심상이 몸 안팎을 두루두루 훑고 다닐 정도로 고도의 심리요법을 구사해야 한다. 한동안 이렇게 하고 나면 신체의 선순환을 가로막고 있던 탁기가 빠져나가고 전신이 개운해진다.

④ 전신 심상의 바탕 위에 부분 심상을 집중적으로 전개한다. 이는 통증 발현 부위인 골반, 서혜부, 회음부, 허리 등과 병적 변화가 발생한 자궁, 하복부를 대상으로 실시한다. 이들 부위를 마음으로 한데 연결해 간절한 희망을 바탕으로 심상을 접목한다. 단순하게 골반 안팎으로 두

루두루 심상을 적용하는 것도 괜찮다.

심상의 에너지를 앞세워 그들 부위를 꾹꾹 눌러 주듯이 한다. 혹은 그들 부위를 탱탱하게 조여 보기도 한다. 이때는 부교감신경이 우위에 있는, 매우 안정되고 평안한 마음으로 일을 진행한다. 가급적이면 심상이 그들 부위로 저절로 다가가 작업하게 하고, 자신은 뒤에서 마음으로 응원하는 방식이 좋다.

한동안 이 작업을 지속하다 보면 관련 부위의 둔탁한 느낌과 통증이 밀려나고, 그 자리에 어떤 행복한 느낌과 쾌감이 들어찬다. 이는 어혈 등 노폐물이 빠져나가고 싱싱한 혈액이 선순환하는 가운데 각종 호르몬의 분비와 이동도 균형을 되찾았다는 신호다. 이런 긍정적 느낌을 묵직하게 확대해 면역 기능을 정상화하면 종내에는 통증이 사라지고 증세가 호전된다. 그동안 자신을 괴롭히던 생리불순과 악성 생리통도 자연스럽게 약화한다.

⑤ 증세가 호흡기나 신경망 등으로 확산돼 2차 질병을 야기한 경우, 그런 질병 부위에 부분 심상을 집중하면 역시 증세를 호전시킬 수 있다.

⑥ 전신 심상이나 부분 심상을 적용하는 과정에서 자신도 모르게 교감신경이 항진되는 수가 있다. 이로 인해 나타나는 흥분과 긴장을 재차 심신 이완을 통해 해소한다. 병이 치유될 때까지 심신 이완과 전신 심상, 부분 심상을 되풀이하는 것이 좋다.

자궁근종

조롱박처럼 생긴 여성의 자궁에 생기는 양성 종양이다. 35세 이상 여성 40~50%에 나타날 만큼 흔하다. 주로 자궁 본체에 발생한다. 자궁점막을 밀고 나와 자궁 내강(內腔) 쪽에 자리 잡거나, 자궁장막을 밀어 돌출하기도 한다. 자궁 근육 층에서 자라는 근종도 있다.

특히 자궁 내강에 자리 잡은 근종은 출혈, 괴사, 감염, 화농으로 이어지기 쉽고 악성으로 변할 가능성도 있어 위험하다. 이밖에 자궁경부나 인대, 경관 등에도 드물게 근종이 발생한다. 80%가 자궁 근육 층에 나타나며, 15%는 장막을 밀고 나와 자란다. 현미경으로 들여다봐야 보일 만큼 미세한 것에서부터 거대 종양에 이르기까지 크기가 다양하다.

자궁근종은 30~40세에 빈발한다. 대체로 가임기에 생겨서 성장하고 폐경 이후에는 크기가 줄어든다. 원인은 아직 확실히 밝혀지지 않았지만, 주로 여성호르몬인 에스트로겐, 프로게스테론, 성장호르몬 등의 영향을 받아 발생하는 것으로 추측된다. 에스트로겐 항진제가 발생 빈도를 높이고, 에스트로겐제제와 성장호르몬이 근종의 성장을 촉진하는 한편, 프로게스테론은 성장을 억제하는 것으로 이를 유추할 수 있다.

무엇보다 체내에 자체적으로 증가한 에스트로겐이 근종의 성장에 관여한다는 이론이 설득력을 얻고 있다. 아직 성숙하지 못한 근육세포가 지속적으로 에스트로겐 자극을 받아 근종으로 발육한다는 가설도 있다. 임신 경험이 없어 자궁이 본래 기능을 하지 않는 여성에게 발생 위험이 높고, 폐경됐거나 5회 이상 임신해 자궁이 제 역할을 마친 경우는 별로 발생하지 않는 것을 볼 때 자연의 신비한 이치가 이 질환을 둘러싸고 작동하는 것 같다.

한의학적으로는 사궁 주변부에 어혈과 각종 독성물질이 쌓여 면역 환경이 황폐화한 것이 주요인으로 지목된다. 이로 인해 혈액을 따라 산소와 영양소가 제대로 공급되지 못하고, 생명물질인 호르몬의 분비와 이동이 균형을 상실하면서 근종이 서서히 자라게 된다고 한다.

자궁근종은 증상을 모른 채 지나치는 경우가 절반 정도 된다. 증상은 생리 과다 등의 생리 이상과 골반통, 압박감, 불임, 유산, 만성 빈혈, 두통, 무기력증 등으로 발현된다. 특히 임신을 원하는 여성에게 자궁근종이 불임이나 유산의 원인이 된다면 해결하고 넘어가야 한다.

수술 방법으로는 근종적출술과 자궁절제술이 있다. 근종적출술은 자궁에 자라난 종양을 잘라 내는 것이다. 이 경우 자궁벽이 약해질 수 있으며, 재발 확률이 50% 정도나 된다. 수술 후 임신 확률도 40%로 제한된다. 자궁절제술은 자궁을 아예 들어내 임신을 포기하는 것이다. 근종이 너무 크게 자라 방광, 직장 등을 압박하거나 암에 대한 공포가 있을 때 시행한다.

호르몬 요법으로는 프로게스테론, 항에스트로겐제제 등이 사용된다. 이는 근종의 크기를 줄일 수는 있지만, 약물을 끊고 3개월 정도 지나면 다시 성장하는 한계점이 있다. 이밖에 고주파 에너지를 보내 근종을 괴사시키는 방법과 자궁 동맥 색전술 등도 시행된다.

─〈 마음수술법 〉─────────────●

① 자궁내막증과 같은 방법으로 심신 이완을 충분히 해 준다.

② 자궁내막증과 유사한 방법으로 전신 심상과 부분 심상을 반복적으로 실시한다. 심상은 '뜨뜻한 느낌'이든, '약손'이든, '진동'이든 다 괜찮다. '약침' 심상은 고주파 파장을 쏘아 근종을 괴사시키는 병원 수술과

비슷한 효과를 나타낸다. 자신에게 어울리는 심상을 적용하면 된다.

---

* 자궁근종은 일종의 혹이므로 이를 '녹여 없애야 할 얼음덩이'라 생각하고 심상 작업을 하면 더욱 효과적이다. 예를 들면 얼음덩어리를 녹인다는 간절한 마음을 싣고 '뜨뜻한 느낌'의 심상을 접목한다. 이 같은 심상 작업을 자궁이 느낄 정도로 하여 한 세월 지속하면 실제 근종이 녹아 없어질 수 있다.
* 전신 심상과 부분 심상을 반복적으로 지속하다 보면 자궁의 면역 환경이 개선돼, 싱싱한 혈액이 선순환하고 여성호르몬 등의 분비가 균형을 이루면서 근종의 크기가 서서히 줄어들기도 한다.

알레르기
질환

아토피 피부염

주위에 아토피 피부염 환자들이 상당히 많다. 피부가 가려워 긁다 보면 진물이 나고 상처가 생긴다. 긁으면 긁을수록 가려움이 심해져 상처가 확대되고, 코끼리 피부처럼 변하기도 한다. 이로 인해 불면증, 우울증, 대인기피증 등에 시달리며 학교성적이 크게 떨어지기도 한다.

이 피부염은 수십 년 전만 해도 잘 몰랐던 질환이다. 그런데 최근 점점 증가해 전체 어린이의 20~30%가 앓는다. 어린이는 어른이 되면서 아토피 증세가 감소한다. 그러나 완전히 사라지지 않고 종종 가려움증을 남긴다. 또 피부염이 알레르기 천식, 비염, 결막염 등으로 자리를 옮겨 앉는 경우가 많다. 아토피 피부염과 이들 알레르기 증상은 모두 알레르기 체질과 관련 있다. 알레르기 체질은 어릴 때는 피부에, 그 후에는 다른 부위에 병변을 초래하는 경향이 있다. 그래서 피부 알레르기 증상이 완화하거나 사라진 것 같지만 실은 모습을 바꿔 계속 존재하는 것이다. 이로 인해 성인이 돼서도 일상생활이 늘 찜찜하고 불편하다.

아토피는 고대 그리스어로 '이상한' '비정상적인'이란 뜻의 아토포스(atopos)에서 유래했다. 이 언어에 함축된 의미처럼 당시 사람들은 아토피 피부염의 원인을 정확히 알지 못했다. 현대에도 마찬가지다. 의학이 고도의 기술을 자랑하지만 아직도 발병 원인을 확실히 밝혀내지 못하고 있다. 다만 현대 서양의학은 환자의 유전적 소인과 환경적 요인, 면역학적 이상 등이 종합적으로 작용해 나타나는 증상일 것으로 추측한다.

아토피 피부염 환자의 70~80%에서 동일 질환 가족력이 있는 것을 보더라도 이 질병이 유전과 상관관계에 있음을 알 수 있다. 또 도시화, 산업화는 의식주 환경을 크게 바꿔 놓았다. 땅에 붙어살던 사람들을 땅과 격리해 시멘트, 유리 등으로 밀폐된 고층 빌딩과 아파트에 가둬 놓았다. 오염된 공기, 물과 화학적 식품첨가물로 위장한 '맛있는' 식품들이 '건강한' 자연식품을 대체했다.

이처럼 자연과 유리된 환경에 놓인 현대인이 신체상 아무 탈 없이 살아간다면 오히려 이상한 일일 것이다. 피부의 아토피 반응은 '잘못된 환경에서 구출해 달라'는 절규일 수도 있다. 설상가상으로 만성 피로와 스트레스 등이 몸 안에 염증 반응을 일으키면 면역 환경이 더 악화하고, 그 결과 피부 이상 반응이 더욱 심해질 수 있다.

한의학, 중의학적 시각으로는 선천적으로 폐나 대장이 약한 사람이 아토피 피부염에 걸리기 쉽다. 특히 폐는 피모(皮毛)를 주관하는 기관이며, 피부는 폐처럼 자체 호흡을 해, 폐와 피부는 동질성이 있다. 폐가 '형님' 호흡기라면 피부는 '아우' 호흡기인 셈이다. 이런 폐와 피부가 요즘은 실내외의 악화된 공기를 날마다 그대로 흡입해야 하는 상황이다. 호흡기 계통이 약한 이는 이 환경을 버티기 힘들다. 무너진 호흡 기능은 피부에 그대로 아토피라는 '맛이 간' 증상으로 반영된다.

비위(脾胃) 기능도 피부 건강과 많은 관련이 있다. 음양오행의 상생상극 이치에 따라 비위(토)는 폐(금)를 돕는(토생금, 土生金) 어버이 같은 역할을 한다. 위장은 음식물 소화 기능을, 비장은 그렇게 소화된 것을 기혈(氣血)로 바꿔 준다. 그런데 우리가 늘 먹는 음식이 반자연적이고 식품첨가물로 범벅된 것이라면, 그것이 비위를 거치며 '나쁜 기혈'을 생성하게 된다. 그로 인해 비위를 포함한 장내 면역 생태계가 헝클어지기 쉽다. 만성 스트레스 역시 비위의 힘을 추락시킨다. 이런 현상들이 폐에 부정적 영향으로 쌓이고, 나아가 피부에 악영향을 미친다. 내부의 악화한 면역 상태가 피부란 '거울'에 그대로 비춰진 것과 같다.

따라서 폐와 비위의 기능을 증진하는 것이 피부 면역력을 높여 아토피 피부염을 예방, 치유하는 근본 대책이 될 수 있다. 이렇듯 아토피 피부염은 명쾌한 치료법은 아니어도 의식주 생활을 자연으로 되돌리고, 폐와 비위를 중심으로 면역 기능을 향상시키는 등 종합적 노력을 기울임으로써 상당 부분 제어할 수 있다.

① 조용한 장소에 눕거나 앉아 심신을 이완한다. 온몸을 총체적으로 풀어 놓고, 의식도 흐릿하게 꺼 버린다. 마음을 평온하게 하여 내면세계로 깊이 몰입한다.

② 아토피 피부염은 발기부전이나 이명처럼 치유가 어렵고, 원인이 불분 명한 질환이다. 이런 질환일수록 전인적, 총체적 치유를 필요로 한다. 이를 위해 몸 전체를 상대로 심상을 접목한다. '뜨뜻한 느낌' 등의 심 상을 온몸에 확산해 묵직하게 키운다. 이 심상 에너지가 전신을 오르 내리도록 유도한다. 결코 쉽지 않지만, 지극정성을 기울이면 이와 같 은 상황을 연출할 수 있다. 심상이 오르내리면서 나쁜 기운이 밀려 나 가고 육체의 면역 환경이 전반적으로 개선된다. 전신을 휘감는 행복한 느낌으로 이를 확인할 수 있다.

③ 전신 심상의 여세를 몰아 폐에 대한 부분 심상에 집중한다. 양쪽 가슴 깊은 곳으로 심상을 몰고 들어간다. 특히 한쪽 폐가 정상이 아닌 느낌 일 때, 그쪽에 심상을 더욱 집중한다. '뜨뜻한 느낌'이나 '약손' '진동' 등의 심상을 일으켜, 그 힘으로 폐 속의 탁기를 밀어낸다. 폐 속의 염 증과 노폐물을 고무래로 밀어내듯 제거하는 심상도 유익하다. 한동안 이 작업을 계속하면 폐를 중심으로 한 호흡계통 전체의 면역 환경이 개선되고, 그 결과 피부에 긍정적 영향이 나타난다.

④ 비위와 대장에 대한 부분 심상에도 집중한다. 이들 장부에서 심상을 묵직하게 일으켜 한동안 지니고 있으면 소화기계의 면역 환경이 증진 된다. 심상을 적용하는 강도와 시간, 횟수에 비례해 면역력 증진 결과 가 다르게 나타난다. 향상된 비위의 기능은 폐에 긍정적 영향을 미치

고, 그 결과가 그대로 아토피 피부염 치유의 결실로 나타난다. 복부 전체에 부분 심상을 적용해 운용하면 더욱 좋다.

⑤ 척수신경을 따라 오르내리며 묵직한 심상을 부여한다. 이렇게 하면 폐와 비위를 관장하는 신경이 강화되고, 그 결과 폐와 비위의 기능이 증진된다. 이는 그대로 피부의 건강 증진으로 이어진다.

⑥ 시간이 날 때마다 전신 심상과 부분 심상을 반복적으로 실시해 시너지 효과를 높인다.

⑦ 어쩌다 교감신경 기능이 항진되려 할 때는 재차, 삼차 심신 이완을 도모해 전신 심상과 부분 심상 작업을 극대화한다.

---

* 이 같은 마음수술 작업은 반자연적인 도시의 시멘트 공간보다 황토집이나 전원주택, 바닷가 펜션 등 흙이 가까이 있는 곳에서 하는 게 좋다. 아무래도 토(土)가 비위(脾胃)의 기능 증진에 도움을 줘 폐에도 긍정적 영향을 미칠 수 있기 때문이다. 흙이 함께 한 자연 속 공간은 공기도 맑을 것이므로 그 자체로도 폐의 기능 향상에 도움이 된다.

* 바다는 인간의 원초적 고향이다. 인류가 바닷고기에서 진화했다는 진화론은 인간의 원천적 고향이 바다임을 말해 준다. 반자연적 생활이 신체의 면역체계를 악화시킨 상황이라면 흙이 있는 고향으로 돌아가되, 기왕이면 원천적 고향인 바다로 돌아가는 것이 더욱 좋다.

더운 여름날, 바다에서 수영을 즐겨 본다. 바닷물 속의 풍부한 미네랄과 바닷가 햇빛은 많은 약성을 머금고 있다. 태초나 지금이나 변함없는 그 약성이 피부에 닿아 치유를 돕는다. 어찌 보면 도시 환경이 원초적 고향의 약성을 차단해 아토피 피부염을 키운 것으로도 볼 수 있다.

수영을 하다가 모래톱에 올라와 모래 속에 몸을 묻는다. 모래의 열기가 피부로 스며들며 천연 찜질기 역할을 한다. 이런 방식으로 수영과 모래찜질을 반복하면 악화했던 아토피 피부염 증상이 그날 당장 크게 개선되기도 한다.

이런 바닷가 치유는 서해보다 동해안 모래톱에서 하는 게 더 효과적이다. 아무래도 바닷물과 햇빛이 좋고 모래톱도 깨끗하기 때문이다. 그렇게 모래목욕을 하는 동안 심신 이완과 전신 심상 및 부분 심상을 반복하면 치유 효과가 최고조에 달할 수 있다.

천식

천식이란 알레르기 염증을 일으킨 기관지가 때때로 좁아져 과민 반응을 나타내는 질환이다. 우리나라 국민의 10%가 천식 환자란 통계가 있을 만큼 이로 인해 고생하는 이들이 많다.

기관지는 염증으로 인해 점막이 부어오르면 좁아지면서 공기 흐름이 방해를 받는다. 이로 인해 기관지 근육이 경련을 일으키며 호흡곤란이나 기침, 천명음 등을 갑자기 그리고 반복적으로 나타낸다. 천명음은 가쁜 숨과 함께 쌕쌕거리거나 가르릉대는 양상을 보여 주위 사람들을 안타깝게 만든다.

이러한 기관지 염증은 기도까지 이어져 기도 점막을 붓게 하며 증세를 악화시키기도 한다. 이로 인해 환자는 숨이 막히고, 흉부에 심한 압박감을 느끼며, 죽을 것 같은 공포감에 휩싸이기도 한다. 그로 인해 갑작스럽게 응급실에 실려가 산소 호흡기를 부착해야 하는 비상 상황도 벌어진다.

이런 중증과 달리 단순히 마른기침만 반복하거나, 목구멍에 가래가 걸린 느낌, 가슴 답답함 등만 호소하는 경우도 있다. 천식은 이러한 기관지천식 외에 심장천식, 신경성천식, 요독성천식 등도 있다. 하지만 흔히 기관지천식을 천식이라 부르고 있다.

천식은 유전적으로 물려받은 알레르기 체질의 사람이 이런저런 원인 물질과 악화 요인들로 인해 면역체계가 혼란을 겪으면서 발생하는 것으로 알려져 있다. 대표적인 원인 물질은 꽃가루, 집먼지 진드기, 애완동물의 털, 곰팡이, 바퀴벌레 등이다. 알레르기 유발 음식과 일부 식품첨가제, 약물 등도 원인이 되곤 한다. 이들이 체내에 들어오며 발생한 염증은 대기오염이나 호흡기 감염, 흡연, 스트레스 등으로 악화해 점막을 더욱 부어오르게 한다. 그러므로 천식을 예방하기 위해서는 이 같은 원인 물질과 악화 요인으로부터 최대한 벗어나야 한다.

최근에는 학생들 사이에 천식 환자가 증가하는 경향인데 이는 학업 및 사춘기의 정신적, 육체적 스트레스와 많은 관련이 있는 것으로 알려진다.

이런 상황일수록 기관지확장제나 스테로이드제제 등에 너무 의존하지 말고 순간순간 심신을 이완해 악화 요인을 물리치는 것이 지혜다.

아무리 원인이 되는 꽃가루, 집먼지 진드기, 특정 식품 등을 철저히 피해도 스트레스를 다스리지 못하면 소용없다. 마음의 작용은 이렇듯 젊은 학생조차 병들게도 하고, 살리기도 한다. 따라서 마음을 잘 다잡아야 한다.

─〈 마음수술법 〉─────────────●

① 편안한 장소에 누워 심신 이완을 충분히 한다. 전신을 이완한 가운데, 특히 양쪽 폐가 있는 가슴과 기도가 자리한 목 주변부에 이완을 집중한다.

② '마음의 눈'으로 기관지와 기도의 이상 부위를 찾아낸다. 가래가 걸린 것 같거나, 뭔가 개운치 않거나, 천명음이 시작되는 부위가 그런 곳이다. 그곳을 마음수술의 목표 지점으로 삼는다. 알레르기 기운이 맴도는 부위도 목표 지점으로 확보한다.

③ 전신 심상을 유도한다. 머리부터 몸통을 거쳐 양쪽 다리, 팔까지 '뜨뜻한 느낌'이나 '진동' 등의 심상이 오르내리게 한다. 이는 처음 시도하

는 사람에겐 쉽지 않지만, 어떻게 해서든 달성해야 한다. 심상이 이리저리 돌아다니는 것을 육체로 느껴야 한다. 몸으로 체험하지 못하면 공회전하는 것과 같아 아무 소용없다. 최대한 노력해서 전신 심상에 푹 젖어 들면, 온몸이 개운해지고 어떤 행복감이 밀물처럼 밀려든다.

④ 전신 심상이 한창인 상황에서 양쪽 폐와 기도 부위에 부분 심상을 일으킨다. 한쪽 폐에만 이상이 느껴진다면 거기에 심상을 집중한다. '뜨뜻한 느낌'이나 '진동' '약손' 심상이 좋다. 가래가 걸린 것 같으면 '고무래' 같은 심상을 등장시켜 정성껏 밀어낸다. 염증이 고착화한 것처럼 답답할 때는 '약침' 심상을 밀고 들어가 찔러 준다. 이런 부분 심상을 강도 높게 반복적으로 실시한다.

⑤ 몽롱한 의식으로 척수를 따라 오르내리다가 이상이 느껴지는 부위에 부분 심상을 접목한다. 그 부위가 폐를 주관하는 신경이 지나는 자리일 수 있다. 그 곳에도 강도 높게 반복적으로 심상을 적용한다.

⑥ 부분 심상 과정에서 기도나 기관지가 간질간질해지며 기침이 올라올 수 있다. 이때는 심상 작업을 중단하고 한두 차례 기침을 해 준다. 그러면 기도에 걸려 있던 가래 등 불순물이 빠져나와 개운치 않던 느낌이 해소된다.

⑦ 부분 심상을 하다 보면 스스로 알레르기가 무엇인가를 깨닫게 된다. 그것은 말로 표현하기 애매한 현상이다. 호흡기 기능을 자꾸 정상에서 벗어나게 하는 이상한 기운이다.

'마음의 눈'으로 점검하면 그런 사기(邪氣)가 폐 안팎에 교묘히 맴도는 것을 확인할 수 있다. 나아가 기도와 비강 깊숙한 곳, 비강과 이어진 안구 언저리, 그리고 심지어 폐처럼 호흡기능을 하는 피부에까지 뻗치는 것을 느낄 수 있다. 이를 통해 그 부정적 에너지가 기관지 염증의 토양이 되고, 나아가 아토피 피부염이나 알레르기 비염, 알레르기 결막염 등의 원인도 되는 것을 알 수 있게 된다.

따라서 이 부정적 기운을 몰아내는 데 총력을 기울여야 한다. 이 잘못된 기운은 물질 형상을 띠지 않는 데다 유전적 기질에 바탕을 두고 있기 때문에 몰아내기가 쉽지 않다. 그러므로 온 정성을 다해 반복적으로 밀어내야 한다. 그러면 결국 그 삿된 기운도 어쩔 수 없이 호흡기 영역을 떠난다.

⑧ 일상생활에서 알레르기를 촉발하는 물질과 증상을 악화하는 요인들을 최대한 멀리한다.

⑨ 심신 이완과 전신 심상, 부분 심상 작업을 생활화해 증상의 재발을 막는다.

알레르기 비염

알레르기 비염은 인구의 15%가 앓는 질환이다. 발작적인 재채기와 맑은 콧물, 코 막힘, 가려움증 등을 특징으로 한다. 천식이나 아토피 피부염처럼 유전적으로 알레르기 체질인 사람이 원인 물질에 노출됐을 때 발생하기 쉽다. 또 각종 악화 요인은 알레르기 비염 증상을 더 심화시킨다.

알레르기란 정상에 비해 지나치게 민감한 반응을 뜻한다. 부모 중 한쪽이 알레르기 체질일 때 자녀가 알레르기 질환에 걸릴 확률은 50% 정도다. 부모가 둘 다 알레르기 체질일 경우 확률은 75% 정도로 높아진다. 알레르기 비염 환자의 40% 정도는 3촌 이내의 친족 중에 알레르기질환 환자가 있다고 한다. 이처럼 알레르기 비염 환자에게는 유전자가 숙명처럼 박혀 있다.

이 질환을 촉발하는 원인 물질에는 집먼지진드기, 꽃가루, 곰팡이, 비듬, 바퀴벌레 등의 부스러기, 애완동물의 털 등이 있다. 이들이 호흡기를 따라 들어가면서 증상을 일으킨다. 일부 식품첨가물과 약물, 알레르기 반응을 일으키는 일부 음식도 원인 물질로 작용한다. 악화 요인으로는 스트레스를 비롯해 담배 연기, 오염된 공기 등을 들 수 있다.

이 질환은 사람에 따라 간헐적으로 나타나기도 하고, 한 달 이상 지속하기도 한다. 꽃가루가 날리는 계절에 증상을 보이는가 하면, 일 년 내내 발작하는 경우도 있다. 중증일 경우 밤중에 자다가 맑은 콧물이 쏟아져 놀라기도 하며 코가 꽉 막혀 두통, 중이염, 부비동염 등을 유발하기도 한다. 이로 인해 일상생활에 큰 불편을 겪게 된다.

하지만 양·한방 어디서도 이 질환을 100% 뿌리 뽑지는 못한다. 그럴 수밖에 없는 것은 유전과 관련됐기 때문이다. 약을 먹어도 효과는 그때뿐이다. 따라서 원인 물질과 악화 요인을 최대한 회피하면서 스트레스를 다스리는 등으로 대응해야 한다. 마음수술법은 알레르기 비염을 근치하지는 못해도 최소한 효과적으로 제압할 수 있는 방법이다.

─〈 마음수술법 〉─────────●

① 심신을 충분히 이완한다. 마음을 편히 갖고 똘똘한 의식을 약화하는 가운데, 전신을 노곤하게 풀어 준다. 특히 폐와 기도, 인후, 비강 등 비염의 통로가 되는 부위를 최대한 이완한다.

② '마음의 눈'으로 폐와 기도, 인후, 비강 등을 더듬어 이상 부위를 찾아낸다. 콧물이 흐르거나 염증이 얹힌 곳, 코가 막힌 부위, 답답한 폐 속 등이 치유 목표 지점이다. 폐와 비강, 기도 등에 감도는 알레르기 현상도 치유 대상으로 삼는다.

③ 천식의 경우와 비슷하게 전신 심상과 부분 심상을 적용한다(천식의 마음수술법 중 ③~⑦을 준용). 다만 이 경우 콧물이 흘러 다니는 비강이나 콧물이 림프액과 뒤섞여 노폐물화한 머릿속 곳곳에도 심상을 적용한다. 그곳에 묵직한 심상을 운용하다 보면 막힌 코가 뻥 뚫리고, 정체돼 있던 콧물과 노폐물이 시원스럽게 빠져나가 비염의 불편으로부터 벗어날 수 있다.

④ 심신 이완과 전신 심상, 부분 심상 작업을 습관화해 증상의 재발을 막는다.

---

* 위와 같은 방법은 자율신경계 불균형, 호르몬 이상, 정서 불안 등으로 발생하는 다른 만성 비염 치유에도 효과적이다.

자가면역
질환

류마티스관절염

면역세포의 비정상적인 공격으로 몸 곳곳의 관절에 염증이 생기고, 심지어 관절의 기형적인 변형까지 불러오는 대표적 자가면역질환이다. 치료법이 마땅치 않아 '관절의 암'으로도 불리며, 환자는 하루하루를 통증 속에 살아가야 한다. 여성과 남성 환자의 비율이 3:1일 정도로 여성에게 많이 발생하는 질환이다.

면역세포는 외부에서 침입하는 세균이나 바이러스로부터 우리 몸을 보호하는 역할을 한다. 림프구는 그런 역할을 하는 면역세포로, 백혈구의 한 형태이다. 그런데 어떤 불분명한 원인으로 림프구가 엉뚱하게 관절의 활막을 공격해 문제가 발생한다. 즉 활막이 공격받으면 거기에 염증이 생기고, 이를 해결하기 위해 혈액 내의 백혈구들이 관절로 집중된다. 이로 인해 관절액이 증가하면서 관절이 붓고 통증이 유발된다. 이렇게 염증이 계속되면 활막 조직이 삐져나와 연골과 뼈를 파고들면서 관절 모양이 변형되고 기능장애가 수반된다.

초기에는 손과 손가락, 발의 관절에서 병이 진행되다가 어깨, 팔꿈치, 무릎, 엉덩이, 척추, 턱 관절까지 침범한다. 특히 척추 가운데 경추는 환자의 16~86%, 무릎은 80% 이상이 침범받을 만큼 위험을 초래한다.

증상은 아침에 잠자리에서 일어났을 때 주먹을 쥐기 쉽지 않고, 관절이 굳거나 붓고 통증이 따른다. 심한 경우 바늘뭉치가 곳곳을 휘젓고 다니듯이 아파 눈물이 핑 돌기도 한다. 몇 년간 이 증세에 시달리다 보면 손가락, 발가락이 휘거나 울퉁불퉁해져 흉해 보인다. 팔꿈치나 어깨, 무릎이 경직되거나 굴곡장애를 나타내기도 한다.

더 심해지면 호흡기, 심혈관계, 신경계, 안구 등에까지 염증이 침범해 2차적 질병을 유발한다. 삶의 질이 천식이나 뇌졸중, 암 등보다 낮을 정도로 신체를 심각하게 파괴하는 질환이다.

사정이 이러한데도 아직까지 어떤 약제도 류마티스관절염을 완치하지 못하는 실정이다. 다만 염증의 진행 속도를 늦출 수 있는 정도다. 약제는 다양한 것들이 사용되고 있지만 종종 부작용의 위험이 따른다. 염증을 치료한다는 약이 오히려 위·십이지장궤양이나 허혈성심장질환, 당뇨, 고혈압, 체중 감소 등을 유발한다. 이처럼 약이 제 역할을 충분히 하지 못하는 것은 원인을 분명히 알 수 없는 자가면역질환이기 때문이다.

현재까지는 유전적 소인 있는 사람이 감염원인 세균이나 바이러스에 노출돼 나타나는 특이 증상일 것이라는 가설이 제기되고 있다. 이와 함께 신체적 또는 정신적 스트레스를 받는 경우 발생하기 쉽고, 여성의 경우 호르몬 영향으로 폐경 초기 발병률이 높은 것으로 알려져 있다.

필자가 판단하기에 우리 몸을 지켜 줘야 할 면역세포가 '맛이 가는' 것으로 비치는 상황은 다음 몇 가지다. 첫째, 만성 스트레스로 면역세포가 지나치게 흥분해 제 기능을 상실하는 것이다. 둘째, 폐경 등으로 인한 신체 기능 퇴화가 면역력을 약화하고 그 결과 면역세포가 정상적 기능을 잃는 것이다. 셋째, 면역세포는 정상인데 관절 활막의 유전적 취약성이 드러나 취약한 부위가 면역세포의 작용 앞에 속절없이 무너지는 경우다. 넷째, 세균 등이 침범해 활막 조직에 세균의 기세가 강성해지면서 정상인 면역세포가 강성해진 조직 전체를 공격 대상으로 삼는 경우다.

물론 이는 또 하나의 가설에 불과하다. 그러나 가설이어도 류마티스관절염 퇴치를 위해 시사하는 바가 분명히 있다. 그것은 면역세포의 이상한 행동을 통제하기 위해 우리가 대처해야 할 부분이다. 가장 중요한 것은 상황에 따라 면역세포의 기능을 증진하거나, 반대로 억제해야 한다는 점이다. 이와 함께 면역세포가 혼란 없이 본래 기능을 수행하도록 관련 환경을 정상화해야 한다는 것이다.

스트레스로 인한 면역세포의 지나친 흥분이 원인으로 추측되면 스트레스를 낮춰 흥분을 억제하는 방도를 강구할 필요가 있다. 폐경으로 인한 신체 퇴행이 원인으로 의심되면 신체 기능을 전반적으로 끌어올리는 소치를 동해 면역기능을 제고해야 한다. 유전적 취약성이 질병의 빌미를 제공한다면, 어렵더라도 취약성을 극복하기 위한 노력이 요구된다. 세균 등이 활막을 강성한 기세로 점령한 것이 원인이라면 이를 약화해 면역세포의 비정상적 공격을 차단할 필요성이 제기된다.

마음수술법은 모든 경우에 지나치게 항진된 기능을 떨어뜨리고, 반대로 지나치게 저하된 기능은 향상시켜 신체의 전반적인 조화와 균형을 가져오는 건강법이다. 따라서 이를 지혜롭게 적용하면 '맛이 간' 면역세포가 정상 상태를 회복하고 유전자 발현이나 퇴행, 세균 침입 등으로 취약해진 신체 기능이 끌어올려져 류마티스관절염 증상을 웬만큼 제어할 수 있게 된다.

─〈 마음수술법 〉──────●

① 조용한 장소에 눕거나 스트레칭 자세로 엎드려 심신을 편안히 한다. 몸과 마음을 충분히 이완한다. 특히 굳었거나 통증 있는 관절 부위를 최대한 돌리고 꺾어 풀어 준다. 느낌이 개운치 않은 신체의 다른 부위도 이리저리 풀어 준다. 그러면서 마음의 심연으로 깊이 내려간다. 정신이 몽롱하고 육체가 잠에 취한 듯 노곤해질 때까지 이완을 계속한다.

② 전신에 심상을 적용한다. 마음으로 '뜨뜻한 느낌'을 상상해 이를 척추와 가슴, 복부, 사지 등으로 몰고 다닌다. '진동'이나 '약손' '신성' 등의 심상을 같은 방법으로 활용한다. 무엇이든 자신에게 어울리는 것을 선택해 지성으로 적용한다. 이때 육체가 그러한 심상이 도달한 것을 느껴야 한다. 육체적으로 느끼지 못하면 아무 소용없다. 이는 자동차가 공회전하는 것과 같다. 간절함과 절실함을 바탕으로 기도하듯 부르면 어떤 심상이든 신체에 걸려 치유 작업을 진행하게 된다.

심상이 육체의 어느 부위에 걸리면 이의 확대를 도모한다. 머리부터, 척추, 흉부, 복부 등을 거쳐 사지 끝에까지 내려가고 올라가기를 반복한다. 그리고 그 느낌이 점점 고무풍선처럼 부풀게 한다. 그러면 종내에는 전신이 심상 에너지에 묵직하게 휘감긴 것처럼 된다.

이 상태에서 심상의 출렁거림을 유지하노라면 어떤 쾌감이 전신을 지르고 지나다닌다. 이는 신체 기능이 전반적으로 개선되고 있다는 신호다. 부조화가 사라지고 코스모스적 질서가 부여되는 시간이다. 이 상황에서 면역세포의 비정상적 기능도 바로잡아진다. 기능이 너무 항진된 경우 하락하고, 지나치게 저하된 경우는 향상돼 조화가 도모된다. 또한 스트레스나 유전적 결함, 퇴행, 세균 침범 등으로 취약해진 신체 기능이 증진된다. 이를 통해 류마티스관절염의 기세를 상당 부분 완화할 수 있다.

③ 전신 심상의 여세를 몰아 경직되거나 통증이 느껴지는 관절 부위에 집중적으로 부분 심상을 적용한다. 병증 부위의 부분 심상도 아주 간절한 마음으로 유도해야 한다. 절박한 심정으로 지극정성을 다하면 그 자리에 심상이 쉽게 걸릴 뿐 아니라, 점점 깊고 묵직하게 확대된다. 이는 그 부위에서 경이로운 치유 에너지로 작용한다. 오랫동안 자신을 괴롭혀 온 통증이 서서히 사라지고, 붓거나 뻣뻣해진 증상도 완화한다. 약으로도 치료되지 않았는데 마음의 작업만으로도 치유되는 것이 신기할 따름이다.

④ ②의 전신 심상과 ③의 부분 심상을 틈틈이 반복한다. 류마티스관절염은 면역세포의 비정상적 행동으로 유발되는 자가면역질환인 만큼 치유를 위해 매일 정성을 기울이는 것이 중요하다. 오랫동안 반복적으

로 면역세포를 제어하면 기형으로 악화한 관절도 웬만큼 정상으로 돌아올 수 있다. 하지만 반복적으로 노력하지 않으면 개선되었던 증상이 다시 악화할 수 있다. 따라서 번거롭더라도 '헬스 테크'를 한다는 생각으로 정성을 보태 줘야 한다.

⑤ 전신 심상과 부분 심상을 적용하는 과정에서 어쩌다가 교감신경이 항진되는 수가 있다. 이는 치유 작업에 방해될 뿐이므로 다시 충분한 심신 이완을 통해 그 기능을 약화시킨다. 이 같은 이완-전신 심상-부분 심상의 반복으로 현대의학이 불가능하게 여기는 치유를 상당 부분 가능케 할 수 있다.

대상포진

어릴 때 수두를 앓았거나 수두 예방접종을 받은 사람은 수두대상포진 바이러스가 등뼈 부근 신경절에 잠복 상태로 존재한다. 이 바이러스가 면역력 약화를 틈타 다시 활동하면서 대상포진이 발생한다. 보통 피부에 발진이 돋다가 물집들이 띠 모양으로 무리지어 형성된다. 이렇게 띠처럼 생겼다고 하여 대상(帶狀)포진이란 이름이 붙었다.

이 질환은 병증 부위의 통증을 특징으로 한다. 보통 피부 발진이 나타난 부위에 따끔따끔한 통증이 느껴지지만 증세가 심해지면 분만이나 요로결석 때처럼 심한 통증으로 비화한다. 젊은 층에는 드물게 나타나며, 주로 면역력이 떨어지는 60세 이상 성인에게 발생한다. 나이 들어 중증 질환으로 체력이 약화한 이들이 걸리기 쉽다. 젊은이도 만성 피로나 만성 스트레스에 시달리다 보면 이 증세가 덮칠 수 있다.

피부에 생긴 물집은 2주 정도 지나면 딱지로 변하며 증상이 개선된다. 그러나 증세가 심할 때는 피부 손상이 커져 심한 궤양을 만들며, 회복 기간도 길어진다. 또 피부의 병적 변화가 해결된 뒤에도 그 부위에 통증이 계속 따라다니는 수가 있다. 대상포진에 걸린 사람의 15%, 노인 환자의 경우 30%에서 이런 통증이 계속된다. 이 통증은 지속적이며 매우 아프고, 짓누르거나 타는 듯한 양상으로 나타나 몇 달 내지 몇 년간 지속될 수도 있다. 환자는 마약성 진통제를 사용해야 할 정도로 심하게 고통받는다.

대상포진은 한번 걸리면 다시 발생하는 경우가 많지 않다. 그러나 치료됐더라도 바이러스는 몸 안에 잠복 상태로 계속 존재하기 때문에 다시 활성화해 대상포진을 일으킬 수 있다. 그러므로 평소 면역력을 강화해 바이러스가 다시 고개 들지 못하게 해야 한다.

신체의 면역력 약화는 여러 양상으로 나타난다. 주로 정력이 떨어지거나, 몸이 붓거나, 오줌발이 가늘어진다. 허리가 자주 아프거나, 이명이 있는 경우도 허약하다는 반증이다. 얼굴이 거뭇거뭇하게 마르거나, 핏기가 없거나, 입안이 쓰거나, 음식이 잘 소화 흡수되지 않는 경우, 지나치게 마른 경우 등도 허로(虛勞)의 전형적 증상이다. 만성 피로와 만성 스트레스도 신체 약화의 주범이다.

─〈 마음수술법 〉────────────●

① 편안한 곳에 눕거나 앉아 심신을 충분히 이완한다. 긴장감을 온전히 내려놓고 뇌파를 떨어뜨린다. 관절 마디마디를 풀어 주고, 근육도 이완한다. 그런 다음 깊은 내면으로 한없이 몰입해 들어간다. 이렇게 심부 이

완을 해 주면 세파에 지친 오장육부와 항진된 신경계가 깊은 휴식에 들어간다. 이것만으로도 약화된 체력을 상당 부분 회복시킬 수 있다.

② 이완 상태에서 전신 심상을 유도한다. 이는 오장육부의 기능을 증진해 면역력을 대폭 향상시키기 위한 작업이다. '뜨뜻한 느낌'이나 '진동' '약손' 등의 심상을 몸 한 곳에서 일으켜 머리부터 몸통, 팔다리까지 흘러다니게 한다.

심상은 몸속을 휘젓다가 취약한 장기에 이르면 이를 활성화하기 위해 맹렬히 달라붙는 경향이 있다. 예를 들어 소화기능이 떨어진 경우 위장관에 달라붙어 묵직한 기운으로 올라온다. 그 기운이 한동안 위장관에 출렁거리면서 막힌 것이 뚫려 가스가 위아래로 배출되고 소화 흡수 능력도 향상된다. 심상이 신장에 달라붙으면 정력이 증진돼 힘이 솟구친다. 이런 방법으로 오장육부의 조화와 기능 증진이 도모되면 면역력이 크게 신장된다.

심상이 척추를 따라 오르내리게 하는 것은 중추신경계를 건강하게 하는 지름길이다. 그런 방법으로 척수신경을 묵직하게 잡아 주면 중추신경과 그에 딸린 말초신경들이 피로를 회복해 건강이 도모된다. 만성 피로와 만성 스트레스도 이 방법으로 물리칠 수 있다.

이런 방법으로 신경계와 오장육부의 기능을 끌어올리면 면역력이 대폭 향상돼 대상포진 바이러스가 위세를 떨치지 못한다. 오랫동안 따라다니던 악성 통증도 슬그머니 사라지게 된다.

③ 시간이 날 때마다 심신 이완과 전신 심상을 반복해 오장육부와 신경계를 잘 다스림으로써 신체의 면역 환경을 늘 좋게 유지한다.

기타
질환

만성피로증후군

만성피로증후군은 단순 피로와 확연히 구분된다. 단순 피로는 적당히 휴식하면 풀리지만, 만성피로는 하루 종일 혹은 며칠씩 쉬어도 사라지지 않는다. 보통 6개월 이상 지속되는 피로를 만성피로라 부른다. 아무리 떨쳐 내려 애써도 떨쳐지지 않으면서 환자를 오랫동안 탈진하게 만드는 증상이다.

만성피로증후군의 원인은 아직 확실하게 밝혀지지 않았다. 다만 오랫동안 일에 지쳤거나, 심한 정신적 혹은 육체적 스트레스를 받았거나, 폐경으로 현저한 호르몬 변화가 생겼을 때 발생하는 것으로 추측된다. 중금속 등 독성물질이나 각종 바이러스가 몸 안에 침입해 만성

피로를 유발하는 경우도 있는 것으로 알려진다.

또 중추신경계 장애나 우울증, 갑상선 기능 저하증, 당뇨병, 간 기능 장애, 류마티스관절염, 수면무호흡증, 다발성경화증, 섬유근육통, 악성 종양 등 만성적으로 따라다니는 중증질환들이 만성피로증후군을 촉진하는 것으로 의학계는 보고 있다.

만성피로증후군은 초기에 기운이 빠져 일상생활을 수행하기 어렵게 만들거나 우울증, 탈모, 수면장애 등을 동반한다. 그러다가 중증이 되면 관절 마디마디가 아프고, 온몸의 근육이 욱신거리며, 불면증이 몇 달씩 계속돼 몸이 무겁고, 기억력이 크게 떨어지기도 한다. 허리통증, 손발 저림과 냉증, 편두통, 소화불량 등이 수반되고 잠잘 때 식은 땀을 흘리는 경우도 종종 있다. 몇 달간 이런 증상에 시달리면 온몸이 파김치가 되고 에너지가 바닥으로 꺼진 듯한 기분이 든다.

온갖 건강식품과 비타민제를 다 먹어 보고 운동을 열심히 해도 한없이 가라앉는 몸을 추스르기가 어렵다. 떨칠 수 없는 피로로 짜증을 자주 내다 보면 주위와의 관계도 틀어지기 쉽다. 자신은 탈진해 쓰러져 있는데 배우자는 엄살을 부린다며 화를 내기도 해 걸핏하면 싸우게 된다. 병원 의사들조차 원인을 잘 몰라 고개를 갸웃거린다. 그래서 괴로워 방황하다 보면 인생이 파탄날 수도 있다.

만성피로증후군은 병원에서 항우울제나 부신피질호르몬제 등을 처방하지만 증상을 호전시키는 데 한계가 있다. 전신을 대상으로 마음 수술 하는 것이 좋은 해답이다.

① 온몸을 충분히 이완한다.

② 몽롱한 의식으로 온몸을 스캔하여 피로와 통증이 몰려 있는 부위를 찾아낸다.

③ 피로, 통증이 느껴지는 부위를 연결하여 한꺼번에 치유 목표 지점으로 삼는다. 만성피로는 몸 여기저기가 아픈 것이 특징이므로 결국 전신을 대상으로 하는 게 좋다.

④ '전신진동'을 유도한다. 특히 중추신경을 비롯한 주요 신경망을 따라 잔잔한 진동을 부여한다. 그런 진동이 머리부터 목, 척추, 팔다리 등으로 시냇물처럼 흐르도록 유도한다.

⑤ 특히 피로와 통증이 몰려 있는 관절 마디마디, 근육 여기저기로 진동을 몰고 다닌다.

⑥ 처음에는 잔잔히 흐르던 진동을 차츰 무게감 있게 강화한다. 마침내 묵중한 흐름이 전신을 오르내리도록 유도한다. 이 느낌을 피로가 빠져나갈 때까지 지속한다.

⑦ 피로도가 심하고 오래된 경우일수록 전신진동의 시간을 길게 갖는다. 2~3시간, 혹은 주말 내내 계속해야 하는 경우도 있다.

⑧ 온몸에 '신성(神聖)'을 받아들여 그 성스러운 기운이 묵직하게 차오르게 한 뒤, 그 힘으로 피로물질을 밀어내는 것도 좋은 방법이다.

⑨ 전신에 '뜨뜻한 느낌'을 부여해 그 힘으로 탁기를 밀어내도 비슷한 효과를 거둘 수 있다.

뇌전증(간질)

항간에서는 뇌전증(간질)을 '지랄병'이라고도 부른다. 사람들이 얼마나 몹쓸 병으로 치부하고 있는지 알 만한 표현이다. 뇌전증(epilepsy)의 어원이 그리스어로 '악령에 의해 영혼이 사로잡히다'인 것에서도 이 질병에 대한 인류의 편견과 부정적 인식을 충분히 엿볼 수 있다.

아닌 게 아니라 뇌전증 환자는 느닷없는 비정상적 증상으로 종종 주위 사람들을 놀라게 한다. 가만히 앉아 있거나 길을 걷다가 짚단 허물어지듯 쓰러지는가 하면, 팔다리를 비비 꼬며 입에 거품을 물거나 아예 의식을 잃기도 한다. 그래서 운전 중일 때나 버스, 지하철 승하차 순간에 발작을 일으키면 크고 작은 교통사고의 원인이 되기도 한다.

이러한 뇌전증 증상은 크게 전신발작과 부분발작으로 구분된다. 전신발작은 전신이 뻣뻣해지며 눈동자와 고개가 한쪽으로 돌아가는 강직 현상이 나타나는 경우이다. 갑자기 고함을 지르거나, 호흡곤란을 일으키기도 하고, 얼굴색이 파랗게 변하기도 한다. 심할 경우 정신 줄을 놓기도 한다. 일정 시간 강직 현상이 지속된 후 팔다리를 크게 떨면서 입가로 침과 거품을 흘릴 때도 있다. 방금 전까지만 해도 멀쩡하던 사람이 전신에서 힘이 빠지며 의식을 잃고 넘어져, 머리를 땅바닥에 부딪치거나 얼굴, 치아 등을 다치기도 한다.

부분발작은 의식이 오락가락하는 상태에서 의도가 확실치 않은 행동을 반복적으로 나타내는 게 특징이다. 한쪽 손이나 팔을 휘젓거나 까딱거리곤 한다. 초점 풀린 시선으로 한곳을 멍하니 쳐다보며 입맛을 쩝쩝 다시기도 한다. 속에서 구역질이 치밀거나, 가슴이 두근거리기도 하고, 때로는 알 수 없는 긴장감 속에 식은땀이 흐르기도 한다.

이 같은 고약한 증상은 뇌의 장애로 인한 것이다. 뇌전증 발작은 뇌 신경세포의 일시적이고 불규칙한 이상 흥분에 의해 발생한다. 다시 말해 뇌의 신경세포가 너무 흥분해 갑작스럽고 반복적으로 과다한 전기적 방전을 일으키는 것이 원인이다. 신경세포의 지나친 흥분이 대뇌의 광범위한 부분에서 동시에 일어나면 전신발작, 대뇌 일부에서 발생해 그 자리에 머물거나 다른 부위로 연결되면 부분발작을 불러온다.

뇌전증은 70% 이상에서 아직 그 원인을 정확히 알지 못한다. 지금까지 현대의학이 알아낸 바로는 유전, 교통사고, 뇌수막염, 뇌종양, 뇌혈관기형, 뇌내 기생충 발생, 뇌졸중, 뇌의 퇴행성질환 등과 이로 인한 신경세포의 이상이 뇌전증을 초래할 수 있다고 한다. 요독증, 전해질 불균형, 알코올 금단 현상 등이 원인이 된다는 연구 결과도 있다. 무엇이 원인이든 신경세포의 이상, 손상과 이로 인한 지나친 흥분이 뇌전증 발생과 상관있으므로 이러한 혼란과 무질서를 정돈하는 것이 치료의 핵심이다.

현대의학은 뇌전증 환자의 80%를 약물로 치료할 수 있다고 하지만, 오랫동안 약을 복용해야 하는 문제점이 있다. 일부 환자는 약 복용 도중 발작이 계속돼 치료를 포기하기도 한다. 수술적 치료는 뇌신경을 건드리는 것이므로 자칫 큰 후유 장애를 남길 수도 있다. 전체의 20%는 난치성이며, 약물로 발작을 억제하는 이들도 상당수여서 대체로 환자들의 심적 고충이 크다.

다음은 마음을 컨트롤 해 뇌전증을 완화할 수 있는 방법이다. 이 질환은 어쨌든 뇌 신경망의 혼돈과 무질서가 원인이므로 마음으로 적절히 달래고 통제하면 약이나 수술 없이도 치유를 달성할 수 있다.

① 갑자기 구역질이나 호흡곤란 같은 전조 증상이 나타나면 재빨리 편안한 장소를 찾아 심신을 이완한다. 심신만 충분히 이완해도 뇌신경세포의 지나친 흥분과 자율신경의 불균형이 해소돼 뇌전증 발작을 사전에 웬만큼 차단할 수 있다.

② 이완 상태에서 '마음의 눈'으로 심상을 적용할 대상을 찾아낸다. 가슴 답답함이나 구역질이 느껴지면 그런 증상이 발현되는 부위가 목표다. 뇌 안에서 어지럼증이 출발한다면 그 어지럼증을 유발하는 부위가 목표 지점이다. 전신이 뻣뻣해지는 증상이 발생했으면 전신을 뭉뚱그려 대상으로 설정한다.

③ '뜨뜻한 느낌'의 심상을 일으켜 이를 목표 부위에 접목한다. 가슴 답답증이나 비위의 구역질 증상을 걸고 넘어진다. '뜨뜻한 느낌'이 답답증, 구역질과 범벅이 되게 하고 그러한 심상의 느낌을 더욱 확대해 그 힘으로 병증을 밀어낸다. 한동안 정성을 다하면 구역질이나 답답증이 서서히 빠져나간다. 뇌 안의 어지럼증도 같은 방법으로 밀어낸다. 전신으로 증상이 확대된 경우 '뜨뜻한 느낌'을 온몸에 보내 온양(溫養)한 다음 그 위력으로 병증을 밀어낸다. '전신진동'이나 '약손'의 심상을 일으켜 적용해도 유사한 효과를 거둘 수 있다.

④ 이와 같은 심상 치유는 뇌전증 발작이 본격화하기 전에 재빨리 도모하는 게 좋다. 일단 뇌전증 발작이 심해진 상태에서는 환자가 제정신이 아니어서 마음 치유를 진행하기 힘들다. 그러므로 발작 전이나, 발작 후 상황이 정돈돼 갈 때 수습 차원에서 적용하는 것이 좋다. 다만 발작 상태에서도 의식이 또렷하다면 심상 작업을 할 수 있다. 이 경우 문제

부위를 쉽게 찾아낼 수 있어 치유 효과를 더 높일 수도 있다.

⑤ 발작이 없는 상태에서는 '뇌간 진동' 등 뇌 속 심상 치유 작업을 생활화한다. 뇌 안에 진동을 일으켜 그 파동을 묵직하게 키워 내면 불수의근인 뇌 근육이 꿈틀거리기도 한다. 이는 자율적으로 작동하는 신비한 꿈틀거림이다. 어느 때는 뇌 깊숙한 부분에 형언하기 힘든 쾌감이 감돌기도 한다. 이는 분비가 막혔던 도파민, 세로토닌 등 다양한 생명물질이 부교감신경의 항진에 의해 원활히 분비되면서 다가오는 느낌이다. 이런 작업을 일상화하면 손상되었던 신경세포가 복구되고, 뒤엉켜무질서하던 신경망이 질서를 되찾게 된다. 그러면 뇌전증의 바탕이 되었던 뇌의 혼란과 신경세포의 지나친 흥분이 차단되면서 문제가 원천적으로 해결된다. 뇌신경망을 복구하는 데는 진동 등의 이미지 힐링이 최적의 방법이다.

통풍

백호가 물어뜯듯이 뼈마디가 몹시 아프다고 하여 '백호역절풍(白虎歷節風)'으로도 불리는 질환이다. 이 병명만으로도 가히 그 통증의 강도를 짐작할 수 있다.

이 질환은 갑작스러운 통증과 함께 통증 부위가 붉게 부어오르는 양상으로 나타난다. 침범하기 쉬운 곳은 엄지발가락, 발목, 무릎, 손목 등의 관절과 발등, 발꿈치 힘줄, 손등, 팔꿈치 등이다. 온몸에 열이 오르며, 땀이 나고, 갈증을 느끼기도 한다. 몸이 무겁고, 가슴이 답답하며, 나리 쪽으로 심한 통증이 뻗치기도 한다. 어느 때는 병증 부위에 무언가가 스치기만 해도 격한 통증이 유발된다. 그러다가도 며칠 지나면 통증과 부기가 가라앉고, 피부가 검붉게 변하면서, 관절 기능이 정상으로 돌아온다.

통풍은 오래될수록 발작 간격이 짧아지는 경향이다. 여러 해 끌어 만성화하면 한 달에 한 번 정도 간격으로 발작이 나타나기도 한다. 이로 인해 환자의 삶의 질이 크게 훼손된다. 뿐만 아니라 반복되는 증상으로 통풍 결절이 침착하면서 관절이 휘거나 굳어지는 등 흉하게 변한다. 만성 통풍일 경우 얼굴빛이 검어지고, 옆구리 통증이 심화하며, 가슴이 타는 듯한 증상도 수반된다. 더 나아가 신장결석 등 다양한 신장질환과 요로결석, 당뇨병, 고혈압, 심근경색, 뇌경색, 만성 골관절염 등의 합병증을 초래할 수도 있다.

통풍은 관절 내 공간과 관절 조직에 요산이 침착하는 것이 원인이다. 즉 혈액 속에 요산의 농도가 짙어지면서 요산염 결정이 관절의 연골과 힘줄, 관절 주위 조직 등에 쌓여 나타난다. 요산염 결정체는 현미경으로 들여다보면 가늘고 뾰족한 유리조각처럼 생겼다. 이 결정체가 점점 침착하면서 병증 부위를 찔러 통증이 촉발된다. 이처럼 결정체이다 보니 만성화하며 제대로 배출되지 않아 신장결석 등의 험한 질병을 파생시키기도 하는 것이다.

요산은 음식을 통해 몸 안에 들어온 퓨린이란 물질을 신체가 대사하고 남은 최종 산물이다. 요산은 보통 콩팥을 거쳐 소변으로 배출된다. 이와 달리 몸 안에서 요산의 생성이 증가하거나 배출 감소가 지속되는 경우 요산이 축적되어 문제를 일으키게 된다.

체내 요산 생성의 증가는 퓨린이 많이 들어 있는 음식을 장기간 섭취하는 것이 원인이다. 새우젓, 맥주, 동물 내장 등에 알엔에이(RNA)와 디엔에이(DNA) 퓨린이 다량 함유돼 있다. 또 림프종이나 용혈성 질환 등으로 요산 생성이 증가하기도 한다. 반면 신장 기능 저하로 요산이 원활히 배출되지 않고 쌓이는 사람도 있다.

따라서 신체가 요산을 너무 많이 만들지 못하게 하고, 이미 생성된 요산은 잘 배출되게 하는 것이 통풍 치료의 핵심이다. 이를 위해 고(高)퓨린 식사를 금하는 식생활을 습관화해야 한다. 이와 함께 각종 호르몬의 균형을 이루고 노폐물 배출로 콩팥 안팎의 면역 환경을 개선해 주면 체내에 요산이 잘 생성되지 않고, 생성되더라도 원활히 배출돼 통풍 발작이 완화된다.

─〈 마음수술법 〉─

① 심신을 충분히 이완해 준다. 전신을 녹녹히 풀어 주고 긴장감을 몰아내며, 의식도 편안하게 약화시킨다. 잠에 깊이 취한 상태만큼 심신을 내려놓아야 한다.

② 혈액의 요산 농도가 높은 것은 이것이 해당 관절 부위뿐 아니라 전신에 미치는 증세임을 말해 준다. 전신에서 열이 나고 몸이 무거운 것도 이를 입증한다. 따라서 우선적으로 전신을 치유 대상으로 설정하되, 증상이 집중한 해당 관절부위와 콩팥, 허리, 다리, 가슴 등도 부분적으로 치유 대상으로 삼는다.

③ 전신 심상을 일으킨다. '뜨뜻한 느낌'이나 '진동' 등의 심상을 잔잔히 발생시켜 온몸으로 확산시킨다. 심상이 몸 안팎으로 자유로이 흘러 다니게 유도한다. 이를 통해 전신이 어떤 행복한 느낌에 푹 젖어 들게 한

다. 이러한 느낌은 육체로 직접 느껴야 한다. 그러지 못하고 막연한 상상에 그치면 아무런 효과도 올리지 못한 채 공회전만 거듭하게 된다.

④ 전신 심상의 상태에서 통증이 느껴지는 관절 부위와 이런저런 이상 증세가 따라다니는 허리, 다리, 가슴 등에 부분적으로 심상을 집중한다. 이런 부분 심상은 해당 부위로 밀고 들어가 휘젓거나, 꾹꾹 눌러 주거나, 탄력 있게 조여 주는 등의 방법으로 적용한다. 이때 교감신경을 잠재우고 부교감신경 우위의 상태에서 작업해야 한다. 이는 느슨하고 여유로운 것 같지만 고도의 주의집중을 요한다. 그러나 집착하는 것은 아니며, 어찌 보면 방임 상태에서 뒷받침하는 듯한 자세로 진행하는 것이다.

⑤ 콩팥과 그 주변부의 면역 환경 개선을 위해 그곳에 부분 심상을 집중한다. 역시 꾹꾹 누르거나, 휘젓거나, 탱탱하게 조여 주는 방식으로 진행한다. 물론 고도로 집중하되, 부교감신경 우위 상태에서 일을 진행해야 한다.

⑥ 전신 심상과 부분 심상을 반복한다. 한동안 이 작업을 되풀이하다 보면 전신이 개운해지고 가슴, 허리, 다리 등의 이상 증세가 완화된다. 이는 해당 부위의 혈행이 원활해지고 호르몬 균형도 상당 부분 달성됐다는 신호이다. 이와 함께 콩팥 쪽의 불편감도 해소되는데, 이는 남성, 여성호르몬의 분비가 개선되고 어혈 등 노폐물이 배출된 데서 오는 반응이다. 이렇게 전신 심상과 부분 심상을 지속하면 궁극적으로 관절 부위에 침착한 요산이 배출돼 통증이 사라진다. 이 같은 생활을 습관화하면 기형화된 관절도 정상화해 통풍을 대체로 해결할 수 있다.

족저근막염

족저근막은 섬유조직으로 이뤄진 두꺼운 띠이다. 발뒤꿈치 뼈부터 발가락의 다섯 개 뼈를 연결해 발바닥에서 올라오는 충격을 흡수하는 역할을 한다. 족저근막염은 이곳에 염증이 생기고 근막의 콜라겐에 변성이 초래돼 통증을 느끼는 질환이다. 족저근막에 미세한 손상이 반복적으로 가해져 병증을 유발한다.

손상의 원인은 다양하다. 발바닥 가운데가 평발 형태이거나 너무 오목하게 올라간 경우, 갑자기 무리하게 운동하거나 반대로 운동을 잘 하지 않는 경우, 발에 가해지는 지속적인 충격, 과체중, 하이힐을 장기간 신는 경우, 너무 오래 서 있는 경우, 다리 길이가 차이 날 때, 발뒤꿈치 뼈의 돌기가 튀어나온 경우 등이다.

그러나 이들 어느 경우에도 손상이 생기지 않아 염증을 일으키지 않는 사람들이 있다. 한의학적으로 볼 때 신장이 튼튼한 이들이다. 한방에서 발바닥은 신장의 정기가 모이는 곳이어서 신장의 상태는 족저근막의 건강과 직결된다고 본다. 따라서 신장이 약해 기혈이 선순환하지 못하는 상태에서 발바닥에 압력이 가해지면 증세가 나타날 수 있다고 판단한다.

이 질환은 아침에 잠자리에서 일어나 걸을 때 통증을 느끼는 경우가 많다. 수면 중 수축돼 있던 근막이 펴지면서 발생하는 통증이다. 낮에 걷거나 서 있을 때도 통증이 느껴져 고통받는다. 이 질환은 오래되면 악화해 사회 활동을 어렵게 만든다. 더 악화하면 고관절이나 무릎, 척추 등에도 문제를 초래할 수 있다.

족저근막염 환자들 가운데는 '늘 다리가 무겁고 힘이 빠진다'거나

'여기저기 삭신이 쑤신다'고 호소하는 이들이 많다. '허리가 아프다'거나 '밤마다 발과 발바닥 통증이 심해진다'고 걱정하는 사람들도 있다. 신체의 퇴행성 변화가 족저근막염마저 유발한 경우로 볼 수 있다. 이 경우 신장 기능을 증진해 퇴행을 억제하지 않으면 증세가 심각해질 수 있으므로 주의해야 한다.

발뒤꿈치 뼈의 돌기가 튀어나온 경우는 외과적 수술로 해결해 줘야 한다. 이외에는 손상을 일으키는 원인을 최소화하면서 다음의 마음수술법을 구사하면 병원 치료를 받지 않고도 염증과 통증을 상당 부분 완화할 수 있다.

─〈 마음수술법 〉────────────●

① 심신을 깊이 이완해 잠에 취한 것 같은 상태로 만든다.

② 몽롱한 의식으로 치유해야 할 대상을 찾는다. 물론 통증 감도는 발바닥이 기본적인 마음 치유 대상이다. 이외에 여기저기 쑤시는 근육과 뼈마디, 요통 부위, 무겁거나 힘이 빠지는 다리, 통증이 붙어 있는 발 등도 치유 대상이다.

③ 몸 한쪽에서 '진동'이나 '뜨뜻한 느낌' 등의 심상을 일으켜 치유해야 할 대상을 향해 다가간다. 그곳에서 심상을 묵직하게 확대해 그 힘으로, 쑤시는 느낌이나 통증 등 비정상적인 증상을 진드근히 밀어낸다. 교감신경 기능이 약화되고 부교감신경 기능이 강화된, 매우 안정된 마음으로 작업해야 한다. 이 작업을 한동안 지속하다 보면 신체에 걸려 있던 탁기와 사기가 빠져나가 몸이 개운해진다.

④ 신장 기능의 증진을 위해 하복부와 골반, 요추, 사타구니, 허벅지 안쪽

등에 집중적으로 심상을 일으킨다. 이들 부위 전체를 한 덩어리로 묶어 묵직한 심상을 부여한 뒤 그 느낌을 한동안 유지한다. 그 후 심상을 털어 내고 현실로 돌아와 골반과 허리를 한 차례 틀어 주면 정력이 불끈 솟는 것을 느낄 수 있다. 신장 기능이 증진됐다는 신호이다. 이런 상황만 조성해도 그 영향으로 발바닥 통증이 빠져나갈 수 있다.

⑤ 발바닥 자체에 심상을 부여해 꼬무락거리거나 전류가 흐르는 듯한 느낌이 지나다니게 한다. 그러는 과정에서 족저근막의 염증성 단백질과 독소가 시나브로 빠져나가게 된다. 이를 통해 통증이 자연스럽게 해소된다.

⑥ 위의 과정을 습관적으로 반복하면 족저근막염이 재발하지 않는다.

---

* 발바닥에는 족저근막염 외에 신경포착증후군과 지방패드증후군도 발생한다. 신경포착증후군은 타는 듯한 통증과 저린 느낌 등이 특징이다. 지방패드증후군은 발뒤꿈치 지방패드의 위축이 원인이다. 이들 질환도 위의 방법을 적용하면 치유될 수 있다.

결절종

결절종은 손이나 발, 무릎 등에 생겨나는 물혹 형태의 종양이다. 손목의 손등 쪽에 가장 흔히 나타난다. 손목의 손바닥 쪽이나 손가락, 발목 부근 등에 발생하기도 하며 드물게 무릎 뒤쪽에 형성되기도 한다. 남성보다 여성에게 2~3배 많은 질환이다.

크기는 콩알만 한 것부터 대추나 밤톨만 한 것 등 다양하다. 안에는 노르스름한 액체가 들어 있다. 이 액체는 종양이 오래된 경우 농축돼 젤라틴처럼 끈적끈적한 형태를 띤다.

이 결절종은 종양이긴 해도 물혹 형태여서 덩어리가 촉진되는 것 외에 특별히 심각한 증상이 수반되진 않는다. 다만 덩어리가 클 경우 관절을 움직일 때 다소 불편하거나 저린 느낌이 뒤따를 수 있다. 이는 그 부위의 신경이나 혈관이 압박을 받아 나타나는 느낌이다.

또 미관상 좋지 않은 것이 문제다. 손을 드러내어 일정한 제스처를 취하거나 악수할 때 상대방이 툭 튀어나온 혹에 의아한 눈빛을 보내곤 한다. 이로 인해 괜히 의기소침해질 수 있다. 미용에 민감한 여성에게는 상당히 신경 쓰이는 대목이다.

이 결절종의 원인에 대한 현대의학의 해석은 명쾌하지 못하다. 양방에서는 외상으로 관절액이 연부 조직으로 새어 나와 고이거나, 연부 조직이 점액성 변이를 일으킨 것으로 추측한다. 한방에서는 관절 부위의 외상이나 퇴행성 변화로 낭포가 생기고 그 안에 점액이나 관절액이 들어찬 것으로 해석한다. 결론적으로 관절 부위의 외상이나 퇴행성 변이가 문제란 얘기다.

마음 챙김을 통해 좀 더 근원으로 들어가 살펴보면 이 병은 원인을 단순히 관절 부위의 병변 탓으로만 제한시켜선 안 된다는 사실을 알 수 있다. 이는 작은 혹 형태로 돌출됐지만 그 뿌리가 경추나 어깨, 심지어는 머리나 요추의 신경에까지 뻗어 있다. 그런 부위 어딘가의 신경이 어떤 압력에 의해 지속적으로 눌리고, 그 영향으로 부정적 전기 신호가 신경망을 따라 전달돼 관절 부위에 악영향을 미치는 것이다. 그 악영향의 결과가 야금야금 커져 물혹 형태로 자라나는 것이다. 따라서 병의 근원이 되는 신경 압박을 해소해야 결과적으로 결절종이 치유되거나 예방될 수 있다.

병원에서는 종양 부위를 소독한 뒤 굵은 주삿바늘로 찔러 그 속의 액체를 뽑아내는 방법으로 치료한다. 하지만 이렇게 하면 결절종이 다시 자라나는 문제점이 있다. 몇 번을 뽑아내도 다시 생겨난다. 그래서 수술로 제거하기도 하는데, 역시 재발하는 경우가 많다. 한방에서는 침을 놓아 치료하지만 종종 실패한다. 이렇게 헛방을 짚다 보니 결국 환자들만 고생하는 꼴이다.

침으로 치료하려면 경추나 요추 신경 등 결절종의 근본 원인인 상위부 신경을 자극해 줘야 한다. 마음수술만으로도 이런 자극은 가능하다. 마음수술은 거친 침과 달리 매우 조화로운 자극을 부여해 완전한 치유를 이루게 하는 기술이다.

─〈 마음수술법 〉────────────●

① 심신을 충분히 이완한다. 결절종은 단순한 물혹처럼 보여도 결코 간단히 해결할 수 있는 대상이 아니다. 뿌리가 깊고, 먼 곳의 왜곡된 상위 신경망으로부터 출발한 증세이기 때문이다. 그러므로 전신을 치료한다는 마음으로 대처해야 한다. 온몸의 긴장을 풀고 마음의 심연으로 깊이 들어간다.

② 전신 심상을 일으켜 온몸이 심상의 물결에 충분히 젖어 들게 만든다. '뜨뜻한 느낌'이나 '진동' 등의 심상이 적합하다.

③ 손목결절종의 경우 중추신경 부위와 머리, 목, 어깨, 팔 등 상위 신경들을 치유 대상으로 삼는다. 한동안 전신 심상 상태를 유지하다가 심상의 무게 중심을 치유 대상 부위로 옮겨 간다. 머리, 경추, 어깨, 팔 등을 뜨끈뜨끈하고 묵직한 느낌이 휘감을 때까지 자극한다. 이때 교감

신경이 아닌, 부교감신경 우위 상태에서 자극해야 한다.

④ 발목결절종도 척추, 무릎, 골반 등의 상위 신경을 치유 대상으로 삼는다. 무릎결절종도 상위 신경이 치유해야 할 대상이다. 전신 심상 상태에서 이들 상위 신경 부위로 심상의 무게 중심을 옮겨 간다. 역시 부교감신경 우위 상태에서 이들 신경 부위를 지속적으로 자극한다.

⑤ ③이나 ④를 지속하다 보면 결절종 부위에 찌릿찌릿한 자극이 전달되면서 그 부위가 녹기 시작한다. 이때 종양 속 액체가 손등의 정맥을 따라 꿈틀거리며 내려가기도 하고, 관절 안으로 흡입되기도 한다. 그러고 나면 돌출 부위가 편평해져 정상을 되찾는다. 이런 방식으로 근원적 치유를 하면 결절종이 재발하지 않는다.

이명

외부로부터의 청각 자극 없이 귀에서 저절로 들리는 이상한 소리다. 주로 '삐이~' 하거나 '윙' 하는 소음이 들린다. 사람에 따라 풀벌레 음향처럼 다가오기도 하고, 매미 우는 소리나 바람 소리처럼 들리기도 한다. 심할 경우 파도 소리나 번개 치는 소리처럼 덮치기도 한다. 처음엔 알게 모르게 왔다가 점점 심각한 이명으로 발전해 고통받는 이들도 종종 보게 된다.

성인의 30% 정도가 이명을 호소하는 것으로 알려져 있으며, 노인으로 갈수록 그 비율은 높아진다. 그러다 보니 이 질환이 난청, 현기증과 더불어 이비인후과의 주요 증상으로 여겨지고 있다. 이미 기원전 400년경 이에 관한 의학적 기술이 나왔을 정도로 이명의 연구에 대한 역사도 깊다. 최근 들어서도 많은 의학자들이 이명 연구에 매달려 왔다.

그럼에도 불구하고 아직까지 그 원인과 발병 기전이 명쾌하게 밝혀지지 않았다. 뚜렷한 치료약도 나오지 못하고 있다. 다만 이명에 동반된 증상을 개선하기 위한 약을 사용할 뿐이다. 또한 신경안정제, 항우울제, 진정제 등을 복용해 이명의 악순환을 완화하는 정도다. 밤에는 소리를 잊기 위해 음악 등을 적당히 틀어 놓고 잠들어야 하는 애꿎은 상황이 반복되기도 한다. 당사자는 종내 지쳐 삶의 질이 크게 떨어지게 된다.

현재까지 양방에서 원인으로 추측하는 것은 중이염 등의 각종 귓속 염증, 달팽이관이나 속귀신경 등의 혈관 이상, 귓속 근육의 과도한 긴장이나 부종, 자율신경계의 부조화, 턱관절 이상, 목디스크로 인한 청각신경 압박, 입천장을 움직이는 근육의 경련, 머리 외상, 만성 스트레스와 피로 등이다. 한의학에서는 노화가 진행되면서 나타나는 콩팥 기능 저하, 소화된 영양분을 전신에 전달하는 비위 기능의 약화, 스트레스로 인한 간허(肝虛), 어혈과 담에 의한 기혈 순환 정체 등을 원인으로 꼽는다.

이를 대충 정리하면 이명은 생명의 에너지가 약화하고 기혈이 선순환하지 못해 생기는 신체의 부조화 증상이다. 몸에 생겨난 각종 질병으로 인한 부작용의 하나로 볼 수도 있다. 따라서 이 증상은 어떤 약을 복용해 간단히 해결하려는 마음을 접고 신체를 전인적, 총체적으로 정상화하려는 노력을 통해 해결해야 한다. 다른 질환이 원인일 경우 그 질환을 치유하려는 노력을 선행시켜야 한다.

이명은 귓속이나 머리 부위를 째고 꿰매서 치료할 수 있는 질환이 아니다. 신경망 차단술이나 침술로도 고치는 데 한계가 있다. 내 몸에 누적된 혼돈과 부조화를 밀어내고 그 자리에 조화와 질서를 부여할 때 언제 그랬느냐는 듯 스르륵 빠져나간다. 이완 심상법이 이명 치유의 효과적인 수단이다.

─〈 마음수술법 〉──────────●

① 심신을 완전히 이완한다. 의식을 꺼트리고 육체는 늘어뜨린다. 실낱같은 의식과 가느다란 호흡만 남기고 온몸의 기운을 빼 버린다. 자동차 시동 끄듯 내 몸에 걸린 시동을 끈다.

② 고요히 가라앉은 상태에서는 이명이 더 크게 들릴 수도 있다. 이에 개의치 말고 가물가물한 의식으로 서치라이트 비추듯 온몸을 스캔한다. 그 과정에서 신체의 이상 증상을 찾아낸다. 통증이 몰린 자리나 스트레스 엉킨 부위, 뭔가 개운찮은 곳 등을 찾아내 밀어내야 할 타깃으로 설정한다.

③ 목표 지점으로 다가가 마음으로 이를 밀어낸다. 목표지점이 여러 곳일 경우 한 묶음으로 묶어 동시에 밀어낸다. 탁기 덩어리를 고무래로 밀어내는 듯한 심상을 접목하는 것도 좋다. 그렇게 밀어내면서 '제발 밀려 나가라'라는 마음을 간절히 보탠다.

④ ③의 밀어내기 작업을 하는 과정에서 '약손'이나 '뜨뜻한 느낌', '약침', '진동' 등의 심상을 접목하면 효력이 증대될 수 있다. 예를 들어 병증을 영험한 '약손'으로 주물럭거리다가 밀어내는 것이다. 혹은 '뜨뜻한 느낌'을 더해 그것에 충분히 젖어 들게 한 다음 밀어내기 작업을 한다. 그러면 단순히 밀어내는 것보다 훨씬 위력적인 결과가 나타날 수 있다.

⑤ 노화로 콩팥 기능이 약화했을 때는 콩팥이 자리한 복부와 허리의 명문혈, 사타구니, 발바닥 용천혈 등에 '약손'이나 '진동' 등의 심상을 집중적으로 발생시킨다. 오랫동안 이 같은 심상법을 적용하면 신장 기능이 증진돼 정력이 되살아나면서 이명도 약화할 수 있다.

⑥ 만성 스트레스로 간 기능이 허약해졌을 경우 간 부위에 심상법을 집중해 그곳의 탁기를 빼 주면 이명 완화에 도움이 된다.

⑦ 비위 기능이 약화된 상태일 경우 비장과 위장에 심상을 집중해 그 기능을 증진하는 것이 급선무이다. 이를 통해 소화 흡수 능력이 증진되면 그에 비례해 이명 증상이 개선될 수 있다.

⑧ 어깨질환이나 목디스크 등이 있을 때는 이들 질환을 뿌리 뽑는 데 총력을 기울여야 한다. '약침' 심상은 어깨처럼 복잡한 부위를 예리하게 찌르고 들어가 효과를 높일 수 있는 효율적인 수단이다. 목디스크에는 '뜨뜻한 느낌'이나 '진동' 심상이 어울린다. 이를 통해 원인을 완전히 해결해야 이명이 물러간다.

⑨ 뇌나 귓속, 턱관절 등의 이상이 원인으로 추측될 경우 뇌 속 깊숙한 부위나 귓속, 턱 등 해당 부위에 심상법을 무게감 있게 적용하면 좋다. 심상이 묵직하게 달라붙어 병증을 밀어내면 청각 기능이 정상화할 수 있다.

⑩ 온몸에 전신진동을 부여해 그 흐름에 촉촉이 휘감기면 쾌감과 환희심이 관통하며 힘이 솟는다. 무겁고 꽉 막힌 것 같던 몸이 언제 그랬느냐는 듯 새털처럼 가벼워지며 시원하게 뚫린다. 자연히 귀에서 들리던 이상한 소리도 더 이상은 들리지 않게 된다.

두통

두통은 스트레스 등으로 인한 가벼운 것부터 삼차신경계 이상으로 인한 심각한 두통에 이르기까지 종류가 다양하다. 유형별로는 크게 긴장성두통, 군발두통, 편두통 그리고 다른 질병으로 인한 두통 등으로 구분된다.

긴장성두통은 스트레스, 피로, 수면 부족, 음주 등이 유발 요인으로 대부분의 사람들이 경험한다. 머리 주변의 근막압통이 특징이다. 두개골 밖 두피를 지속적으로 조이거나 압박하는 느낌으로 다가온다. 때로는 머리나 어깨를 짓누르는 양상을 나타낸다.

군발두통은 삼차신경계의 이상이 원인으로, 심한 두통과 함께 눈 충혈, 눈물, 콧물, 코 막힘 등의 증상이 동반된다. 이는 통증이 한쪽 눈, 눈 위 또는 관자놀이 부위에서 시작해 앞머리, 코, 턱, 귀 뒤쪽까지 번진다. 통증은 짧게는 몇십 분에서 길게는 두 시간까지 지속된다. 발작은 이틀에 1회~하루 8회의 빈도를 보인다. 발작 시작 며칠 전부터 몸이 축 처지거나 무거운 느낌, 흥분 등의 전조 증상이 있다. 90%가 남성에게 나타난다.

편두통은 유전적 소인이 강하며, 환자의 절반 정도에서 스트레스가 가장 흔한 유발 요인이 되고 있다. 월경, 음주, 고지방식, 초콜릿, 날씨 변화, 그리고 각종 불규칙한 생활습관 등도 유발 요인이다. 머리 한쪽에만 통증이 나타나 일정 시간 이상 지속되는데 이때 메스꺼움이나 구토, 시야의 섬광 등이 동반되기도 한다. 통증은 욱신거리거나 조이는 느낌, 혹은 터질 듯한 느낌으로 다가온다. 이는 중등도 이상의 통증이어서 일상생활에 지장을 준다. 남성보다 여성에게 3배 정도 많이 발생한다.

다른 질병으로 인한 두통 가운데 대표적인 것은 목디스크로 인한 경추성 두통이다. 이는 튀어나온 디스크가 척수신경을 압박하는 것이 원인이며, 이로 인해 뒷목 통증과 함께 주로 뒷머리 한쪽에 통증이 발생한다. 다른 질병이 원인인 두통에는 이밖에 뇌종양, 뇌출혈, 뇌염, 뇌수막염, 측두동맥염, 근막동통증후군 등으로 인한 것들이 있다. 성교나 뇌압 상승, 격렬한 운동 등이 두통을 일으키기도 한다.

두통 가운데 사람을 힘들게 하는 것은 만성적으로 강도 높게 다가오는 두통이다. 이러한 두통은 마음수술법을 제대로 익히면 어렵지 않게 해소할 수 있다. 다른 질병으로 인한 두통은 관련 질병을 치유해야 하므로 해결이 쉽지 않다. 그렇더라도 관련 질병을 마음으로 잡아 상당 부분 약화시킬 수는 있다.

─〈 마음수술법 〉─────────────●

① 심신을 충분히 이완한다. 두통은 정신적, 육체적 스트레스가 원인인 경우가 많으므로 심신을 풀어 긴장을 해소하는 것만으로도 상당 부분 완화할 수 있다. 특히 머리와 목, 어깨 부분을 충분히 이완해 주는 것이 좋다. 뇌파도 충분히 가라앉힌다.

② 전신 심상을 일으킨다. '뜨뜻한 느낌'이나 '진동' 등의 심상이 전신을 타고 흐르게 한다. 이 과정에서 몸 곳곳에 감도는 통증이나 탁기를 샅샅이 찾아내 밀어낸다. 심상을 풍선처럼 부풀리거나 묵직하게 키워 통증, 탁기를 둘러싼 다음 마음으로 정성껏 밀어내면 된다.

③ 뇌 안에 심상을 일으킨다. '약손'이나 '진동' '뜨뜻한 느낌' 등의 심상을 묵직하게 일으켜 한동안 그 느낌을 유지한다. 그 과정에서 불수의근인

뇌를 주물럭거리는 상상을 골똘히 하면 실제 뇌가 꿈틀거리기도 한다. 이렇게 뇌의 자율적인 움직임이 반복되면 염증 등 노폐물이 제거되면서 막혔던 곳이 시원스럽게 뚫린다. 이로 인해 혈행이 원활해지고, 호르몬과 신경전달물질 등의 분비가 정상화한다. 이를 통해 두통이 상당 부분 개선될 수 있다.

④ 두통이 붙어 있는 바로 그 자리로 다가간다. 두피든, 뇌 심부든, 관자놀이든 통증이 감도는 부위로 접근해 심상을 집중 접목한다. 한동안 심상을 키워 올리다가 그 힘으로 통증을 풀어 헤치거나 밀쳐 낸다.

⑤ 두통과 함께 나타난 여러 증상들을 밀어낸다. 군발두통의 경우 눈 충혈, 눈물, 콧물, 코 막힘 등의 증상을 심상으로 보쌈하듯 하여 서서히 밀어낸다. 수면 부족이나 피로, 스트레스 등으로 인한 애매한 증상, 메스꺼움, 어지럼증 등도 심상의 힘으로 말을 걸듯 건드려 몰아낸다. 고혈압이나 뇌압 등으로 어떤 압력이 느껴질 때는 그 압력을 살살 달래듯이 녹여 약화한다. 눈앞의 섬광 등 이상 증상에도 비슷한 방법으로 대응하면 된다.

⑥ 몸이 무겁거나 축 처지는 느낌, 피로감 등의 전조 증상이 나타날 때는 재빠르게 그에 대응한다. 마찬가지로 심상을 일으켜 그러한 느낌을 지속적으로 밀어낸다. 이렇게 해서 전조 증상을 제거하면 두통이 예방될 수도 있다.

⑦ 다른 질병으로 인한 두통은 관련 질병 치유가 우선돼야 한다. 경추성 두통은 목디스크를 치유함으로써 해결할 수 있다(목·허리 디스크 참조). 뇌종양이나 뇌출혈 등 기타 질환 관련 두통은 해당 질환을 먼저 치유해야 해소될 수 있다.

발기부전

발기부전은 남성을 덮치는 수많은 질환 중 치료가 매우 어려운 질환군에 속한다. 왜냐하면 노화로 인한 신체 기능의 전반적 퇴행으로 유발되는 경우가 많기 때문이다. 국내의 한 역학조사 결과 40대 26.2%, 50대 37.2%, 60대 69.2%, 70대 83.3%가 '고개 숙인' 남성으로 나타난 것을 보더라도 이 질환과 노화와의 연관성을 확인할 수 있다.

발기부전은 젊은 사람들에게도 상당수 발생한다. 그러나 노화로 인한 남성호르몬 감소 등이 가장 중요한 원인임은 이미 많은 연구를 통해 밝혀졌다. 즉 나이 들어감에 따라 정소에서 분비되는 강력한 남성호르몬인 테스토스테론 분비량이 줄어든다. 테스토스테론은 전립샘, 정낭 등 생식기 발육과 정자 형성을 촉진해 성적 능력을 향상시킨다. 이 호르몬의 분비량이 줄면 자연히 성욕 저하 등과 함께 증세가 뒤따르기 쉽다. 연령 증가로 유즙 분비 호르몬인 뇌하수체호르몬이 비정상적 수치를 보여도 성적 충동 저하와 함께 증세가 나타날 수 있다.

노화는 이들 외에도 인체의 실질적 지배자인 다양한 호르몬과 신경전달물질의 불균형을 초래하며 혈관도 전반적으로 약화시킨다. 이로 인해 각종 장기와 근육, 뼈, 신경망 등도 퇴행 길을 걷게 된다. 겉으로만 주름살과 흰머리가 증가하며 늙는 게 아니라, 안으로도 전체적으로 기능이 쇠퇴하는 것이다. 발기부전은 그러한 퇴보의 총체적 결과물이라 할 수 있다.

발기부전은 또 우울증, 정서적 스트레스, 불안장애 등으로도 유발된다. 우울증은 신경내분비계의 기능에 이상을 초래해 식욕, 성욕 등의 감소와 함께 종종 발기부전을 초래한다. 또 스트레스나 불안감이 높으면 교감신경계의 기능이 항진되면서 혈액 중 카테콜아민 양이 증가한다. 그 결과 혈관이 수축돼 음경해면체의 팽창이 어려워지면서 발기부전으로 이어진다.

발기부전의 원인은 이외에도 무수히 많다. 고혈압, 동맥경화, 뇌혈관질환, 심장혈관질환 등으로 인한 혈관 약화와 당뇨, 다발성경화증 등 신경계질환으로 인한 신경 손상 등도 직접적인 원인이 된다. 또 만성신부전, 만성폐쇄성폐질환, 피부경화증, 대사성질환 등도 이를 초래할 수 있다. 만성전립샘염으로 고환, 회음부, 골반, 허리 등에 통증을 느껴 온 사람이나 야간 빈뇨, 절박뇨 등의 전립샘비대증을 호소해 온 이들도 발기부전 상태에 빠질 수 있다. 이들 질병을 치료하기 위해 복용한 약물이 부작용을 일으켜 문제를 야기하기도 한다.

발기부전 증상은 이 같은 원인이 단독 혹은 복합적으로 작용해 발현한다. 원인을 둘로 대별한다면 첫째는 노화로 인한 퇴행이며, 둘째는 각종 관련 질병이다. 이 둘 다 원천적으로 해결하기 어렵다. 특히 신체 퇴행을 되돌린다는 것은 현대의학으로 불가능하다. 고래로 어떤 치료법, 섭생법이나 운동법도 젊음을 돌려 주지는 못했다. 그것이 가능했다면 전 세계에 약초꾼을 보내 불로초를 구해 오게 한 진시황이 그렇게 일찍 죽었을 리 만무하다.

그러나 희망이 아주 없는 것은 아니다. 발기부전의 직접적 요인인 질병을 양·한방을 통해서든 마음 치유법을 통해서든 극복하고 나면, 남성이 다시 고개 들 수 있기 때문이다. 특히 다음의 방법으로 신장 기능을 대폭 증진하면 생식기 기능이 향상돼 정력이 증가하고 위축됐던 마음이 자신감을 회복하게 된다.

─〈 **마음수술법** 〉──────────────────●

① 심신을 깊디깊게 이완한다. 온몸의 긴장감을 내려놓고, 경직된 근육과 뼈마디를 이완하며, 의식도 잠을 청할 때처럼 아슴아슴 약화시킨다. 이 같은 이완 훈련을 틈틈이 계속한다.

이완 훈련만 충실히 해도 신경전달물질과 호르몬의 불균형이 완화돼 신체 퇴행 속도가 늦춰진다. 이완은 또 교감신경계의 흥분을 가라앉혀 정서적 스트레스와 불안감을 낮추는 데도 기여한다. 이를 통해 발기부전 치유를 위한 심적 토대를 마련하게 된다.

② 이완 상태에서 '마음의 눈'으로 편안하게 전신을 바라본다. 그렇게 뇌와 목, 어깨, 척추, 가슴, 복부, 팔다리 등을 흐릿한 의식으로 더듬어 통증이 있거나, 무언가 개운치 않은 부위를 찾아낸다. 왠지 불편하고, 막히고, 꼬이고, 뒤틀리거나, 뭉친 곳을 더듬어 낸다. 이들이 일차적인 치유 목표 지점이다.

③ '전신진동'이나 '뜨뜻한 느낌' '신성' 등의 심상을 일으킨다. 이러한 심상이 온몸을 안팎으로 감싸게 한다. 가슴과 복부, 사지 및 뇌로 자유로이 흘러 다니게 만든다. 이렇게 하면 전신에 행복감이 시냇물처럼 흐른다. 60조 개의 세포가 봄비에 촉촉이 젖는 새싹들처럼 일제히 기뻐하는 것을 스스로 알게 된다.

④ 전신에 퍼져 흐르던 심상을 1차 목표 부위에 몰고 가 막힌 곳은 뚫고, 꼬이거나 뭉친 곳은 풀어 준다. 그리고 왠지 아프거나 개운치 않은 느낌의 탁기 덩어리는 심상의 힘으로 밀어낸다. 한동안 이 작업에 정성을 기울이다 보면 문제 부위의 불균형과 부조화가 사라지고 호르몬과 신경전달물질, 혈액 등의 작용이 정상화해 신체가 전반적으로 질서를

회복하게 된다. 그러면 몸이 아주 가볍고 개운해지며, 결과적으로 발기부전 증상이 상당히 해결된다.

⑤ 날마다 ③의 전신심상과 ④의 부분심상을 되풀이하면 낙엽 쌓이듯 건강이 차곡차곡 쌓여 세월이 거꾸로 흐르는 기적도 일어날 수 있다.

⑥ 신체의 다른 질병으로 발생한 발기부전은 그 질병을 해결하는 데 우선적으로 목표를 둬야 한다. 각종 질병은 양·한방의 방법으로 완화할 수도 있겠지만, 상당 부분 마음수술만으로도 해결 가능하다. 그러므로 마음수술법으로 질병을 잡고 2차적으로 발기부전 증세도 해결한다면 꿩 먹고 알 먹는 셈이 된다.

⑦ 신장은 골수를 만들고 정력을 주관하는 장기다. 인간의 생명 에너지가 여기서 분출한다. 신장이 약화하면 발기부전 외에도 허리와 골반에 통증이 따라다닐 수 있고 방광과 요도, 고환, 전립샘 등에 이런저런 문제가 발생할 수 있다. 그러므로 신장을 포함한 복부와, 생식기가 자리 잡은 회음부에 부분 심상을 집중하면 발기부전 치유 효과를 배가할 수 있다.

이를 위해 전신 심상 상황에서 신장과 회음부 등으로 부분 심상을 집중적으로 몰고 간다. 마치 핵단추 누르듯 마음으로 강력하게 심상을 접목한다. 이때의 마음 작업은 교감신경이 아닌, 부교감신경 우위의 상태에서 이뤄져야 한다. 한동안 절실하게 몰입한 상황에서 마음의 핵단추를 누르면 마치 핵폭발하듯이 엄청난 치유 에너지가 분출하게 된다. 그 에너지가 골반과 요추신경과 신장을 휘젓고 사타구니 깊숙한 곳까지 거세게 몰아치고 나면 남성이 거짓말같이 불뚝 올라온다. 그동안 따라다니던 허리나 골반의 통증도 사라지고 전립샘비대증도 개선돼 소변 줄기가 시원스럽게 뻗치기도 한다.

⑧ 서혜부와 회음부를 비롯해 골반, 요추, 허벅지 안쪽, 무릎, 종아리, 복숭아뼈, 발바닥 등은 정력을 높일 수 있는 경혈이 있는 자리다. 이들 부위에 심상을 부여한다. 그러고는 심상의 힘으로 꾹꾹 눌러 그들 부위를 자극한다. 이때도 안정을 이끄는 부교감신경의 우위 상태에서 자극한다. 혹은 심상의 힘으로 그들 부위를 탱탱하게 조여 준다. 그들 부위 중 몇 곳을 연결해 동시에 조여 주는 것도 좋다. 이때 역시 부교감신경 우위 상황에서 작업해야 한다.

가급적이면 심상이 그들 부위를 향해 저절로 이동하도록 방임하는 것이 좋다. 심상이 도착한 자리에서 자신은 심상이 조임쇠 역할이나 꾹꾹 눌러 주는 역할을 원활히 수행하도록 마음으로 뒷받침하면 된다. 한동안 이 같은 작업을 지속하면 해당 부위에서 자극적인 쾌감이 일어나고, 그 감각이 생식기에 긍정적 영향으로 전달된다. 정력과 관련한 경혈 자리의 무질서가 정돈돼 혈행과 호르몬 흐름이 정상화하고, 그 결과 '남성'이 고개를 들게 된다.

---

* ⑦이나 ⑧을 진행하는 과정에서 어느 때는 허리가 역(逆) 브이(∨)자 형태로 꺾이기도 한다. 이는 그동안 등 굽은 노인처럼 굴절돼 있던 정력 에너지가 정상을 되찾아 가느라 일어나는 반작용이다. 바닥에 붙어 있던 등판이 번쩍 들어 올려졌다가 떨어지며 쿵 소리를 내는 과정을 반복하기도 한다. 이때 사람들은 기적이 일어났다며 놀랄 수 있지만, 전혀 놀랄 일이 아니다. 이는 하늘의 코스모스적 질서가 비정상인 신체를 정상화하는 과정에서 나타나는, 지극히 자연스런 현상이다.

불면증

강보에 싸인 갓난아기는 종일 쌔근대며 잠잔다. 초등학교 아이들은 하루 10시간 이상 꿀맛같이 자기도 한다. 그러다가 청소년기를 지나 장년기에 들어서면 잠이 줄어든다. 노인들은 네댓 시간 자기 힘든 경우도 많다. 세월의 갈기에 얻어맞아 수면 호르몬인 멜라토닌 분비량이 감소하기 때문이다. 잠은 청하면 청할수록 점점 더 달아나 많은 노인들을 괴롭힌다.

자연의 이치에 따른 이런 불면증이 아니더라도 일상적으로 잠을 잘 못 이루는 이들을 자주 본다. 우선 예민한 성격에 근심걱정이 더해지면 불면증에 빠지기 쉽다. 이런저런 신체 질환과 그로 인한 통증도 잠을 몰아내는 요인이다. 특히 우울증이나 불안장애 등 정신질환이 있을 때 흔히 불면증에 사로잡힌다. 갑상선자극호르몬이 과잉 분비되거나, 갱년기 들어 여성호르몬 분비가 급격히 줄어도 불면증의 노예가 될 수 있다. 각종 호르몬과 신경전달물질의 불균형은 불면증을 부르는 대표적인 신체 이상이다.

미국정신의학회(American Psychiatric Association)는 잠들기 힘들거나, 자주 깨어 다시 잠들지 못하거나, 새벽에 눈 떠 다시 잠들지 못하는 수면 불만족 상태가 일주일에 3회 이상 발생하고, 적어도 3개월 이상 지속돼 현저한 고통이나 손상을 초래하는 경우를 불면증으로 진단하고 있다.

이러한 불면증은 근심걱정과 스트레스 등이 사라져도 잘못된 수면 습관이 고착화돼 1년 이상 만성으로 치닫는 경우도 있다. 이렇게 되면 매일같이 신경이 곤두서고 피로가 중첩돼 정상적인 사회생활이 불가능해진다. 마치 넋이 뽑힌 사람처럼 되어 인생이 파탄날 수도 있다.

그러므로 만성 불면증으로 치닫기 전에 수면 습관과 생활 습관을 개선하고 심리요법을 잘 실천해 불행으로부터 벗어나야 한다.

이를 위해 먼저 정해진 시간에 잠들고 정해진 시간에 깨어나는 수면 습관을 생활화해야 한다. 잠자리는 텔레비전을 시청하거나 잔일을 하는 공간으로 쓰지 말고, 수면 목적으로만 사용한다. 또 잠이 안 올 때 억지로 청하면 되레 정신이 말똥해지므로 이불을 박차고 나온다. 잠시 책이나 신문을 읽다 보면 졸릴 수 있으므로 그때 다시 잠을 청한다.

낮잠은 밤잠을 몰아내는 큰 원인이므로 피한다. 낮에 규칙적으로 운동해 노곤한 신체 상태를 만들면 밤에 잠을 부르기 좋다. 낮 시간을 어영부영 보내지 말고 의미 있는 일을 찾아 알차게 보내는 것도 불면증을 없애는 데 도움이 된다.

카페인이 든 음료나 초콜릿은 중추신경을 자극해 각성 상태를 만들므로 멀리한다. 음식 가운데는 상추쌈이 잠을 부르는 데 일등공신이다. 가능한 한 유기농 상추를 식탁에 올린다. 요즘 마트에 진열된 상추는 대부분 화학비료로 키우거나 수경 재배한 것들이다. 이들은 줄기를 잘랐을 때 흰 녹말 같은 액체가 거의 나오지 않는다. 이 흰 액즙이 졸음을 유도하는 물질이다. 유기농으로 토양에서 재배한 것이라야 이 물질이 가득하다.

체리나 바나나 섭취도 수면 유도에 도움 된다. 잠들기 전 따뜻한 우유 한잔도 잠을 부르는 데 좋다. 우유는 체내에서 신경전달물질인 세로토닌 합성을 촉진해 마음의 안정에 기여한다. 또 오메가-3 지방산을 많이 함유한 생선을 충분히 먹는다. 오메가-3 지방산의 섭취가 부족하면 정상적 신경전달물질의 활동이 방해받아 우울증과 불면증이 초래될 수 있다.

이와 함께 다음의 심리요법을 생활화하면 불면증 예방에 큰 도움이 된다. 이 마음수술법은 불면증이 떨쳐지지 않더라도 피로 회복을 촉진해, 정상 수면에 버금가거나 이를 능가할 만큼 쾌적한 심신 상태를 만들어 준다.

─〈 마음수술법 〉─────────●

① 잠자리에 편안히 눕거나, 스트레칭 자세로 엎드려 심신을 충분히 이완한다. 이완만 잘해도 스르륵 잠에 빠질 수 있다. 이완하면 막혔던 부분이 풀리며 멜라토닌 호르몬이 잘 분비된다.

② '잠이 왜 안 오나?' 하고 고민하지 않는다. 잠이 오든 말든 내버려 둔다. 차라리 '잠아, 가라!'라고 주문할 때 졸음이 밀려온다. 수면 유도에 좋은, 역설적 심리요법이다.

③ '약손'이나 '진동' 등 자신에게 어울리는 심상법을 뇌 속에 적용한다. 특히 뇌의 송과체는 멜라토닌을 생성 분비하는 내분비기관이므로 이곳을 지속적으로 자극한다.

멜라토닌 외에 다른 호르몬과 신경전달물질들도 원활히 분비되도록 온몸을 대상으로 '전신진동' 등의 심상법을 적용한다. 여성호르몬이나 갑상선자극호르몬 등이 정상적으로 분비되지 않아도 가슴 두근거림과 불안초조 등 긴장이 지속돼 수면장애가 초래될 수 있다. 전신에 심상법을 잘 적용해 운용하면 컨디션이 정상화되면서 잠 속으로 미끄러지듯 진입한다.

④ 그럼에도 불구하고 밤을 뜬눈으로 지새웠을 때는 잠자리에서 몸을 일으키기 전에 심상법을 30분 정도 밀도 있게 적용한다. '약손'이나 '전신진동' 혹은 '신성'의 심상을 머리, 목, 어깨 등 피로가 엉킨 부위로 밀고 들어가 피로물질을 밀어낸다. 이런 작업을 전신으로 확산시킨다. 밤사이 농축된 스트레스도 몸 밖으로 정성을 다해 몰아낸다. 이것만으로도 대여섯 시간의 수면 효과를 가져와, 정상 수면에 버금가는 피로 회복을 달성할 수 있다.

⑤ 깊고 강한 '진동'은 정상 수면을 능가하는 피로 회복 효과를 가져다준다. 이를 위해 가슴과 복부 깊숙이 들어가 휘젓듯이 심상을 몰고 다닌다. 척추뼈를 따라 오르내리며 소용돌이치듯이, 혹은 서혜부나 자궁 속 깊숙한 지점까지 들어가 '진동' 등 긍정의 자극을 부여한다. 이 같은 원숙한 심상법은 그 고도의 수준만큼이나 나타나는 결과가 출중하다.

내 안에 '치유 소프트웨어'를 장착하라

사람에게는 질병이 발생하면 스스로 치유할 수 있는 능력이 내재해 있다. 내 안에 '마음'이란 위대한 의사가 있고, 치유의 화학물질을 만드는 '천연 약제실'의 비밀도 깃들어 있다. 이를 통해 인간은 스스로 질병, 특히 비전염성 질환들을 치유하거나 증상을 완화할 수 있다. 태초에 인류가 탄생할 때부터 이런 역량이 갖춰져 있었던 것으로 보인다.

그런데 현실적으로는 필자의 이 같은 견해가 합당하게 받아들여지지 않는다. 병이 나면 병원이나 한의원으로 달려가야지, 웬 궤변이냐고 생각하는 이들이 많다. 이러한 현실은 고도로 발달해 인간 사회를 지배한 의료 및 제약 산업과 무관치 않다.

사람들은 의료, 제약 산업이 기술적 진보를 거듭하는 동안 점점 자기 치유 능력으로부터 멀어져 왔다. 이제는 내 안의 의사와 약제실의 존재를 까맣게 잊고, 치료를 전적으로 전문 의료팀에 맡겨야 한다는 판단이 고착화한 듯하다. 병이 나면 스스로 성찰하고 생활을 점검하려는 노력도 별로 기울이지 않는다. 병든 몸을 두고 의료 혜택과 돈을 교환하는 것이 일상화된 현실이다. 그렇다 보니 인류가 발달한 의료 산업에 온전히 종속된 꼴이 되고 말았다.

사정이 이렇더라도 병만 잘 치료된다면 다른 말이 별로 필요 없을지 모른다. 안타까운 것은 의료비를 들일 만큼 들이는데도 치료하지 못하는 질병들이 상당히 많다는 사실이다. 이는 마음의 잘못된 작용에서 비롯된 질병을 '마음'이 아닌, '물리적 방법'으로 해결하려 드는 현대의학의 엇박자에서 비롯된다. 특히 현대인을 괴롭히는 비전염성 질환 앞에서 현대 의료기술은 역량을 제대로 발휘하지 못하는 경우가 너무나 많다.

이 책을 읽은 독자들은 지금쯤 깨달았을 것이다. 그러한 마음의 병과 비전염성 질환을 치유하거나 완화하는 힘은 바로 우리 자신에게 있다는 사실을. 본능에 바탕해 생명을 양육하는 심부 뇌를 깨워 일으키고 중추신경과 자율신경 기능을 안정시키는 것이 바로 그것임을 말이다.

이완과 6가지 강력한 심상법을 통해 몸에 긍정의 마음을 물씬 불어넣으면 대뇌가 안정을 되찾고 심부 뇌가 제 역할을 충실히 하게 된다. 또한 중추신경계와 자율신경계가 안정을 이루면서 부교감신경 기능이 항진돼 자체 치유 능력이 향상된다. 이러한 과정은 스스로 자기 몸에 치유 소프트웨어를 장착하는 것과 같다.

이제부터는 독자 여러분이 맹목적으로 병원 의료진에게만 목을 매지 말고 치유 소프트웨어를 움직여 스스로 치유하는 역량을 발휘할 수 있길 기대한다. 명의나, 몸에 좋다는 값비싼 건강식품이나, 보험 가입 등 외적인 데만 끌려다니지 말고 자신에게 내재한 치유의 위대한 힘을 꺼내 쓸 수 있기를 바라는 마음이다.

이 책의 마음수술법이 만병통치약은 아니다. 건강을 위해서는 잘못된 의식주 생활을 함께 개선해야 한다. 운동도 적절히 해야 한다. 운동이 외적 생활 스포츠라면 마음수술은 내적 생활 스포츠라 할 수 있다. 세상 만물에 음양의 조화가 이뤄져야 하듯이 한쪽으로만 지나치게 몰두하는 것은 바람직하지 않다. 마음수술을 하면서 다른 것들도 골고루 염두에 둬 실천할 때 신체의 조화로움이 도모돼 건강이 증진된다.

어쨌든 '마음수술'이란 치유 소프트웨어를 통해 모든 이들이 신체 건강을 잘 달성할 수 있기를 소망한다. 태초부터 선물로 부여된 이 출중한 건강법으로 젊음과 아름다움을 되찾아 저마다 신생(新生)의 기쁨을 누릴 수 있기를 기원한다.

참고
문헌

1 『국가건강정보포털 의학정보』, 네이버, 2017

2 『기적의 림프 청소』, 김성중·심정묘, 비타북스, 2016

3 『난치병 다스리는 진동요법』, 박중곤, 썰물과밀물, 2016

4 『난치병 치유의 길』, 앤서니 윌리엄, 박용준 옮김, 진성북스, 2017

5 『물은 답을 알고 있다』, 에모토 마사루, 홍성민 옮김, 더난출판사, 2008

6 『서울대학교병원 의학정보』, 네이버, 2017

7 『심료내과』, 우미하라 준코, 홍성민 옮김, 알에이치코리아, 2016

8 『아우토겐 트레이닝 원전 연습교본』, 요하네스 슐츠, 이유정·이주희 옮김, 이주희이완연구소, 2009

9 『일침』, 梁立武·徐繼信·盧俊卿, 청홍, 2009

10 『자생한방병원 한방의학정보』, 네이버, 2017

11 『파킨슨병 이렇게 하면 낫는다』, 사쿠타 마나부 감수, 조기호 옮김, 리스컴, 2016

12 『Dr. Dean Ornish's Program For Reversing Heart Disease』, Dean Ornish, Ballantine Books, 1996

13 『Getting Well Again』, O. Carl Simonton·Stephanie Simonton·James L. Creighton, The Bantam Dell Publishing Group, 2009

14 『How Your Mind Can Heal Your Body』, David Hamilton, Hayhouse, 2008

15 『Spontaneous Healing』, Andrew Weil, Alfred A. Knopf, Inc., 1995

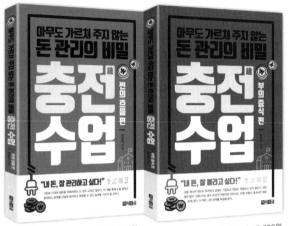

충전鏠수업 | 쩐의 흐름 편 |

충전鏠수업 | 부의 증식 편 |

쩐의 흐름 편 | 264쪽 | 13,000원

부의 증식 편 | 304쪽 | 15,000원

"내 돈, 잘 관리하고 싶다" "내 돈, 잘 불리고 싶다"

제대로 된 월급 관리에서부터 올바른 금융상품 선택과 재무설계 전략 짜기,
그리고 내 돈을 두 배로 불려 주는 재무 지식과 행복한 노후 준비까지

현명한 돈 관리를 위한 모든 것!

하루에도 수많은 경제뉴스와 정보들이 쏟아져 나온다. 또 서점에는 재테크 책이 쌓여 있다. 부동산을 사라. 주식을 사라. 코인을 사라. 저마다 제각각 외친다. 하지만 『충전수업』은 외치지 않고, 조용히 말한다. 누군가에게 휘둘리지 말고, 본인이 직접 돈 관리하란다. 인생 돈 관리, 내가 올바로 하고 싶다면 당장 이 책을 보라. 자산관리의 가장 기본이 되는 법칙들이 삶을 풍요롭게 해 줄 것이다.
_정선영(네이버 경제서비스팀 부장)

강연도 책도 한결같다. 복잡한 자본주의 세상 속 자산관리 원칙을 정말 단순하게 풀어 준다. 누구에게 의지할 필요 없이, 내 손으로 직접 자산관리 할 수 있다는 자신감과 능력을 심어 준다. 특히, 돈을 다스리는 힘은 머리에 있는 게 아니라 마음에 있다는 걸 일깨워 주는 책이다.
_ 조지은(삼성전자 메모리사업부 시니어 엔지니어)

온갖 재테크 방법이 난무하고 믿을 만한 전문가를 만나기가 쉽지 않다. 경기는 좋지 않고 마땅한 투자처 찾기도 힘들다. 『충전수업』은 지금 딱 필요한 가뭄 속 한 줄기 단비 같은 책이다. 재테크의 기본을 다져 주고 돈의 속성을 제대로 밝혀 주는 책, 강력 추천한다.
_ 한동헌(마이크임팩트 대표)

『충전수업』은 사회초년생이 읽으면 좋다. 또 나와 같은 중년 가장이 읽으면 더욱 좋다. 그러나 무엇보다도 곧 노후를 맞이하게 될 사람들이 읽는다면 더할 나위 없이 좋을 것이다. 예측불허인 현실에서 당신과 가정을 안전하게 이끌어 주는 확실한 재무길잡이가 되어 줄 것이다.
_ 이우락(경기외국어고등학교 교직원)

난치병 치료하는
기적의 마음수술법

초판 1쇄 인쇄 2018년 5월 15일
초판 1쇄 발행 2018년 5월 20일

지은이 박중곤

펴낸이 김연홍
펴낸곳 아라크네

출판등록 1999년 10월 12일 제2-2945호
주소 서울시 마포구 성미산로 187 아라크네빌딩 5층(연남동)
전화 02-334-3887   팩스 02-334-2068

ISBN 979-11-5774-603-3 03510